# 小儿泌尿系统常见疾病诊治手册

主　编　魏克伦　韩　梅

科　学　出　版　社

北　京

# 内 容 简 介

　　本书全面介绍小儿泌尿系统常见疾病最新诊疗手段、治疗方法及急救技术。重点阐述易并发导致全身多器官损伤，甚至造成危重状态的一系列疾病的典型临床表现、治疗要点、预防与预后，国内外前沿的诊治指南。本书内容全面、新颖，对儿科青年医师、护士，特别是基层儿科医务人员有重要参考与指导意义。

**图书在版编目 (CIP) 数据**

　　小儿泌尿系统常见疾病诊治手册 / 魏克伦，韩梅主编 . 一北京：科学出版社，2021.3
　　ISBN 978-7-03-068138-6

　　Ⅰ.①小… Ⅱ.①魏… ②韩… Ⅲ.①小儿疾病－泌尿系统疾病－诊疗－手册 Ⅳ.① R726.99-62

中国版本图书馆 CIP 数据核字（2021）第 032309 号

　　　　责任编辑：郝文娜 / 责任校对：张　娟
　　　　责任印制：赵　博 / 封面设计：吴朝洪

科 学 出 版 社 出版

北京东黄城根北街 16 号
邮政编码：100717
http://www.sciencep.com

**天津市新科印刷有限公司** 印刷

科学出版社发行　各地新华书店经销

\*

2021 年 3 月第 一 版　开本：880×1230　1/32
2021 年 3 月第一次印刷　印张：9 3/8
字数：245 000
**定价：69.00 元**
（如有印装质量问题，我社负责调换）

# 编者名单

**主　编**　魏克伦　韩　梅
**副主编**　崔振泽　李　中　魏　兵
**编　者**（按姓氏笔画排序）

王晓浪　王晓琴　师小娟　吕雅楠
许咏青　孙东方　李　中　李　凤
李　沫　张　丹　张英慧　张雁行
金香玉　金铁微　高莉娟　常　波
崔振泽　商丽娜　蒋　飞　韩　梅
魏　兵　魏克伦

**秘　书**　李　凤

# 前　言

近年来，随着儿科医学的飞速发展与进步，我国儿科医师临床诊治和急救技术水平得到了逐步提高，小儿病死率和伤残率不断下降，但与一些发达国家相比仍有一定差距，特别是基层医院和偏远地区，由于医疗条件有限，更需要不断加强儿科诊治技术与急救水平。

小儿泌尿系统疾病是儿科常见疾病之一，易导致或并发其他系统器官的损伤，甚至造成全身多器官损伤的危重状态。因而，提高小儿泌尿系统疾病的防治水平，是降低小儿病死率与伤残率、实施我国优生优育国策的重要内容之一。

本书主要介绍小儿（包括新生儿与儿童）泌尿系统常见疾病的最新诊断、治疗与急救技术，包括国内外诊治新指南。本书内容全面、新颖，对儿科青年医师、护士，特别是基层儿科医务人员有重要的参考与指导意义。

由于编者能力有限，难免存在不足之处，敬请读者批评指正。

魏克伦教授

中国医科大学附属盛京医院

2020 年 12 月

# 目　　录

# 第一章

# 肾小球疾病

## 第一节　急性肾小球肾炎

　　急性肾小球肾炎是指一组病因不一，临床表现为急性起病，多有前驱感染，以血尿为主，伴不同程度蛋白尿，可有水肿、高血压或肾功能不全等特点的肾小球疾病。根据病因分为感染性和非感染性两大类，其中感染性分为急性链球菌感染后肾小球肾炎、非链球菌感染后肾小球肾炎如细菌性感染（葡萄球菌、肺炎球菌感染及感染性心内膜炎等）、病毒感染（乙型肝炎、巨细胞病毒感染、水痘、EB病毒等）及其他（梅毒、疟疾等）。非感染性主要分为多系统疾病（系统性红斑狼疮、过敏性紫癜、血管炎等）、原发性肾小球疾病（IgA肾病、系膜增生性肾炎等）。本节主要讲述急性链球菌感染后肾小球肾炎。

　　【病因】　大多是A组β溶血性链球菌急性感染后引起的免疫复合物性肾小球肾炎。链球菌感染以上呼吸道感染或扁桃体炎最常见，脓皮病和皮肤感染次之。

　　【病理生理】　A组溶血性链球菌中的致肾炎菌株感染，形成抗原抗体免疫复合物，引起肾小球毛细血管炎症病变，肾小球增大、肿大，内皮细胞肿胀，系膜细胞增生，炎性细胞浸润，毛细血管腔狭窄甚至闭塞、塌陷，肾小球滤过率降低，肾小管吸收功能正常或稍低，球管失衡，导致水钠潴留，细胞外液容量增加，导致少尿甚至无尿、水肿、高血压、急性循环充血及氮质血症。同时肾小球基底膜破坏，出现蛋白尿、血尿及管型尿。

**【病理】** 本病以肾小球病理改变为主，为弥漫性毛细血管内增生性肾炎。电镜下可见电子致密物沉积，上皮细胞下的结节性沉积（称"驼峰"）为特征性改变。免疫荧光检查可见沿肾小球毛细血管襻和（或）系膜区有弥漫的颗粒状IgG、C3和备解素的沉积。

**【临床表现】** 本病轻者仅见镜下血尿，无其他症状；重者短期内出现急性肾功能不全。

1.前驱感染　90%有链球菌的前驱感染，以上呼吸道感染如急性化脓性扁桃体炎、咽炎、淋巴结炎、猩红热等及皮肤感染如脓疱病、疖肿等为主。由前驱感染至发病有一无症状间歇期，呼吸道感染引起者约10天（6～14天），皮肤感染引起者约20天（14～28天），后急性起病。

2.典型表现　急性期常有全身不适、乏力、食欲缺乏、发热、头痛、头晕、咳嗽、气急、恶心、呕吐等。

（1）水肿：70%的病例出现，一般仅累及眼睑及颜面部，重者2～3天遍及全身，呈非凹陷性。

（2）血尿：50%～70%的病例有肉眼血尿，一般1～2周后转为镜下血尿，感染、劳累可以反复。

（3）蛋白尿：程度不等，20%可达肾病水平。

（4）高血压：30%～80%的病例出现。

（5）尿量减少：肉眼血尿严重者可伴有尿量减少。

3.严重表现　多出现于疾病早期（2周内）。

（1）严重循环充血：多发生于起病1～2周，由于水钠潴留、血浆容量增加而出现。可有呼吸急促、肺部湿啰音，严重者出现呼吸困难、端坐呼吸、颈静脉怒张、频咳、咳粉红色泡沫痰、两肺布满湿啰音、心脏扩大、奔马律、肝大、水肿加重等表现。

（2）高血压脑病：由脑血管痉挛导致缺血、缺氧、血管渗透性增高而出现脑水肿。常发生在疾病早期，血压可达（150～160）/（100～110）mmHg以上。可有头痛、呕吐、复视或一过性失明，严重者出现惊厥、昏迷。如血压超过140/90mmHg，并伴视力障碍、惊厥及昏迷三项之一即可诊断。

（3）急性肾功能不全：常发生于疾病初期，出现少尿或无尿等症状，引起暂时性氮质血症、电解质紊乱和代谢性酸中毒。少尿或无尿持续3～5天或1周以上，此后尿量增加、症状消失、肾功能逐渐恢复。

4.非典型表现

（1）无症状性急性肾炎：为亚临床病例，仅有镜下血尿或仅有血清C3水平降低。

（2）肾外症状性急性肾炎：有的患儿水肿、高血压明显，甚至出现严重的循环充血及高血压脑病，但尿改变轻微甚至正常，可有前驱链球菌感染和血清C3水平明显降低。

（3）以肾病综合征为表现的急性肾炎：少数患儿以急性肾炎起病，但水肿和蛋白尿明显，伴低白蛋白和高胆固醇血症。

【诊断要点】

1.发病年龄：儿童和青少年，年龄以3～8岁多见。

2.发病前1～3周链球菌前驱感染史。

3.急性起病。

4.临床有血尿、蛋白尿、水肿、高血压等表现。

5.辅助检查：急性期血清抗链球菌溶血素O（ASO）滴度升高，通常于链球菌感染后2～3周出现，3～5周滴度达高峰，50%患儿6个月内恢复正常，应注意ASO滴度高低与急性肾炎的严重性不直接相关。肾炎早期总补体及C3均明显下降，6～8周后恢复正常。红细胞沉降率（以下简称血沉）增快，2～3个月可恢复正常。

【鉴别诊断】

1.其他病原体感染后肾小球肾炎　多种病原体可引起急性肾炎，可从原发感染灶、病原及各自临床特点的比较中鉴别。

2.IgA肾病　表现为反复发作性肉眼血尿，多在上呼吸道感染后24～48h出现血尿，多无水肿、高血压，血清C3正常，确诊需靠肾活体组织病理学检查。

3.原发性肾病综合征（肾炎型）　可有血尿、高血压、血清C3降低及肾功能不全的表现，如有明确的链球菌感染证据，肾脏病理为毛细血管内增生性肾炎有助于鉴别。

4.其他继发性肾炎　如紫癜性肾炎、狼疮性肾炎、乙型肝炎病毒相关性肾炎等。

【诊疗要点】

1.休息　急性期需卧床2～3周，至肉眼血尿消失、水肿消退、血压正常，可下床轻微活动。血沉正常者可上学，应避免剧烈活动。尿检完全正常后可恢复正常活动。

2.饮食　低盐、优质蛋白饮食。

3.抗感染　有感染灶时用青霉素或其他敏感抗生素7～10天。

4.对症治疗

（1）利尿：①氢氯噻嗪，1～2mg/（kg·d），分2～3次口服；②呋塞米，口服剂量为2～5mg/（kg·d），注射剂量为每次1～2mg/kg，每天1～2次，静脉注射剂量过大时可有一过性耳聋。

（2）降血压：①硝苯地平，开始剂量为0.25mg/（kg·d），最大剂量为1mg/（kg·d），分3次口服；②卡托普利，初始剂量为0.3～0.5mg/（kg·d），最大剂量为5～6mg/（kg·d），分3次口服，与硝苯地平交替使用降压效果更佳。

5.严重循环充血的治疗

（1）注射呋塞米，剂量同"对症治疗"。

（2）有肺水肿者可加硝普钠，开始以1μg/（kg·min）速度静脉滴注，严密监测血压，随时调节药物滴入速度，不宜超过8μg/（kg·min）。

（3）难治病例可连续血液净化治疗或透析治疗。

6.高血压脑病的治疗　首选硝普钠，用法同上。有惊厥者应及时止痉。

【预后和预防】　95%病例能完全恢复，＜5%病例可有持续尿异常，病死率＜1%，死亡原因主要为肾衰竭。绝大多数患儿2～4周肉眼血尿消失，血压逐渐恢复，残余少量蛋白尿及镜下血尿多于6个月内消失，少数迁延

1～3年。

防止感染是预防急性肾炎的根本。减少呼吸道及皮肤感染，对急性扁桃体炎、猩红热及脓疱疮患儿尽早、彻底地敏感抗生素抗感染治疗，并在感染后1～3周定期监测尿常规。

（李　凤）

## 第二节　原发性肾病综合征

原发性肾病综合征是一组由多种原因引起的肾小球基底膜通透性增加，导致血浆内大量蛋白质从尿液中丢失的一种临床综合征。临床有以下四大特点：①大量蛋白尿；②低白蛋白血症；③高脂血症；④不同程度水肿。前两条为必备条件。

【病因】　本病病因尚不明确，可能与T细胞免疫功能紊乱、免疫复合物形成等有关。

【病理生理】　本病基本病变是肾小球滤过膜受损，通透性增加。

1.大量蛋白尿　为最根本的病理生理改变，也是导致本病其他三大特点的根本原因。由于肾小球滤过膜受免疫或其他原因损伤，电荷屏障和（或）分子筛的屏障作用减弱，肾小球通透性增加，血浆蛋白由尿中大量丢失。

2.低蛋白血症　①血浆蛋白由尿中大量丢失；②血浆蛋白从肾小球滤出后被肾小管吸收分解；③肝合成蛋白的速度和蛋白分解代谢率的改变；④胃肠道少量丢失蛋白，其中前两条为主要原因。当血白蛋白低于25g/L时可出现水肿。

3.高脂血症　血清总胆固醇、三酰甘油和低密度脂蛋白、极低密度脂蛋白水平升高，主要是由于低蛋白血症促进肝合成脂蛋白增加。

4.水肿　①低蛋白血症降低血浆胶体渗透压；②血容量减少，刺激渗透压和容量感受器，使血管升压素和肾素-血管紧张素-醛固酮分泌减少，而使远端肾小管钠、水吸收增加，导致水钠潴留；③其他因素导致肾小管钠吸收增加。

病理类型：主要为微小病变型，其他有局灶性阶段性肾小球硬化型、膜性增生性肾小球肾炎型、单纯系膜增生型、增生性肾小球肾炎型、局灶性球性硬化型、膜性肾病型等。

**【临床表现】**

1.水肿最常见，开始为眼睑水肿，后可遍及全身，呈凹陷性，严重者有胸腔积液及腹水。

2.尿量减少，尿液颜色变深。

3.少数可见血尿（镜下血尿为主）、高血压（轻度）、肌酐清除率下降等。

**【诊断要点】**

1.大量蛋白尿：24h尿蛋白定量≥50mg/kg或晨尿蛋白/肌酐（mg/mg）≥2.0，1周内3次晨尿蛋白定性为（＋＋＋）～（＋＋＋＋）。

2.低蛋白血症：血清白蛋白低于25g/L。

3.高脂血症：血清胆固醇高于5.7mmol/L。

4.不同程度的水肿。

以上四项中前两项为诊断的必要条件。

**【临床分型】**

1.按临床表现分型

（1）单纯型肾病综合征：仅有上述临床表现。

（2）肾炎型肾病综合征：除以上临床表现外，尚有以下四项之一或多项者：①2周内分别3次离心尿镜检红细胞≥10个/高倍视野（HP），并证实为肾小球源性血尿；②反复或持续高血压［≥3次于不同时间点测量的收缩压和（或）舒张压大于同性别、年龄和身高的儿童青少年血压的第95百分位］，并除外糖皮质激素等原因所致；③肾功能异常，并排除血容量不足等所致；④持续低补体血症。

2.按激素的治疗反应分为三型

（1）激素敏感型：以泼尼松足量2 mg/（kg·d）或

60 mg/（m$^2$·d）治疗≤4周尿蛋白转阴者。

（2）激素耐药型：以泼尼松足量治疗＞4周尿蛋白仍阳性者。本型又分为初始耐药和迟发耐药，后者指激素治疗1次或多次缓解后，再次激素治疗＞4周尿蛋白仍阳性者。

（3）激素依赖型：对激素敏感，但连续2次减量或停药2周内复发者。

3.复发与频复发

（1）复发：连续3天，24h尿蛋白定量≥50 mg/kg，或晨尿蛋白/肌酐（mg/mg）≥2.0，或晨尿蛋白由阴性转为（＋＋＋）～（＋＋＋＋）。

（2）非频复发：首次完全缓解后6个月内复发1次，或1年内复发1～3次。

（3）频复发：半年内复发≥2次，或1年内复发≥4次。

【鉴别诊断】　继发性肾病如部分非典型链球菌感染后肾炎、系统性红斑狼疮性肾炎、过敏性紫癜性肾炎、乙型肝炎病毒相关性肾炎及药源性肾炎等。

【并发症】

1.感染　是最常见的并发症及引起死亡的主要原因，常见呼吸道、皮肤、尿路感染和原发性腹膜炎等。由于此类患儿较长期应用皮质激素，尤应需注意结核病的活动或播散。

2.电解质紊乱和低血容量　低钠、低钾、低钙等，血容量不易出现低血容量休克。

3.血栓形成　高凝状态易致各种动、静脉血栓形成，肾静脉血栓常见，表现为突发腰痛、出现血尿或血尿加重、少尿，甚至发生肾衰竭。其他可见下肢深静脉血栓、下肢动脉血栓、肺栓塞、脑栓塞等。

4.急性肾衰竭　5%的微小病变型肾病可并发。

5.肾小管功能障碍　出现肾性糖尿或氨基酸尿。

【诊疗要点】

1.一般治疗

（1）休息：水肿显著、并发感染或严重高血压者需卧床休息，一般不用。

（2）饮食：显著水肿和严重高血压时应短期限制水、钠摄入。缓解后不必限盐，蛋白质摄入以高生物效价的动物蛋白为宜。

（3）防止感染。

（4）利尿：水肿较重，而尿少者可配合使用利尿剂，如呋塞米注射，剂量为每次 $1 \sim 2mg/kg$，每天 $1 \sim 2$ 次。

2.糖皮质激素　分为以下两个阶段。

（1）诱导缓解期：先以泼尼松足量 2 mg/（kg·d）或 60 mg/（$m^2$·d），最大量 60 mg/d，分 3 次口服，尿蛋白转阴后改为晨顿服，共 $4 \sim 6$ 周。

（2）巩固维持阶段：泼尼松 2 mg/kg，最大剂量 60 mg/d，隔天晨顿服，维持 $4 \sim 6$ 周，然后逐渐减量，总疗程为 $9 \sim 12$ 个月。

3.免疫抑制剂　主要用于肾病综合征频复发，糖皮质激素依赖、耐药或出现严重不良反应者。

（1）环磷酰胺用法：①口服疗法，$2 \sim 3$ mg/（kg·d），分 $2 \sim 3$ 次，1 个疗程为 8 周；②静脉冲击疗法，$8 \sim 12$mg/（kg·d），每 2 周连用 2 天，总剂量 ≤ 168 mg/kg 或 500 mg/$m^2$，每月 1 次，共 6 次。

（2）环孢素 A 用法：$4 \sim 6$ mg/（kg·d），每 12 小时口服 1 次，维持血药谷浓度在 $80 \sim 120$ ng/ml，1 个疗程为 $12 \sim 24$ 个月。

（3）他克莫司用法：$0.05 \sim 0.15$ mg/（kg·d），每间隔 12h 口服 1 次，维持血药谷浓度 $5 \sim 10\mu g/L$，1 个疗程为 $12 \sim 24$ 个月。

（4）吗替麦考酚酯用法：$20 \sim 30$ mg/（kg·d），每 12 小时口服 1 次，每次最大剂量不超过 1g，1 个疗程为 $12 \sim 24$ 个月。

4.抗凝及纤溶药物

（1）双嘧达莫：$5 \sim 10$ mg/（kg·d），分 3 次口服。

（2）肝素：剂量为 1 mg/（kg·d），加入 10% 葡萄糖溶液 $50 \sim 100$ ml，静脉滴注，每天 1 次，$2 \sim 4$ 周为 1 个疗

程，也可选用低分子肝素。

（3）尿激酶：一般剂量为3万～6万U/d，加入10%葡萄糖溶液100～200ml，静脉滴注，1～2周为1个疗程。

5.血管紧张素转化酶抑制剂（angiotensin converting enzyme inhibitors，ACEI）　有改善肾小球局部血流动力学、减少尿蛋白、延缓肾小球硬化的作用，常用制剂有卡托普利、依那普利、福辛普利等。

【预后和预防】　肾病综合征的预后转归与其病理变化和对糖皮质激素的反应关系密切。微小病变型预后最好，局灶节段性肾小球硬化预后最差。

（李　凤）

## 第三节　溶血尿毒症综合征

溶血尿毒症综合征（hemolytic uremic syndrome，HUS）是由多种病因引起的血管内溶血性微血管病，临床以微血管溶血性贫血、血小板减少和急性肾衰竭为特征。

【病因】　感染了强效志贺毒素的细菌，以大肠埃希菌O157：H7最多见，引起腹泻，其中10%～15%发展为HUS。本病常见于温暖季节，夏季常有小流行，5岁以下儿童多见。感染常和食物污染及加工不当有关，特别是肉类、奶制品、家禽类食品，人和人之间也有传播可能。

本病根据病因可分为三型。

1.典型HUS　即腹泻相关型HUS（D＋HUS），占全部病例的90%左右，本病继发于致病性大肠埃希菌O157（EO157：H7）等产志贺样毒素的细菌感染，故又称志贺毒素型HUS。

2.非典型HUS（aHUS）　特指由补体旁路途径调控异常导致的血栓性微血管病，故又称补体相关性HUS，分为先天性补体调控缺陷型和获得性补体调控缺陷型。前者存在补体调控因子或补体基因突变，突变基因包括H因子基因、I因子基因、H因子相关蛋白（CFHR）基因、膜辅助蛋白基因（MCP）等。后者抗H因子抗体阳性，该抗体阻断了H因子C端识别结构区，从而抑制H因子对补体替代途径的调控。

3. 继发性HUS　见于三类。①疾病：系统性疾病，如系统性红斑狼疮（systemic lupus erythematosus，SLE）、抗磷脂综合征、硬皮病以及其他疾病，如肺炎链球菌感染、人类免疫缺陷病毒（human immunodeficiency virus，HIV）感染、肾小球病、恶性高血压、癌症等；②药物治疗：奎宁、丝裂霉素、顺铂等；③实体器官和骨髓移植。

【病理生理】　各种有害因素引起的微血管内皮损伤是发病的始动因素，一系列病理过程导致多器官微血管病变，形成微血栓，消耗大量血小板，临床出现血小板减少；小血管腔内血栓形成，红细胞通过病变部位时受机械变形作用发生溶血性贫血；肾入球小动脉和肾小球毛细血管内皮细胞受累，最终导致肾小球滤过率下降，临床出现少尿、无尿、急性肾衰竭的一系列表现。

aHUS发病机制为补体调控缺陷导致替代途径过度活化，毛细血管内皮损伤，微血栓在微血管内形成。微血栓可发生于几乎所有器官，而肾是最易受累的器官之一。aHUS临床表现个体差异大，多数患儿为进行性、破坏性进展，临床病情易反复，急性期病死率高达25%。

【临床表现】

1. D＋HUS临床表现　D＋HUS主要发生于婴幼儿，最常见于5岁以下儿童，6个月以下的婴儿也可见，性别无差异，典型临床表现如下。

（1）前驱症状：主要为胃肠炎表现，如腹痛、腹泻、呕吐及食欲缺乏，典型的EO157：H7感染患者，90%开始1～3天为非血性腹泻，之后转为血便，表现为出血性结肠炎，可伴中度发热。自食入被污染的食物到出现腹泻的间隔期一般为2～12天，随着腹泻好转，出现HUS的表现，一般自腹泻开始到出现HUS的时间为5～13天，平均1周左右。

（2）溶血性贫血：以溶血性贫血和出血为突出表现。患儿出现乏力、黄疸。皮肤可有少量出血点，但通常无明显的活动性出血。贫血和血小板减低程度与肾功能损害程度并无相关性。

（3）急性肾衰竭：与贫血几乎同时发生，少尿或无尿，水肿，血压增高，出现尿毒症症状，水、电解质紊乱和酸中毒。60%患儿少尿持续1周左右，50%患儿无尿持续3天左右，重症患儿进入无尿性肾衰竭。

20%～50%患儿合并其他器官受累，如中枢神经系统受累，可表现为易激惹、意识改变、惊厥、脑卒中、偏瘫、面瘫、锥体系及锥体外系综合征、言语障碍、复视等，3%～5%出现脑水肿及昏迷，是急性期最常见的死亡原因之一。40%患儿可伴肝、胰损害，如肝大和（或）肝功能异常，短暂或罕见永久性糖尿病。其他临床表现如心脏缺血性功能紊乱、肺出血、严重的出血性结肠炎、肠坏死、穿孔、直肠脱垂、腹膜炎、肠套叠等。

2. aHUS临床表现　发病前可有呼吸道感染症状，也可有腹泻症状，但无血便和大肠埃希菌感染证据。各年龄均可发病，男女比例基本相同。除急性溶血性贫血、血小板减少和肾损伤症状外，亦可有神经系统症状、心力衰竭、呼吸紊乱、高血压、小肠结肠炎等多器官系统损伤表现。

3. 继发性HUS

（1）肺炎球菌相关性HUS患者常表现为肺炎（70%），并常伴有脓胸或积液。脑膜炎是第二常见的表现，见于20%～30%的病例。其他与HUS相关的肺炎球菌感染包括孤立性菌血症、鼻窦炎和中耳炎。肺炎球菌相关性HUS患儿比典型HUS患者年龄更小（中位年龄为1～2岁）。肾外的并发症也较常见，胰腺炎、暴发性紫癜、胆囊炎、血栓形成、心功能不全和听力损失。肺炎球菌相关性HUS患者的死亡率和远期并发症发病率均比D＋HUS患者更高。

（2）其他继发性HUS需有相关原发病或用药史。

【诊断要点】　具有微血管性溶血性贫血、消耗性血小板减少及微循环血栓导致的器官受损等三联征，并除外血栓性血小板减少性紫癜及继发性血栓性微血管病，考虑该诊断。具体诊断指标如下。

（1）机械性、非免疫性溶血性贫血［血红蛋白＜100g/L，外周血涂片有破碎红细胞碎片，网织红细胞升高，库姆斯试验（Coombs test）阴性，乳酸脱氢酶升高］。

（2）血小板计数减少（＜150×10$^9$/L）。

（3）急性肾损伤（血肌酐水平比同年龄同性别水平高1.5倍）。

除外血栓性血小板减少性紫癜，根据有无产志贺毒素大肠埃希菌感染证据、有无继发性因素进行分型。

【鉴别诊断】　血栓性血小板减少性紫癜、免疫性溶血性贫血、特发性血小板减少症、阵发性睡眠性血红蛋白尿、急性肾小球肾炎及各种原因所致的急性肾衰竭。

【诊疗要点】　综合治疗为基本原则，包括水电解质平衡，营养支持，控制严重贫血，积极处理少尿、高血压。急性肾衰竭患儿尽早进行血浆置换和透析是治疗的关键。

1.支持疗法　①维持机体水电解质平衡，补充累积损失及继续损失。明显水肿及高血压需限制钠摄入量。血钾高应限制钾摄入量，血钾＞6mmol/L应紧急处理。②当血细胞比容下降到15%或血红蛋白低于60g/L时，应输注新鲜洗涤红细胞，每次5～10ml/kg缓慢输入。③一般避免输注血小板，因它可能加重微血栓，但如有活动性出血、血小板计数低于20×10$^9$/L及外科或插管操作时需要输注。④控制高血压一般用硝苯地平口服，每次0.25～0.5mg/kg（每次＜10mg）。⑤惊厥发作可用地西泮，每次0.2～0.3mg/kg，缓慢静脉注射。

2.透析疗法　多数学者主张早期透析，认为是降低病死率的关键。凡无尿＞24h，血尿素氮BUN迅速升高，且＞53.4mmol/L（150mg/dl），血钾＞6mmol/L和（或）伴有心力衰竭、肺水肿及顽固性高血压者都应早期透析治疗。本病以婴幼儿为主，一般采用腹膜透析，对有严重结肠炎或腹膜炎者需采用血液透析或超滤。透析不能改变疾病的病程，但能纠正液体、电解质紊乱及营养支持，等待疾病的缓解。

3.血浆置换（PE）或血浆输注（PI）　aHUS在进一

步完善实验室检查的同时，针对补体蛋白基因突变引起的aHUS，治疗应首选PE或PI。抗H因子抗体阳性aHUS可选择PE、糖皮质激素和免疫抑制剂治疗。PE可以去除致病的自身抗体和过度活化补体成分，并补充补体调控因子，能控制急性期病情进展，对aHUS有确切疗效。目前PE是治疗aHUS的一线疗法，一旦诊断，应在24h内开始血浆置换治疗。争取达到血清学缓解，至少2周血小板计数$> 150 \times 10^9/L$，溶血停止（即外周血涂片无破碎红细胞，乳酸脱氢酶水平正常），再考虑停止PE治疗。PE不能实施时，可采用PI，短期内输注大量血浆会加重容量负荷，导致肺水肿甚至呼吸衰竭，建议每次按10ml/kg输注，单次最大量为婴儿$<100ml$，幼儿$<200ml$，年长儿$<400ml$，输注血浆后给予利尿剂减轻容量负荷，防止肺水肿的发生。

4.糖皮质激素和免疫抑制剂　鉴于PE不能预防复发，针对抗H因子抗体阳性的aHUS患儿，应用糖皮质激素和免疫抑制剂有助于改善预后。免疫抑制剂可以选择环磷酰胺或吗替麦考酚酯。

5.C5单克隆抗体　依库珠单抗是针对C5的单克隆抗体，作用于补体活化的终端，可阻断C5的裂解，从而阻断膜攻复合物（MAC）的形成，可有效改善补体调控异常。对遗传性和获得性aHUS患儿均有效，特别适用于PE无效或PE依赖的预后较差的aHUS患儿。

6.肾移植　对上述治疗反应不佳而逐渐出现慢性肾衰竭的患儿，可考虑肾移植，但肾移植后可再发本病。

【预后和预防】　D＋HUS经积极对症、支持治疗，其病死率可降至5%以下，但有学者报道50%左右有长期后遗症，如轻重不等的蛋白尿、血尿、高血压、慢性肾衰竭、终末期肾衰竭及神经系统损害，1型糖尿病罕见。影响长期预后的因素如下：急性期组织病理改变严重，特别是皮质坏死或明显的血栓性微血管病；无尿期$>7 \sim 10$天者；脱水；白细胞计数$> 20 \times 10^9/L$；血细胞比容$> 23\%$等。此外，蛋白尿持续1年以上者，预后不良。

aHUS首次发作后，急性期病死率10%～15%，存活者中复发率50%，其中MCP基因突变者复发率最高达70%～90%，但长期预后相对好。H因子基因突变者长期预后差，aHUS肾移植后复发率高约50%。早期诊断、正确治疗、及早进行血浆置换和透析是降低急性期HUS病死率、改善预后的关键。

（李　凤）

## 第四节　紫癜性肾炎

过敏性紫癜（henoch-schonlein purpura，HSP）是以坏死性小血管炎为主要病变的系统性小血管炎，可累及全身多个器官，以非血小板减少性紫癜、关节痛、腹痛、胃肠道出血及肾损害为主要表现，大部分患者具有自限性。该病好发于儿童，也可见于成年人，男性略多。当出现肾损害时，称为紫癜性肾炎（henoch-schonlein purpura nephritis，HSPN），儿童患者中50%以上＜5岁，且发病高峰在4～5岁，占儿童肾小球肾炎患者的15%，大龄儿童或成年人肾受累较为严重。

【病因】　HSPN属变态反应性自身免疫疾病，其病因及发病机制至今仍未完全明确，可能机制为各种已知及未知的感染源或变应原，作用于具有遗传背景的个体，引起机体的异常免疫应答，激发B细胞克隆增殖，导致IgA介导的系统性免疫性血管炎，从而造成免疫球蛋白等沉积于肾小球基底膜或毛细血管襻引发肾损害。具体致病原因尚未明确，临床仅约25%的患者发病前有过敏史，但缺乏确切证据。

【病理】　本病病理特点为含有IgA的免疫复合物沉积于肾小球基底膜或毛细血管襻，引发肾损害，为免疫复合物性肾小球肾炎。

【临床表现】　紫癜性肾炎除原发病表现（典型的紫癜皮损、胃肠症状及关节受累表现）外，主要为短暂或持续的血尿（镜下或肉眼血尿）和（或）蛋白尿，部分患儿可表现为急性进行性肾衰竭、高血压和不同程度的肾损害，发生于全身其他脏器受累后数天或数周。肾受累的程度与皮肤、胃肠道和关节受累的严重程度无关。

【诊断要点】

1.在过敏性紫癜病程6个月内，出现血尿和（或）蛋白尿。其中血尿和蛋白尿的诊断标准如下。

（1）血尿：肉眼血尿或1周内3次镜下血尿，红细胞＞3个/HP。

（2）蛋白尿：满足以下任意一项者。

1）1周内3次尿常规定性示尿蛋白为阳性。

2）24 h尿蛋白定量＞150mg或尿蛋白/肌酐＞0.2。

3）1周内3次尿微量白蛋白高于正常值。

极少部分患儿在过敏性紫癜急性病程6个月后，再次出现紫癜复发，同时首次出现血尿和（或）蛋白尿者，应争取进行肾活检，如为IgA系膜区沉积为主的系膜增生性肾小球肾炎，仍可诊断为紫癜性肾炎。

2.临床分型：①孤立性血尿型；②孤立性蛋白尿型；③血尿和蛋白尿型；④急性肾炎型；⑤肾病综合征型；⑥急进性肾炎型；⑦慢性肾炎型。

3.病理分级：紫癜性肾炎病理分型多样，包括肾小球轻微病变、系膜增生性病变、局灶节段性病变、毛细血管内增生性病变、膜增殖性病变、新月体性病变及硬化性病变。其特征改变为局灶或弥漫性系膜细胞增生引起系膜区增宽和系膜基质增加。免疫荧光示IgA或以IgA为主的免疫复合物在肾小球系膜区弥漫沉积。电镜表现为系膜细胞增生、系膜基质增多并伴有大团块高密度电子致密物沉积。

肾活检病理检查是判断肾损伤程度的金标准，目前常用的病理分级指标为1974年国际儿童肾脏病研究会（ISKDC）和2000年中华医学会儿科学分会肾脏学组制订。近年来对紫癜性肾炎的临床及病理研究发现，肾小管间质损伤与紫癜性肾炎的疗效及转归密切相关。

肾小球病理分级如下。Ⅰ级：肾小球轻微异常；Ⅱ级：单纯系膜增生，可分为局灶节段和弥漫性；Ⅲ级：系膜增生，伴有＜50%肾小球新月体形成和（或）节段性病变（硬化、粘连、血栓、坏死），按其系膜增生可分为局灶节段和弥漫性；Ⅳ级：病变同Ⅲ级，50%～75%的肾小球伴有上述病变，分为局灶节段和弥漫性；Ⅴ级：病变同Ⅲ级，＞75%的肾小球伴有上述病变，分为局灶节段和弥漫性；Ⅵ级：膜增生性肾小球肾炎。

肾小管间质病理分级如下。（-）级：间质基本正常；（＋）级：轻度小管变形扩张；（＋＋）级：间质纤维化、小管萎缩＜20%，散在炎性细胞浸润；（＋＋＋）级：间质纤维化、小管萎缩占20%～50%，散在和（或）弥漫性炎性细胞浸润；（＋＋＋＋）级：间质纤维化、小管萎缩＞50%，散在和（或）弥漫性炎性细胞浸润。

**【鉴别诊断】**

1. IgA肾病　单纯根据肾脏病理及免疫病理的改变，HSPN很难与IgA肾病相区别，两者的鉴别取决于临床表现。HSPN患儿曾出现过典型的过敏性紫癜皮疹，而IgA肾病患儿无皮疹表现。

2. 原发性ANCA相关性血管炎的肾损害　ANCA相关性血管炎患者除血清ANCA阳性外，临床可有多器官受累如肺、眼、耳和鼻等，其肾脏病理多表现为寡免疫沉积性局灶纤维素样坏死或新月体性肾小球肾炎。紫癜性肾炎皮肤、肾小球以IgA沉积为主。

3. 狼疮肾炎　狼疮肾炎患儿在符合系统性红斑狼疮诊断的基础上出现肾受累表现，其肾脏病理可见多种免疫球蛋白和补体成分沉积而表现为典型的"满堂亮"现象。

4. 冷球蛋白血症肾损害　冷球蛋白血症性血管炎患者可在血清中发现冷球蛋白，肾脏病理特别是电镜检查常可见典型的冷球蛋白结晶。

**【诊疗要点】**　紫癜性肾炎患儿的临床表现与肾病理损伤程度并不完全一致，后者能更准确地反映病变程度及远期预后。没有条件获得病理诊断时，可根据其临床分型选择相应的治疗方案。

## （一）激素及其他免疫抑制剂治疗

1.孤立性血尿或病理Ⅰ级 仅对过敏性紫癜进行相应治疗，镜下血尿目前尚无疗效确切的文献报道，应密切监测患儿病情变化，建议延长随访时间。

2.孤立性微量蛋白尿或合并镜下血尿或病理Ⅱa级 对于持续蛋白尿＞$0.5 \sim 1g/（d \cdot 1.73 \ m^2）$的紫癜性肾炎患儿，可使用ACEI或ARB治疗。

3.非肾病水平蛋白尿或病理Ⅱb、Ⅲa级 改善全球肾脏病预后组织（Kidney Disease：Improving Global Outcomes，KDIGO）指南建议对于持续蛋白尿＞$1 \ g/（d \cdot 1.73 \ m^2）$、已应用ACEI或ARB治疗、肾小球滤过率（GFR）＞$50 \ ml/（min \cdot 1.73 \ m^2）$的患儿，给予糖皮质激素治疗6个月。目前国内外均有少数病例报道使用激素或联合免疫抑制剂治疗，但对该类患儿积极治疗的远期疗效仍有待大规模多中心随机对照研究及长期随访。

4.肾病水平蛋白尿、肾病综合征、急性肾炎综合征或病理Ⅲb、Ⅳ级 KDIGO指南建议对于表现为肾病综合征和（或）肾功能持续恶化的新月体性紫癜性肾炎的患儿应用激素联合免疫抑制剂治疗，其中疗效肯定的是激素联合环磷酰胺治疗。若临床症状较重、肾病理呈弥漫性病变或伴有＞50%新月体形成者，除口服糖皮质激素外，可加用甲泼尼龙冲击治疗，$15 \sim 30mg/（kg \cdot d）$，每天最大量不超过1.0 g，每天或隔天冲击，3次为1个疗程。

此外有研究显示，激素联合其他免疫抑制剂如环孢素A、吗替麦考酚酯、硫唑嘌呤亦有明显疗效。可供选择的治疗方案如下。

（1）糖皮质激素联合环磷酰胺冲击治疗：泼尼松$1.5 \sim 2mg/（kg \cdot d）$，口服4周改隔天口服4周后逐渐减量，在使用糖皮质激素基础上应用环磷酰胺静脉冲击治疗，常用方法：①$8 \sim 12mg/（kg \cdot d）$，静脉滴注，连续应用2天，间隔2周为1个疗程；②每次$500 \sim 750mg/m^2$，每月1次，共6次。环磷酰胺累计量≤168mg/kg。

（2）糖皮质激素联合钙调蛋白抑制剂：目前文献

报道最多的仍是联合环孢素A。环孢素A口服4～6mg/（kg·d），每12小时1次，于服药后1～2周查血药浓度，维持谷浓度在100～200μg/L，诱导期为3～6个月，诱导有效后逐渐减量。有报道称，对于肾病水平蛋白尿患儿若同时存在对泼尼松、硫唑嘌呤、环磷酰胺耐药时，加用环孢素A治疗可显著降低尿蛋白。

（3）糖皮质激素联合吗替麦考酚酯：吗替麦考酚酯20～30mg/（kg·d），分2次口服，3～6个月后渐减量，总疗程为12～24个月。

（4）糖皮质激素联合硫唑嘌呤：硫唑嘌呤2mg/（kg·d），一般疗程为8个月至1年。近年国内临床应用逐渐减少，多为国外应用报道。

（5）糖皮质激素联合咪唑立宾或来氟米特：日本及国内还有关于激素联合咪唑立宾或来氟米特治疗有效的临床报道，但均为小样本临床试验，具体疗效仍有待临床大规模多中心随机对照试验研究验证。

5.急进性肾炎或病理Ⅴ级、Ⅵ级　这类患儿临床症状严重、病情进展较快，治疗方案和前一级类似，现多采用三至四联疗法，常用方案：甲泼尼龙冲击治疗1～2个疗程后口服泼尼松＋环磷酰胺（或其他免疫抑制剂）＋肝素＋双嘧达莫。亦有甲泼尼龙联合尿激酶冲击治疗＋口服泼尼松＋环磷酰胺＋肝素＋双嘧达莫治疗的文献报道。

除药物治疗外，有个案报道示扁桃体切除及血浆置换治疗可有效治疗急进性肾炎或病理改变严重者，但其为小样本非随机研究，确切疗效仍有待进一步证实。

**（二）其他辅助治疗**

1.ACEI和（或）ARB类药物　在以上分级治疗的同时，对于有蛋白尿的患儿，无论是否合并高血压，建议加用ACEI和（或）ARB类药物。

2.抗凝剂和（或）抗血小板聚集药　多为口服双嘧达莫3～5mg/（kg·d），以改善患儿高凝状态。此外尚有报道对于重症紫癜性肾炎儿，加用尿激酶治疗。目前关于抗凝剂和（或）抗血小板聚集药物、丙种球蛋白等辅助治疗是否有效存有争议。

3.扁桃体切除　有少数报道表明扁桃体切除能有效治疗肾病水平蛋白尿，其疗效尚无定论。

4.血浆置换　由于血浆置换等能够有效地清除免疫复合物、细胞因子等炎症递质，迅速缓解症状，减少蛋白尿、减轻肾损伤。现有少数研究报道，对重症紫癜性肾炎患儿，血浆置换可显著改善预后。

**【预后和预防】**　近年大规模多中心随机对照试验研究均提示激素不能有效预防过敏性紫癜肾损害的发生，故不建议常规使用激素预防紫癜性肾炎的发生。此外，对于抗凝剂和（或）抗血小板聚集药物对过敏性紫癜患儿肾损害的预防作用存有争议。目前少数研究示双嘧达莫、阿司匹林等不能有效预防过敏性紫癜肾损害，但早期应用抗凝剂肝素可减少或延缓肾损害发生，缓解肾脏受累症状。

紫癜性肾炎虽有一定的自限性，但仍有部分患儿病程迁延，甚至进展为慢性肾功能不全。有随访研究发现肾病水平性蛋白尿的HSN患儿约20%最终发展为慢性肾功能不全，因此现认为对于紫癜性肾炎患儿应延长随访时间，尤其是对于起病年龄晚、临床表现为肾病水平蛋白尿或肾组织病理损伤严重的患儿应随访至成年期。

（王晓浪）

# 第五节　IgA肾病

IgA肾病（IgA nephropathy，IgAN）是一组免疫病理特征，以肾小球系膜区IgA沉积为主，肾小球系膜区系膜增生为基本组织学改变的临床综合征，是一种常见的原发性肾小球疾病。原发性IgA肾病多见于年长儿和青年，男女比例约为2∶1，起病前多有上呼吸道感染等诱因。临床表现多样，以发作性肉眼血尿和持续性镜下血尿最为常见，可伴有不同程度的蛋白尿；部分患儿表现为肾病综合征、急性肾炎综合征甚至急进性肾炎综合征，可合并高血压及肾功能减退，这是导致终末期肾病的常见原发性肾小球疾病之一。

【病因】 IgA肾病的病因及发病机制尚未完全清楚，近年来IgA肾病已被广泛认为是一种多基因、多因素参与的复杂性疾病。系膜区IgA沉积物主要以多聚IgA1为主。多聚IgA1在肾小球系膜区沉积，触发炎症反应，引起IgA肾病的发生、发展。目前认为IgA1分子O-糖基化异常与基因多态性等导致IgA1分子在肾小球系膜区沉积，继发免疫炎性反应，最终引起肾小球系膜细胞增生及硬化，因而IgA1沉积是IgA肾病的触发因素。另外，全基因组关联分析的研究结果显示，IgA肾病的疾病易感性与参与抗原处理和呈递、黏膜免疫系统、补体替代途径中的基因变异有关。

【病理生理】 IgA肾病主要累及肾小球，病变类型多种多样，常见为弥漫性肾小球系膜细胞增生，系膜基质增加，也包括肾小球轻微病变、系膜增生性病变、局灶节段性病变、毛细血管内增生性病变、系膜毛细血管性病变、新月体性病变及硬化性病变等。免疫荧光特征的表现是以IgA或IgA为主的免疫球蛋白在肾小球系膜区呈颗粒状或团块状弥漫沉积，部分病例可沿毛细血管襻沉积。

【临床表现】 临床表现类型多样，发作性肉眼血尿和持续性镜下血尿和（或）蛋白尿最为常见，40%～50%的患者表现为一过性或反复发作性肉眼血尿，大多伴有上呼吸道感染，少数伴有肠道或尿路感染，个别患者在剧烈运动后出现，多数患者的肉眼血尿在感染后1～2天出现；部分患儿表现为肾病综合征、急性肾炎综合征甚至急进性肾炎综合征，可合并高血压及肾功能减退。

【诊断要点】 IgA肾病是免疫病理诊断名称，其免疫荧光特征为在肾小球系膜区和（或）毛细血管襻有以IgA为主的免疫球蛋白沉积，并排除过敏性紫癜、系统性红斑狼疮、慢性肝病等疾病所致IgA在肾组织沉积。

根据临床表现临床分型，分为：①孤立性血尿型（包括复发性肉眼血尿型和孤立性镜下血尿型）；②孤立性蛋白尿型（24 h尿蛋白定量<50mg/kg）；③血尿和蛋白尿型

（24h尿蛋白定量＜50mg/kg）；④急性肾炎型；⑤肾病综合征型；⑥急进性肾炎型；⑦慢性肾炎型。

根据Lee分级系统病理分型，分为以下5级。

Ⅰ级：绝大多数肾小球正常，偶见轻度系膜增宽（节段）伴或不伴细胞增殖。

Ⅱ级：50%以下肾小球局灶节段性系膜增殖或硬化，罕见小的新月体。

Ⅲ级：轻至中度弥漫性系膜细胞增殖和系膜基质增宽。

Ⅳ级：重度弥漫性系膜细胞增殖和基质硬化，部分或全部肾小球硬化，可见新月体（＜45%）。

Ⅴ级：病变性质类似Ⅳ级，但更严重，＞45%肾小球伴新月体形成。

【鉴别诊断】

1.链球菌感染后急性肾小球肾炎　典型表现为上呼吸道感染后1～2周出现血尿，可有蛋白尿、水肿、高血压甚至一过性氮质血症等急性肾炎综合征表现，血清补体C3下降，4～6周后恢复正常，部分患儿ASO水平升高，病程为良性过程。

2.过敏性紫癜肾炎　与IgA肾病病理、免疫组织学特征相同，临床上IgA肾病患儿病情变化缓慢，而紫癜肾炎起病多为急性。紫癜性肾炎除肾病表现外，还可有典型的皮肤紫癜、黑粪、腹痛、关节痛、全身血管炎改变等。

3.遗传性肾小球疾病　以血尿为主要表现的单基因遗传性肾小球疾病，如薄基底膜病和奥尔波特综合征。薄基底膜病表现为持续性镜下血尿（肾小球性血尿），肾是唯一受累的器官，病程为良性过程；奥尔波特综合征是以血尿、进行性肾功能减退、甚至终末期肾病、感音性耳聋及眼部病变为临床特点的遗传性疾病综合征，除肾受累外，还有多个器官受累。血尿患儿应注意询问家族史，进行视力、听力等方面的检查除外遗传性肾小球疾病。

肾活检病理检查是明确和鉴别以上三种疾病的主要手段，电镜检查尤为重要，另外，皮肤及肾组织Ⅳ型胶原α

链检测对鉴别诊断有重要意义。

**【诊疗要点】** 目前，原发性IgA肾病发病机制尚未完全明确，故尚无特异性治疗。由于该病具有临床表现多样性、反复性、慢性进展性及临床-病理的不平行性等特点，目前治疗主要根据临床表现及肾病变轻重，采用多药联合、低毒性、长疗程（一般1～2年）的治疗原则。原发性IgA肾病治疗的主要药物包括肾上腺糖皮质激素和多种免疫抑制剂、ACEI和ARB、鱼油及抗凝药物等，旨在抑制异常的免疫反应、清除免疫复合物、修复肾损伤、延缓慢性进展及对症处理（降压、利尿）。

1.以血尿为主要表现的原发性IgA肾病的治疗

（1）持续性镜下血尿：目前多数观点认为孤立性镜下血尿、肾病理Ⅰ级或Ⅱ级无须特殊治疗，但需定期随访，如随访中出现病情变化（如合并蛋白尿、持续性肉眼血尿、高血压等）应重新评估后选择相应治疗。

（2）肉眼血尿：对临床持续2～4周的肉眼血尿者，专家建议试用甲泼尼龙冲击治疗1～2个疗程，对与扁桃体感染密切相关的反复发作性肉眼血尿，可酌情行扁桃体摘除术。

2.合并蛋白尿时原发性IgA肾病的治疗

（1）轻度蛋白尿：指24h蛋白尿定量＜25mg/kg，可考虑应用ACEI［如赖诺普利0.4mg/（kg·d），每天1次，最大剂量＜20mg/d］治疗。

（2）中度蛋白尿：指24h尿蛋白定量25～50mg/（kg·d），或肾脏病理仅显示中度以下系膜增生，建议应用ACEI类药物降低尿蛋白，也可联合应用ACEI和ARB以增加降低蛋白尿的疗效。注意当内生肌酐清除率＜30ml/（min·1.73m²）时慎用。

（3）肾病综合征型或伴肾病水平蛋白尿：指24h尿蛋白定量＞50mg/kg，或肾病理显示中度以上系膜增生，在应用ACEI和（或）ARB基础上，采用长程激素联合免疫抑制剂治疗。首选环磷酰胺（CTX），也可以采用多种药物联合治疗：硫唑嘌呤（AZA）或联合糖皮质激素、肝素、华法林、双嘧达莫，其疗效显著优于单独应用糖皮质激素的疗效。激素为泼尼松口服 [ 1.5 ～ 2mg/（ kg·d ）] 4周后可改为隔天给药并逐渐减量，总疗程为1 ～ 2年。此外，吗替麦考酚酯、来氟米特等药物可结合临床实际酌情应用。

3.伴新月体形成的原发性IgA肾病的治疗　当新月体肾炎或肾病理中新月体形成累计肾小球数＞25% ～ 30%时，可以考虑首选大剂量甲泼尼龙冲击治疗，15 ～ 30mg/（ kg·d ），连续3天，继续口服泼尼松（用法同肾病综合征型），并每个月予以0.5g/m² CTX冲击治疗，共6个月；也可试用CTX冲击治疗或每天口服（ 1.5mg/kg ）联合小剂量泼尼松龙（ 0.8mg/kg ）治疗。

【预后和预防】　IgA肾病临床呈慢性进展，而长期预后并非良性过程，尿检完全正常者不足10%，自首发症状出现后，每年约有1.5%的患者进入终末期肾病（ESRD），20 ～ 25 年有30%以上的患者达ESRD，需要肾替代治疗；IgA肾病已成为导致ESRD的主要疾病之一。

（王晓浪）

## 第六节　急进性肾小球肾炎

急进性肾小球肾炎（rapidly progressive glomerulone-phritis，RPGN）是一种少见的临床综合征，可由多种病因所致，其特征是肾功能在数天或数周内急剧进行性恶化，未经治疗常于数周或数月内发展成肾衰竭。病理学表现以肾小球肾小囊中广泛的细胞性或纤维性新月体形成为特征，最终导致整个肾小球硬化，因此又称新月体肾小球肾炎（ crescentic glomerulonephritis ）。根据病理和免疫特征，RPGN可分为抗肾小球基底膜病 [ anti-glomerular basement membrane（ anti-GBM ）antibody disease ]、免疫复合物新月体肾小球肾炎（ immune complex-mediated crescentic glomerulonephritis ）、寡免疫新月体肾小球肾炎（ pauci-immune crescentic glomerulonephritis ）三型。导致RPGN的疾病根据病理类型，可分别归属以上三种不同类别的新月体肾炎（表1-1）。RPGN病情危重，预后差，需及时行肾活检以早期诊断和治疗，延迟治疗可能会导致不可逆的肾损伤和肾功能不全。

表1-1　急进性肾小球肾炎病因

免疫复合物新月体肾小球肾炎
・系统性血管炎
　・过敏性紫癜
　・系统性红斑狼疮
・孤立性肾病
　・IgA肾病
　・膜增生性肾炎1型和3型
・致密物沉积病（DDD）
・急性感染后肾小球肾炎

寡免疫新月体肾小球肾炎
・ANCA相关血管炎
　・显微镜下多血管炎
　・肉芽肿性多血管炎（曾用名韦格纳肉芽肿病）
　・嗜酸性肉芽肿性多血管炎（曾用名Churg-Strauss综合征）
・局限于肾的血管炎
・药物引起
・ANCA阴性血管炎

抗肾小球基底膜病
・特发性（自身免疫性抗肾小球基底膜抗体）
・奥尔波特综合征肾移植后
・抗GBM和ANCA阳性

注：GBM.肾小球基底膜；ANCA.抗中性粒细胞胞质抗体

【流行病学】　RPGN在总人群中发病率不明，在儿童中少见。大多数发病率是根据肾活检数据估计。RPGN约占肾活检总数的7%，现有数据表明，总人群中寡免疫肾小球肾炎的发病率约为每年4/100万，抗肾小球基底膜病的发病率为1/100万。有研究表明在儿童RPGN中，免疫复合物新月体肾小球肾炎和寡免疫新月体肾小球肾炎分别占45%和42%，抗肾小球基底膜病占12%。

【发病机制和病理】　肾小球新月体形成是所有急进性

肾小球肾炎的标志。肾小球新月体有两种类型：①细胞性新月体；②不同程度的纤维性新月体，包括细胞纤维性新月体和纤维性新月体。细胞性新月体会随着病情的进展最终变成纤维性新月体，整个肾小球被纤维物质取代，从而导致肾小球滤过功能障碍和肾小球球性硬化。从严格意义上讲，含新月体的肾小球占全部肾小球50%以上时才能诊断为新月体肾小球肾炎，但是需要注意的是，新月体是逐渐形成的，因此含新月体肾小球＜50%不能除外急进性肾小球肾炎。新月体形成的共同途径是单核细胞和中性粒细胞浸润到肾小球毛细血管网，激活并释放丝氨酸蛋白酶和金属蛋白酶，导致肾小球毛细血管壁和基底膜被破坏，血浆凝血因子渗漏到包曼氏囊，接触组织因子导致纤维蛋白形成，组织因子还具有促炎特性，因此有助于巨噬细胞和T淋巴细胞从血循环进入肾小囊。巨噬细胞产生的促炎细胞因子加剧了肾小球损伤并促进肾小球细胞增殖、细胞新月体形成，随着成纤维细胞进入包曼氏囊，胶原蛋白逐渐沉积，新月体从细胞过渡到纤维细胞，最终变成纤维性新月体。

1.抗肾小球基底膜病 是引起急进性肾小球肾炎的少见原因，在所有年龄段均罕见，其是于循环中存在抗肾小球基底膜IgG抗体，并沿着肾小球基底膜或肺泡基底膜呈线性沉积的一组自身免疫性疾病，电镜显示少有或没有电子致密物沉积。其发病机制尚未完全清楚，抗肾小球基底膜抗体是一种针对Ⅳ型胶原α3链非胶原1区域的自身抗体。由于α3链在肾小球基底膜和肺泡基底膜特异性表达，因此该病主要累及肾和肺。抗肾小球基底膜抗体与自身抗原结合后，沿整个肾小球基底膜呈线性沉积，激发补体活化、白细胞聚集，导致不同程度的肾损伤和新月体肾小球肾炎。抗体如果与肺泡基底膜结合，可致肺泡毛细血管壁断裂，导致肺出血。肺和肾的临床表现并不平行，当仅累及肾时，被称为抗肾小球基底膜肾炎，当合并肺出血时，被称为肺出血-肾炎综合征（Goodpasture syndrome）。如果没有及早诊断并及时治疗，抗肾小球基底膜病将迅速发展为终末期肾病，约50%的病例会出现死亡。在几乎所有患者中，循环中的IgG自身抗体都可以通过酶联免疫吸附测定（ELISA）检测到。RPGN在接受肾移植的奥尔波特综合征患者中易于发生，因为在原肾中缺乏Ⅳ型胶原，而移植肾中的Ⅳ型胶原被视为外来抗原而产生抗肾小球基底膜抗体。

2.免疫复合物新月体肾小球肾炎　该类型的病理表现除了新月体外，最典型的特征是免疫复合物在肾小球颗粒状沉积，可见于各种免疫复合物介导的肾损伤性疾病，其中最常见的是过敏性紫癜和系统性红斑狼疮。其他可能发展为RPGN的非系统性疾病有IgA肾病、急性感染后肾小球肾炎、膜增生性肾小球肾炎，包括C3肾病。急性感染后肾小球肾炎中超过90%的致病菌是由链球菌感染引起的。免疫复合物是在循环中形成后沉积在肾小球基底膜，也可以在肾小球原位形成。每种原发疾病都有特异性的免疫复合物类型和沉积位置。唯一的例外是膜增生性肾小球肾炎2型，在免疫荧光中只能看到补体C3沉积。在疾病晚期中，由于广泛的肾小球硬化，在肾活检中可能无法识别潜在的原发疾病。

3.寡免疫新月体肾小球肾炎　是儿童急进性肾炎的常见原因，肾脏病理的特征改变是肾小球新月体形成和小血管壁的炎症和坏死，免疫荧光检查无免疫球蛋白沉积。该类型中最常见的为抗中性粒细胞胞质抗体相关性血管炎（antineutrophil cytoplasmic antibody-associated vasculitis，AAV），主要包括显微镜下多血管炎（microscopic polyangitis，MPA）、肉芽肿性多血管炎（granulomatosis with polyangitis，GPA）和嗜酸性肉芽肿性多血管炎（eosinophilic granulomatosis with polyangitis，EGPA）。它们的共同点是循环中存在抗中性粒细胞胞质抗体（antineutrophil cytoplasmic antibody，ANCA）。这一过程的启动是细胞因子导致中性粒细胞的抗原释放和表达，与ANCA相互作用，诱导中性粒细胞活化。激活的中性粒细胞发生脱颗粒产生氧自由基，激活补体的替代途径，从而导致C5a的产生，C5a招募并激活更多的中性粒细胞，在小血管中产生局部坏死性炎症。轻度血管损伤可随血管壁重建而消退，但较严重的损伤可产生纤维化和硬化。肾和肺小血管丰富而成为极易受累的器官。AAV的确切病因尚不清楚，某些药物如肼屈嗪和丙硫氧嘧啶等可诱导产生AAV。

**【临床表现】**　临床表现多有前驱感染史，寡免疫新月体肾小球肾炎型常有服用青霉胺、丙硫氧嘧啶或肼屈嗪的病史。超过50%的新月体肾小球肾炎表现为急性肾炎综合征和肾功能迅速恶化，常见症状有血尿、蛋白尿、水肿和高血压甚至高血压危象。部分患者，尤其是IgA肾病、急性链球菌感染后肾小球肾炎或膜增生性肾小球肾炎的患者，可发生肉眼血尿。部分患者早期即可出现少尿、无尿，肾功能急剧恶化，呈持续逐渐加重是本病的特点，肾小球滤过率明显降低和肾小管功能障碍同时存在，血肌酐进行性升高，发展为尿毒症。发病初期肾外症状为主要表现。最常见的肾外症状包括周身不适、发热、体重减轻、关节痛和上呼吸道症状，多伴有与肾损害程度不平行的贫血。患儿的症状和体征可能会在几天到几周内演变。除了急进性肾小球肾炎的临床表现外，每种原发病还有自己本身的临床特征，在诊断中需要仔细鉴别，有助于判定病因及鉴别诊断。例如，系统性红斑狼疮患者可表现为多器官受累，以及皮疹、关节肿痛、口腔溃疡等相关临床症状，紫癜性肾炎的患者可有皮肤紫癜、关节痛和腹痛。AAV主要侵及小血管，因此全身各组织器官均可受累，常累及皮肤、肾、呼吸系统和神经系统，临床表现多样，弥漫性肺出血主要表现为咳嗽咳痰、咯血，伴有不同程度的呼吸衰竭。患者肺部影像主要为肺实变、磨玻璃样变及斑片渗出影，辅助检查可见血红蛋白水平进行性下降或输血后不能维持稳定。GPA患儿的呼吸道症状和体征包括鼻窦炎、鼻出血、咯血、鼻腔和口腔溃疡、中耳炎、听力丧失、肺结节或肺浸润。在儿童EGPA中，肺和心脏受累比成年人更常见，最常见的呼吸道症状是哮喘和鼻窦炎，嗜酸性粒细胞增多症经常出现。这些患者的其他肺部表现包括嗜酸性胸腔积液和嗜酸性微脓肿。肺间质纤维化是MPA肺部受累常见的临床表现，它可能是早期AAV的唯一表现。AAV可单独出现，也可与系统性红斑狼疮、硬皮病、膜性肾病等其他免疫系统疾病合并出现。在抗肾小球基底膜病中，大多数患者同时存在肾受累和肺出血表现，仅有肾受累者占30%～40%，少部分患者可能仅出现肺出血，没有明显的肾受累。关节痛和肌痛是较少见的症状，高血压也不常见，除非存在严重的肾衰竭。

**【辅助检查】** 辅助检查的目的是评估疾病活动性和肾受累的严重程度，确定潜在的病因和病理机制。

（1）ANCA阳性提示患者患有AAV，滴度可用于判定疾病活动性。约90%的GPA患者ANCA的检测结果为阳性，主要是PR3-ANCA（cANCA），70%的MPA患者ANCA的检测结果为阳性，主要是MPO（pANCA）；在EGPA患者中，只有50% ANCA检测呈阳性。ANCA阴性患者不能排除患者患有血管炎性疾病。其他非血管炎性疾病，如SLE、类风湿关节炎、炎症性肠病、自身免疫性肝炎、结核、亚急性细菌性心内膜炎和恶性疾病，均有ANCA阳性的报道。2019年中国免疫学会临床免疫学分会发表的《抗中性粒细胞胞浆抗体检测方法在诊断肉芽肿性多血管炎和显微镜下多血管炎中应用的专家共识》推荐使用高质量的抗原特异性免疫学方法［包括第二、第三代ELISA，化学发光免疫分析法，荧光酶免疫法（fluorometric enzyme immunoassay，FEIA）及多通道流式免疫分析法］检测MPO-ANCA、PR3-ANCA作为AAV（主要为GPA和MPA）的筛查试验。如果检查结果为阴性，但临床仍高度怀疑GPA和MPA时，则可使用间接免疫荧光法或另一种抗原特异性免疫学方法进行确认试验，或于高水平实验室进行复检，并积极进行组织活检，加强随访。

（2）血常规：包括外周血涂片除外溶血尿毒综合征。外周血嗜酸性粒细胞增多是EGPA最典型表现，嗜酸性粒细胞 $> 1.5 \times 10^9$/L或白细胞计数 $> 10\%$ 时就应怀疑EGPA。

（3）尿液分析：包括尿沉渣和尿蛋白评估。尿沉渣可见红细胞或红细胞管型，可见程度不等的蛋白尿。

（4）抗GBM抗体：阳性提示抗肾小球基底膜病，滴度与疾病活动度相关。

（5）抗核抗体和抗双链DNA：如为阳性需进一步做系统性红斑狼疮检查。

（6）补体C3、C4和总补体：补体下降，考虑膜增生性肾小球肾炎、急性链球菌感染后肾小球肾炎和狼疮性肾炎可能。

（7）链球菌抗体滴度：抗链球菌溶血素"O"、抗脱氧核糖核酸酶B和抗透明质酸酶阳性提示急性链球菌感染后肾小球肾炎。

（8）咽拭子和皮肤病灶的培养：怀疑急性链球菌感染后肾小球肾炎时完善咽部或皮肤病灶的病原培养。

（9）血沉和C反应性蛋白：有助于确定炎症的存在，可较灵敏地反映AAV的疾病活动度，且可能与疾病的复发有关。

（10）超声：肾脏超声可显示肾增大及回声增强。

（11）X线检查：对可疑的GPA，在眼眶、鼻窦、胸部行X线检查和CT检查是必要的。胸部X线检查也可显示浸润性肺部疾病、肺出血、胸腔积液或肉芽肿性病灶。

（12）肾活检：对病理学诊断至关重要。它是确诊RPGN的金标准，同时可确定肾受累的严重程度。由于患者病情不稳定性而无法获得肾活检者，应同时给予相应治疗，后期完善肾活检。

【诊断要点】 急进性肾小球肾炎属于急重症，早期诊断和治疗与预后密切相关。诊断包括两大方面。

1.病理学诊断 对表现为急性肾炎综合征伴有肾功能急剧恶化，在血尿、蛋白尿、水肿和高血压基础上短期内出现少尿、无尿，血肌酐急剧升高的患者，均应怀疑本病，尽快实施肾活检，以明确诊断，病理提示为新月体肾炎即可确诊。

2.病因诊断 RPGN是一组临床表现和病理改变相似，但病因各异的临床综合征。因此在诊断RPGN时应做出病因诊断。通过详细询问病史，实验室检查，积极寻找多系统疾病的肾外表现，结合肾免疫荧光及电镜的不同表现来明确病因。

【并发症】　并发症的发生与疾病本身和免疫抑制治疗有关。疾病本身导致的器官损伤包括肾衰竭，以及继发于肺水肿和肺出血的呼吸衰竭。总体来说，在确诊后的第一年，死亡的主要原因是感染和活动性血管炎。在治疗的诱导缓解阶段，免疫抑制的强度与感染的风险相关。感染风险增加的因素包括白细胞计数减少、药物引起的免疫功能障碍和肾衰竭。除了免疫抑制作用外，药物的不良反应也应引起关注，如高累积剂量的环磷酰胺与不可逆的性腺损害有关，并增加非黑色素瘤、皮肤癌和尿道癌等恶性疾病的风险。骨质疏松、高血压和库欣综合征等是大剂量类固醇激素的一些不良反应。这些并发症应在开始治疗前告知家属。

【诊疗要点】　在怀疑为RPGN后应立即开始治疗，有时甚至在肾活检之前。早期治疗的目的是阻止疾病的进展，逆转肾损伤，诱导缓解，保护肾功能。在做出病因诊断和病理分型的基础上尽快进行强化治疗。一般可将治疗分为诱导缓解、维持治疗两个阶段。

**（一）诱导缓解**

KDIGO推荐使用甲泼尼龙冲击联合环磷酰胺作为RPGN的初始治疗。甲泼尼龙静脉注射剂量为10mg/（kg·d），最大剂量为500mg/d，持续3天，然后口服泼尼松，剂量为2mg/（kg·d），最大剂量为60mg/d，连续几个月并逐渐减少。有研究显示给予12个月以上的长期低剂量糖皮质激素治疗可降低复发率。环磷酰胺已被证明是有效的诱导缓解剂，口服和静脉注射在诱导缓解方面同样有效。静脉注射环磷酰胺的推荐剂量为 $0.5 \sim 0.75 \mathrm{g/m}^2$，每 $3 \sim 4$ 周1次，持续 $3 \sim 6$ 个月。口服环磷酰胺的剂量通常为 $1.5 \sim 2\mathrm{mg/}$（kg·d），持续3个月，不超过6个月。虽然目前的治疗方法已经显著降低了RPGN的病死率，但诱导缓解的速度通常较慢，需要 $3 \sim 6$ 个月的治疗，此时肾组织损伤和慢性肾病已经开始。此外，20% ～ 30%

的患者不能达到完全缓解，即使在完全缓解后，复发也很常见。药物的不良反应和感染率仍然很高。免疫抑制药物如利妥昔单抗和吗替麦考酚酯作为潜在的诱导缓解剂已经引起了人们的关注。研究结果显示利妥昔单抗对严重的AAV诱导缓解有效，且毒副作用少。利妥昔单抗联合糖皮质激素已经成为治疗成年人GPA和MPA的一线药物。其他新型药物，如TNF-α阻滞剂、大剂量静脉注射免疫球蛋白，抗胸腺细胞球蛋白和阿仑单抗正在研究中。

### （二）维持治疗

对已达到缓解的患者需进行维持治疗。目前维持治疗的药物选择包括硫唑嘌呤、吗替麦考酚酯、来氟米特和甲氨蝶呤。KDIGO目前推荐硫唑嘌呤作为一线维持治疗用药。剂量为 $1.5 \sim 2mg/（kg \cdot d）$，对于不能耐受硫唑嘌呤的患者，可以用吗替麦考酚酯替代。如果患者对硫唑嘌呤和吗替麦考酚酯都不能耐受，可以考虑使用甲氨蝶呤。甲氨蝶呤并不比硫唑嘌呤更安全，对于肾小球滤过率 $< 60ml/（min \cdot 1.73 m^2）$ 的患者不应使用甲氨蝶呤。维持治疗应至少持续18个月。

### （三）血浆置换

血浆置换的目的是去除抗GBM抗体或AAV患者体内的抗体，作为辅助治疗手段应用于RPGN的治疗。有研究表明早期血浆置换联合皮质类固醇和环磷酰胺可以改善患者的肾预后。对于伴有肺出血的RPGN患者，在诱导治疗中增加血浆置换可以显著改善患者的生存率。

### （四）对症和替代治疗

急性肾衰竭达透析指征的患者，应给予及时透析治疗。对于强化治疗晚期或肾功能无法逆转者，需依赖长期透析维持。肾移植需在病情稳定或抗GBM抗体未检出至少6个月后进行。针对肾功能不全并发症如水钠潴留、高血压、酸碱平衡紊乱及感染等需对症治疗。对激素、免疫抑制剂的药物不良反应需要监测并采取预防措施。

【预后和预防】 在缺乏及时治疗的情况下，RPGN的病死率和进展为ESRD的风险很高。在过去的几十年中，通过早期诊断和免疫抑制疗法，血管炎的预后有了显著改善。有研究显示GPA 5年生存率约为75%，MPA 5年生存率为45%～75%，EGPA 5年生存率为68%～100%。严重肾损伤，伯明翰血管炎评分较高、白细胞计数较高和低血红蛋白水平是预后不良的相关因素。肾存活不良的组织学预测因素包括含新月体的肾小球比例高、新月体的程度重、广泛的肾小管萎缩和间质纤维化。在儿童患者中，免疫复合物新月体肾小球肾炎比寡免疫新月体肾小球肾炎的肾存活率好，免于透析的可能性更大。

（许咏青）

## 第七节　狼疮性肾炎

系统性红斑狼疮（systemic lupus erythematosus，SLE）是累及全身多系统的自身免疫性疾病，狼疮性肾炎（lupus nephritis，LN）是系统性红斑狼疮常见和严重的并发症之一，是影响系统性红斑狼疮长期预后的重要因素。虽然系统性红斑狼疮在儿童中比在成年人中少见，但肾受累比成年人更常见且更严重，儿童系统性红斑狼疮起病早期可有60%～80%肾受累，2年内可有90%出现肾损害，其中10%～20%发展为肾衰竭。狼疮性肾炎的临床表现类型多样，肾病综合征最为常见，其次为急性肾炎综合征、孤立性蛋白尿和（或）血尿，也可表现为急进性肾炎、慢性肾炎及终末期肾病。

【病理生理】 系统性红斑狼疮的发病是在遗传、环境等多种因素作用下，机体免疫功能紊乱造成的系统性自身免疫性疾病。狼疮性肾炎的发病机制现在还没有完全阐明，研究表明，主要是凋亡细胞清除的缺陷所致。来自凋亡细胞的自身抗原、含有核蛋白和染色质的凋亡碎片未能有效清除，被异常的自身反应B细胞识别，并刺激活化B细胞和T细胞，导致效应细胞和记忆B细胞产生自身抗体，释放到循环中形成抗原-抗体复合物，这些复合物在肾小球系膜、上皮下、内皮下沉积，同时激活补体途径和白细胞Fc受体途径，最终产生膜攻击复合物，造成血管内皮细胞损伤，而活化过程中产生的C3a及C5a，可以趋化中性粒细胞、单核细胞及巨噬细胞的局部聚集浸润，释放致病性细胞因子，加剧炎症反应。除了免疫复合物在肾小球沉着外，也可以看到原位免疫复合物的参与。在狼疮性肾炎的病理表现中，肾微血管病变普遍存在，主要表现为血栓性微血管病、免疫复合物沉积、血管坏死及硬化，其发病机制与系统性红斑狼疮抗磷脂抗体有关，抗磷脂抗体参与了系统性红斑狼疮患者的血管内皮细胞损伤，使血小板凝集、动脉及静脉血栓形成，导致心脏瓣膜病变和动脉硬化发生。补体系统和血管性血友病因子系统的异常也参与了血栓性微血管病的发病机制。

【临床表现】

1.狼疮性肾损害多发生在系统性红斑狼疮起病2年之内，少数狼疮性肾炎的症状可先于系统性红斑狼疮肾外表现之前出现。狼疮性肾炎的临床表现可以为少尿或无尿、蛋白尿、血尿、高血压、水肿、肾功能下降及肾小管功能障碍，也可以无临床症状而仅有尿检异常。

根据不同的临床表现、实验室检查结果，狼疮性肾炎可分为以下7种类型。

（1）孤立性血尿和（或）蛋白尿型：临床表现为轻、中度蛋白尿和（或）血尿，而无水肿、高血压等，肾功能正常。

（2）急性肾炎型：表现为持续性蛋白尿、血尿、管型尿和不同程度的水肿、高血压。

（3）肾病综合征型：表现为大量蛋白尿，伴低白蛋白血症（<25g/L），高胆固醇血症（血浆总胆固醇>3.75mmol/L），可伴有皮肤水肿、胸腔积液和腹水。其中，大量蛋白尿和低蛋白血症是诊断肾病综合征型的主要依据，高胆固醇血症和水肿在疾病早期可不出现。

（4）急进性肾炎型：主要表现为肾功能急进性下降，伴有少尿、高血压等。

（5）慢性肾炎型：血肌酐不同程度增高，可有肾性贫血、高血压、甲状旁腺功能亢进等肾功能不全表现。

（6）肾小管间质损害型：因为尿液浓缩及酸化功能受损，主要表现为肾小管酸中毒、电解质紊乱及低比重尿，蛋白尿的主要成分为低分子量蛋白。

（7）亚临床型：系统性红斑狼疮患者无肾损害临床表现，但存在轻重不一的肾病理损害。

2.实验室检查：目的为狼疮性肾炎提供诊断依据及鉴别诊断，评估肾受累的临床类型及肾功能损伤程度，监测系统性红斑狼疮及狼疮性肾炎复发。

（1）免疫学检查：抗核抗体诊断系统性红斑狼疮敏感度高，但特异度不如抗dsDNA抗体和抗Sm抗体。抗C1q抗体和抗dsDNA抗体可用于监测对狼疮性肾炎活动。因此在对狼疮性肾炎患者的随访中需要密切监测这些抗体。系统性红斑狼疮中的免疫复合物可以激活经典的补体途径，导致C3和C4的消耗性降低，低补体血症支持狼疮性肾炎的诊断，并且C4可作为狼疮性肾炎的活动性指标，但是需要和遗传性C4缺乏、C3肾小球病鉴别。

（2）血常规：可出现贫血、血小板减少和白细胞减少症，为系统性红斑狼疮的诊断指标之一，狼疮性肾炎伴慢性肾功能不全时可出现肾性贫血。当血小板计数进行性下降时，需要除外微血管病性溶血导致的血小板减少。

（3）血沉增高常提示系统性红斑狼疮活动。

（4）当出现大量蛋白尿时，血清白蛋白通常会下降，可伴有高胆固醇血症。

（5）尿液分析：可表现尿蛋白阳性和（或）血尿、无菌性脓尿。血尿分为肉眼血尿或镜下血尿，可伴有红细胞管型，尿红细胞形态分析应为肾小球性血尿。合并肾小管功能障碍时可出现血糖正常的尿糖阳性。狼疮性肾炎可能会复发，或者随着时间的推移可能会转变为不同的病理类型，可通过尿液分析进行监测及评估。

（6）肾小球滤过率：狼疮性肾炎患者可以有不同程度的肾小球滤过率下降，可通过监测血肌酐、测算肌酐清除率，或通过公式估算肾小球滤过率（如Schwartz公式）或放射性核素扫描评估肾小球滤过率。

（7）血电解质及血气分析：狼疮性肾炎可导致血浆电解质及酸碱平衡紊乱，尤其是当出现肾功能不全或狼疮性肾炎表现为间质性肾炎、肾小管酸中毒时。

【病理】 与临床表现的多样性相对应，狼疮性肾炎的组织学改变也呈多样性。其中，免疫复合物在系膜、基底膜、上皮下及内皮下均有沉积，当内皮下大量沉积时，在光学显微镜下呈铁丝圈样病变（又称"白金耳"现象），免疫荧光显示IgG、IgA、IgM、C3、C1q和Fib同时呈阳性，呈现"满堂亮"现象，是狼疮性肾炎的特异性组织学所见。目前儿童狼疮性肾炎病理的分类系统多采用2004年由国际肾脏病学会/肾脏病理学会（ISN/RPS）联合制订的狼疮性肾炎病理分型体系。该体系基于光学显微镜下观察到的肾小球形态变化、免疫荧光上观察到的免疫沉积，以及电子显微镜下的病理表现，用于判断病情活动程度、指导制订治疗方案及判断预后。该体系的分类标准如下。

Ⅰ型：轻微系膜性狼疮性肾炎（normal glomeruli），光镜下肾小球正常，但荧光和（或）电镜显示免疫复合物存在。

Ⅱ型：系膜增生性狼疮性肾炎（mesangiopathy），光镜下可见单纯系膜细胞不同程度的增生或伴有系膜基质增宽，以及系膜区免疫复合物沉积；荧光和电镜下可有少量上皮下或内皮下免疫复合物沉积。

Ⅲ型：局灶性狼疮性肾炎（focal segmental glomerulo-nephritis），＜50%肾小球受累，呈局灶性、节段性或球性的肾小球毛细血管内增生、膜增生和中重度系膜增生或伴有新月体形成，典型的局灶性的内皮下免疫复合物沉积，伴或不伴有系膜病变。

Ⅲ（A）：活动性病变：局灶增生性狼疮性肾炎。

Ⅲ（A/C）：活动性和慢性病变：局灶增生和硬化性狼

疮性肾炎。

Ⅲ（C）：慢性非活动性病变伴有肾小球硬化：局灶硬化性狼疮性肾炎。

Ⅳ型：弥漫性狼疮性肾炎（diffuse glomerulonephritis）：受累肾小球≥50%，呈弥漫性肾小球毛细血管内增生、膜增生和中重度系膜增生，或呈新月体性肾小球肾炎，典型的弥漫性内皮下免疫复合物沉积，伴或不伴有系膜病变，Ⅳ型是最常见的病理类型。

Ⅳ-S（A）：活动性病变：弥漫性节段性增生性狼疮性肾炎。

Ⅳ-G（A）：活动性病变：弥漫性球性增生性狼疮性肾炎。

Ⅳ-S（A/C）：活动性和慢性病变：弥漫性节段性增生和硬化的狼疮性肾炎。

Ⅳ-G（A/C）：活动性和慢性病变：弥漫性球性增生和硬化性狼疮性肾炎。

Ⅳ-S（C）：慢性非活动性病变伴有硬化：弥漫性节段性硬化性狼疮性肾炎。

Ⅳ-G（C）：慢性非活动性病变伴有硬化：弥漫性球性硬化性狼疮性肾炎。

Ⅴ型：膜性狼疮性肾炎（diffuse membranous glomerulonephritis）：肾小球基底膜弥漫增厚，可见弥漫性或节段性上皮下免疫复合物沉积，伴或不伴系膜病变。

Ⅴ型多同时合并Ⅲ型或Ⅳ型，做复合性诊断，如Ⅴ型＋Ⅲ型、Ⅴ型＋Ⅳ型。

Ⅵ型：严重硬化型狼疮性肾炎（advanced sclerosing glomerulonephritis）：超过90%的肾小球呈现球性硬化，不再有活动性病变。

对增生性狼疮性肾炎在区分病理类型的同时，还应评价其活动指数（activity index，AI）和慢性指数（chronicity index，CI），以指导临床治疗和预后判断，目前多使用美国国立卫生研究院的半定量评分方法进行评价，AI高需积极给予免疫抑制剂治疗，CI越高则提示病变的不可逆程度越重和远期肾功能预后不良。随着病情进展或好转，不同病理分型之间可相互转化。狼疮性肾炎除了有肾小球的病理损害，还常合并有肾小管、肾间质及血管病变，严重程度可与肾小球病变程度不匹配。肾小管损害的病理表现包括肾小管上皮细胞核固缩、肾小管细胞坏死、肾小管细胞扁平、肾小管腔内有巨噬细胞或上皮细胞、肾小管萎缩、肾间质炎症和肾间质纤维化。随着对狼疮性肾炎的进一步认识，肾微血管病变受到了越来越多的重视。肾微血管损伤的表现如下。①狼疮性血管病变：表现为免疫复合物（玻璃样血栓、透明血栓）沉积在微动脉腔内或叶间动脉，也称为非炎症坏死性血管病；②血栓性微血管病：与狼疮性血管病变在病理及临床表现上相似，其鉴别要点为存在纤维素样血栓；③坏死性血管炎：动脉壁有炎症细胞浸润，常伴有纤维样坏死；④微动脉纤维化，微动脉内膜纤维样增厚不伴坏死、增殖或血栓形成。

【诊断要点】　系统性红斑狼疮目前多数普遍采用1997年美国风湿病协会（ACR）推荐的诊断标准（表1-2）。在该标准的11项中，符合4项或4项以上者，在除外感染、肿瘤和其他结缔组织病后，可诊断为系统性红斑狼疮。2012年系统性红斑狼疮国际合作组织（Systemic Lupus International Collaborating Clinics，SLICC）发表了新的系统性红斑狼疮分类标准（表1-3）。该标准分为11项临床指标和6项免疫学指标2个部分，确诊标准为满足4项标准，包括至少1项临床指标和1项免疫学指标；或者肾活检证实为狼疮性肾炎，同时抗核抗体阳性或抗dsDNA抗体阳性。此标准较1997年标准显示出更高的诊断敏感度，同时减少了错误分类，但特异性较低。2019年欧洲风湿病防治联合会（EULAR）和美国风湿病学会（ACR）基于1997年制订的SLE标准，共同推出了EULAR/ACR成年人系统性红斑狼疮分类标准（表1-4）。该标准以抗核抗体作为入围标准，如抗核抗体阴性，不考虑系统性红斑狼疮。附加标准包括7个临床部分、3个免疫部分，根据各项标准计分，在每个部分取最高得分计入总分，总分≥10分，并包

表1-2　美国风湿病学会1997年推荐的SLE分类标准

| | |
|---|---|
| 1.颊部红斑 | 固定红斑，扁平或高起，在两颧突出部位 |
| 2.盘状红斑 | 片状高起于皮肤的红斑，黏附有角质脱屑和毛囊栓；陈旧病变可发生萎缩性瘢痕 |
| 3.光过敏 | 对日光有明显的反应，引起皮疹，从病史中得知或医生观察到 |
| 4.口腔溃疡 | 经医生观察到的口腔或鼻咽部溃疡，一般为无痛性 |
| 5.关节炎 | 非侵蚀性关节炎，累及2个或更多的外周关节，有压痛、肿胀或积液 |
| 6.浆膜炎 | 胸膜炎或心包炎 |
| 7.肾脏病变 | 24h尿蛋白定量＞0.5g，或（＋＋＋），或管型（红细胞、血红蛋白、颗粒或混合管型） |
| 8.神经病变 | 癫痫发作或精神病，除外药物或已知的代谢紊乱 |
| 9.血液学疾病 | 溶血性贫血，或白细胞减少，或淋巴细胞减少，或血小板减少 |
| 10.免疫学异常 | 抗dsDNA抗体阳性，或抗Sm抗体阳性，或抗磷脂抗体阳性（包括抗心磷脂抗体、狼疮抗凝物、至少持续6个月的梅毒螺旋体抗原血清试验假阳性三者中具备一项阳性） |
| 11.抗核抗体 | 在任何时候和未用药物诱发"药物性狼疮"的情况下，抗核抗体滴度异常 |

表1-3　系统性红斑狼疮国际临床协作组修改的美国风湿病学会系统性红斑狼疮的分类标准

| 临床标准 | 免疫学标准 |
|---|---|
| 1.急性或亚急性皮肤狼疮表现 | 1.抗核抗体阳性 |
| 2.慢性皮肤狼疮表现 | 2.抗双链DNA抗体阳性（酶联免疫吸附测定法需2次阳性） |
| 3.口腔或鼻咽部溃疡 | |
| 4.脱发 | 3.抗Sm抗体阳性 |
| 5.关节炎 | 4.抗磷脂抗体：狼疮抗凝物阳性或梅毒螺旋体抗原血清试验假阳性或中高水平抗心磷脂抗体或抗β₂糖蛋白1抗体阳性 |
| 6.浆膜炎：胸膜炎或心包炎 | |
| 7.肾脏病变：尿蛋白肌酐比＞0.5或24h尿蛋白＞0.5g或出现红细胞管型 | |
| 8.神经病变：癫痫发作或精神病，多发性单神经炎、脊髓炎、外周或脑神经病变、急性精神错乱状态 | 5.补体减少：C3/C4/血清总补体活性（CH50）减少 |
| 9.溶血性贫血 | |
| 10.至少1次白细胞减少（＜4.0×10⁹/L）或淋巴细胞减少（＜1.0×10⁹/L） | 6.无溶血性贫血，但Coombs试验呈阳性 |
| 11.至少1次血小板减少症（＜100×10⁹/L） | |

括1项临床指标，可诊断为系统性红斑狼疮。《2020中国系统性红斑狼疮诊疗指南》推荐在临床诊治工作中，参照2012年和2019年这两个标准对系统性红斑狼疮患者进行诊断。但是儿童系统性红斑狼疮仍采用1997年ACR和2012年SLICC诊断标准。

表1-4 2019年EULAR/ACR系统性红斑狼疮诊断标准

入围标准

经HEp-2细胞检测抗核抗体滴度≥1∶80或等效的试验阳性（包括既往结果）

| 临床指标 | 分值（分） | 免疫学指标 | 分值（分） |
|---|---|---|---|
| 一般表现 | | 抗磷脂抗体 | |
| 发热 | 2 | 抗心磷脂抗体阳性或者抗$\beta_2$糖蛋白1抗体阳性或者狼疮抗凝集物阳性 | 2 |
| 血液学 | | | |
| 白细胞减少症 | 3 | 补体C3或者补体C4降低 | 3 |
| 血小板减少症 | 4 | 补体C3和补体C4降低 | 4 |
| 自身免疫性溶血 | 4 | | |
| 神经精神 | | | |
| 谵妄 | 2 | 狼疮特异性抗体 | |
| 精神错乱 | 3 | 抗dsDNA抗体或者抗Sm抗体阳性 | 6 |
| 癫痫发作 | 5 | | |
| 黏膜与皮肤 | | | |
| 非瘢痕性脱发 | 2 | | |
| 口腔溃疡 | 2 | | |
| 亚急性皮肤或盘状狼疮 | 4 | | |
| 急性皮肤狼疮 | 6 | | |
| 浆膜 | | | |
| 胸膜或心包积液 | 5 | | |
| 急性胸膜炎 | 6 | | |
| 肌肉骨骼 | | | |
| 关节受累 | 6 | | |
| 肾 | | | |
| 蛋白尿＞0.5g/24h | 4 | | |
| Ⅱ或Ⅴ型狼疮性肾炎 | 8 | | |
| Ⅲ或Ⅳ型狼疮性肾炎 | 10 | | |

在确诊系统性红斑狼疮的基础上，患儿有下列任意一项肾受累表现者即可诊断为狼疮性肾炎。

1.尿蛋白检查满足以下任意一项者：1周内3次尿蛋白定性检查呈阳性；24h尿蛋白定量＞150mg；尿蛋白/尿肌酐＞0.2；1周内3次尿微量白蛋白高于正常值。

2.离心尿红细胞＞5个/HP。

3.肾小球和（或）肾小管功能异常。

4.肾穿刺组织病理活检异常，符合狼疮性肾炎病理改变，除外其他原因导致的肾小球肾炎或肾小管疾病。

狼疮性肾炎其病理类型、临床表现、实验室指标存在一定相关性，可根据临床表现、实验室指标大致推断狼疮性肾炎肾病理类型，但部分患者病理类型与临床表现、实验室指标不平行。狼疮肾炎肾脏病理类型不同，治疗方案、预后也不尽相同，因此对于狼疮性肾炎患者，应尽早行肾活检，从而明确肾脏病理类型，了解肾脏病变程度及活动性，判断预后，并指导进一步治疗。

## 【鉴别诊断】

1.与其他继发性肾炎鉴别　尤其是部分自身免疫性疾病表现出系统性红斑狼疮的肾外表现，同时肾脏受累，易于与狼疮性肾炎混淆，如干燥综合征、原发性血栓性微血管病、原发性抗磷脂综合征、皮肌炎、全身性硬化症和混合性结缔组织病等，因此需要根据是否存在其他临床表现和实验室检查结果，鉴别狼疮性肾炎和其他疾病导致的肾损害。

2.原发性肾小球肾炎　少数狼疮性肾炎早期可仅有肾脏损害，无其他系统受累表现，血清自身抗体也呈阴性而被误诊为原发性肾小球肾炎。对这类肾病患者应进行全面检查，定期监测自身抗体、补体以明确诊断。

（1）急性链球菌感染后肾小球肾炎：除了典型或不典型急性肾小球肾炎的表现外，还伴有补体C3、C4下降，需与同样伴有补体下降的狼疮性肾炎鉴别。ASO阳性，肾脏病理为毛细血管内增生性肾小球肾炎，预后好，但自身抗体阴性，无系统性红斑狼疮的肾外表现，结合发病前的感染病史，多可除外。

（2）过敏性紫癜：可以表现为关节痛、腹痛、紫癜性肾炎和紫癜性皮疹，但是过敏性紫癜的特征是没有明显的抗核抗体增高。此外，紫癜性肾炎的肾活检结果、免疫荧光显示主要为 IgA 在系膜区沉积，与狼疮性肾炎不同。

（3）类风湿关节炎：与系统性红斑狼疮相似，也是一种弥漫性结缔组织病并可累及肾，抗核抗体可阳性，但影像学可显示关节侵蚀和关节变形。狼疮性肾炎肾小球大量免疫复合物沉积，肾外表现关节炎非侵蚀性、血清抗 dsDNA 及抗 SM 抗体阳性，可与类风湿关节炎相鉴别。

（4）遗传性血栓性血小板减少性紫癜（TTP）：是一种罕见的常染色体隐性遗传病，由 *ADAMTS13* 基因突变导致血管性血友病因子（von Willebrand factor，vWF）裂解蛋白酶（ADAMTS13）活性降低引起。其主要表现包括微血管病性溶血性贫血、血小板减少、神经精神症状、发热和肾受累等五联征。需与狼疮性肾炎合并血栓性肾微血管病鉴别。遗传性 TTP 的病因为 ADAMTS13 活性严重缺乏，因此测定 ADAMTS13 的活性可以区分该疾病与系统性红斑狼疮。由于 TTP 的治疗首选血浆置换，对用于治疗狼疮性肾炎的疗法无反应，必须识别并适当治疗该疾病。

（5）混合性结缔组织病：同时有系统性红斑狼疮、硬皮病和肌炎的临床特点；其中25%可以合并肾损害，但是伴高滴度抗 RNP 抗体及抗 Sm 抗体阴性可与狼疮性肾炎鉴别。由于该病也可以逐渐转化为某一种自身免疫性疾病，对这类患者应长期随访确定疾病的演变过程。

【并发症】　狼疮性肾炎引起的并发症可分为慢性疾病本身引起的并发症及与治疗药物不良反应相关的并发症两大类。感染是最主要的并发症，可导致病情的恶化，是常见的死亡原因之一。药物不良反应，如环磷酰胺对青春女孩的性腺抑制，与糖皮质激素治疗相关的青光眼、高血糖症，身材矮小和骨质疏松等。

【诊疗要点】　狼疮性肾炎的治疗目标为保护肾功能，延缓疾病进展，预防复发及相关并发症的出现，从而改善生活质量，提高生存率。

治疗原则

（1）狼疮性肾炎临床表现与病理类型具有一定的对应关系，但并不完全平行，目前的诊治方案主要是基于国际肾病学会（ISN/RPS）肾脏病理分型，因此有肾受累证据的系统性红斑狼疮患儿应尽早接受肾活检，以利于依据不同肾脏病理特点指导治疗决策。

（2）积极控制系统性红斑狼疮或狼疮性肾炎的活动性。

（3）坚持长期、正规、合理的药物治疗，并加强随访，以期达到缓解或部分缓解蛋白尿和血尿，最大限度保护肾功能，防止肾功能进一步恶化的目的。

（4）纠正慢性肾衰竭进展因子。为了改善狼疮性肾炎的预后，在诱导缓解疗法及维持缓解疗法的基础上，还要纠正非免疫学的慢性肾衰竭进展因子。已明确的进展因子有高血压、蛋白尿及高脂血症等，纠正这些进展因子可起到肾保护的作用。

（5）鉴于治疗药物的不良反应，确定治疗方案时应考虑药物潜在收益与不良反应之间的最佳平衡。

（6）根据病理分型治疗

1）病理Ⅰ型以治疗系统性红斑狼疮的肾外表现为主。

2）局限于系膜增生（Ⅱ型）：患者一般不需要对其肾病进行特殊治疗，如果患者存在蛋白尿，应加用泼尼松治疗，并按临床活动程度调整剂量和疗程。

3）Ⅲ型：轻微局灶增生性肾小球肾炎可予以泼尼松治疗，并按临床活动程度调整剂量和疗程；肾损伤症状重、明显增生性病变者，参照Ⅳ型进行治疗。

4）Ⅳ型：为狼疮性肾炎病理改变中最常见的类型，治疗分诱导缓解和维持治疗两个阶段。

A.诱导缓解：约6个月，为糖皮质激素加用免疫抑制剂联合治疗。首选泼尼松加环磷酰胺治疗。泼尼松1.5～2.0mg/（kg·d），6～8周为1个疗程，根据治疗反应缓慢减量。环磷酰胺静脉注射有2种方法可选择：①每次

$500 \sim 750 mg/m^2$，每月1次，共6次；②$8 \sim 12 mg/$（$kg \cdot d$），每次连用2天，每2周1次，总剂量为$150 \sim 250 mg/kg$。吗替麦考酚酯可作为诱导缓解治疗时环磷酰胺的替代药物，在不能耐受环磷酰胺治疗、病情反复或环磷酰胺治疗6个月无效的情况下，可考虑换用吗替麦考酚酯，剂量为$20 \sim 30 mg/$（$kg \cdot d$）。如果环磷酰胺和吗替麦考酚酯疗效均不好，可改为钙调神经磷酸酶抑制剂。选用环孢素或他克莫司，环孢素初始剂量为$4 \sim 6 mg/$（$kg \cdot d$），每12小时1次，于服药后1周检查环孢素血药浓度，维持谷浓度在$100 \sim 200 \mu g/L$。他克莫司剂量为$0.05 \sim 0.15 mg/$（$kg \cdot d$），每12小时1次，于服药后1周检查他克莫司血药浓度，维持谷浓度在$5 \sim 10 \mu g/L$。肾增生病变显著时需给予环磷酰胺联合甲泼尼龙冲击治疗。甲泼尼龙剂量为$15 \sim 30 mg/$（$kg \cdot d$），最大剂量不超过$1g/d$，3天为1个疗程，根据病情可间隔$3 \sim 5$天重复$1 \sim 2$个疗程，冲击治疗时要监测血压和心率。

B.维持治疗：在完成6个月的诱导治疗后呈完全反应者，泼尼松逐渐减量至每天以最小维持量（$5 \sim 10$ mg）口服，至少维持2年；停用环磷酰胺，在最后一次使用环磷酰胺后2周加用吗替麦考酚酯或硫唑嘌呤（AZA）$1.5 \sim 2 mg/$（$kg \cdot d$）（1次或分次服用）。初治6个月非完全反应者，继续用环磷酰胺每3个月冲击治疗1次，至狼疮性肾炎缓解达1年。对于诸多免疫抑制剂治疗抵抗或无效的患者，可考虑CD20单克隆抗体-利妥昔单抗。每次剂量为$375 mg/m^2$，每周静脉注射1次，可用$2 \sim 4$次，耐受性好，不良反应少。

5）V型：临床表现多为肾病综合征，与增生性肾炎相比，发生肾衰竭的风险较低，但易合并血栓形成和感染。按照尿蛋白的量及是否合并其他病理类型选择治疗方案。对肾功能正常、无肾病范围蛋白尿的单纯V型患者给予降蛋白尿及降压治疗，激素和免疫抑制剂仅用于治疗系统性红斑狼疮的肾外表现，持续存在肾病水平蛋白尿者加用激素联合免疫抑制剂，免疫抑制剂包括环磷酰胺、钙调神经磷酸酶抑制剂、吗替麦考酚酯、硫唑嘌呤。合并IV型病变者，按病理Ⅳ型治疗，疗效不佳者可以采取泼尼松加两种免疫抑制剂的多靶点联合治疗。

6）Ⅵ型：不需要免疫抑制，但可以采取减轻蛋白尿，行肾保护措施。如纠正贫血，改善高血压，预防心功能不全，对抗甲状旁腺功能亢进。具有明显肾功能不全者，予以肾替代治疗（透析或肾移植）。如果同时伴有活动性病变，仍应当给予泼尼松和免疫抑制剂治疗。

（7）一般性治疗

1）羟氯喹：可作为基础治疗全程用药，剂量为 $4 \sim 6mg/（kg \cdot d）$，其安全性好，不良反应少，但由于有视网膜毒性作用，用药前及用药后每3个月行眼科检查（包括视敏度、眼底及视野等）。

2）ACEI 和 ARB：对于有蛋白尿伴或不伴高血压的患儿应作为首选药物。该类药物有降血压、降尿蛋白、保护肾脏的作用，可选用依那普利、贝那普利及福辛普利。依那普利起始剂量为 $0.1mg/（kg \cdot d）$，最大剂量为 $0.75mg/（kg \cdot d）$，每天1次或2次；贝那普利起始剂量为 $0.1mg/（kg \cdot d）$，最大剂量为 $0.3mg/（kg \cdot d）$，每天1次或分2次服用；福辛普利起始剂量为 $0.3mg/（kg \cdot d）$，最大剂量为 $1.0mg/（kg \cdot d）$，每天1次；氯沙坦起始剂量为 $1mg/（kg \cdot d）$，最大剂量为 $2mg/（kg \cdot d）$，每天1次。

3）丙种球蛋白：大剂量丙种球蛋白静脉注射可阻断Fc受体，并抑制补体介导的损伤。对于难治性、重症狼疮性肾炎，尤其是合并严重感染、体质虚弱、肝功能异常暂不宜使用激素及细胞毒药物者，疗效安全可靠。目前被广泛接受的方案为 $0.4g/kg$，每天1次，连续使用5次为1个疗程。

4）血浆置换和免疫吸附：部分急进性肾小球肾炎可以进行血浆置换。血浆置换可以清除体内产生的免疫复合物，通常需要 $3 \sim 7$ 次才能稳定病情。对于活动性重症狼疮性肾炎也可以尝试免疫吸附，清除体内某些抗体成分。血浆置换、免疫吸附及静脉注射免疫球蛋白有助于改善机体内环境，治疗花费巨大，且不能从根本上有效阻断免疫复合物的产生，对狼疮性肾炎无改善作用，因此不作为狼疮性肾炎的首选治疗方案。

（8）重视肾慢性化病变的预防：狼疮性肾炎存在着肾组织进行性纤维化的过程，治疗中如果不考虑防止慢性纤维化的一些措施，将导致慢性肾功能下降。重型狼疮性肾炎患者高血压发生率在50%以上，高血压的存在必然加速肾衰竭的进程。治疗除注意加强降压外，应首选钙通道阻滞剂。如合并糖皮质激素治疗，酌情加用β受体阻滞剂。ACEI、ARB的应用对肾的损害有改善作用，加强降压、降脂及拮抗肾素-血管紧张素系统的措施，对于保护心、脑、肾功能有十分重要的意义。狼疮性肾炎患者如肾功能进行性恶化或已发展至肾衰竭，进行综合评估后可选择肾替代治疗，包括血液透析和腹膜透析两种方式。

【预后和预防】　狼疮性肾炎的预后取决于病理分型和治疗的开始时间，Ⅰ型、Ⅱ型及膜性肾病长期预后较好，Ⅲ型和Ⅳ型预后差，弥漫性增生性病变与进行性慢性肾病进展为终末期肾病的风险高。治疗开始越早，疾病治愈前景就越好。另外，缓解期的狼疮性肾炎患者需要非常密切的监测，因为狼疮不仅复发率高，而且用于控制症状的药物也具有许多严重的不良反应。不定期随诊、不遵循医嘱、不规范治疗和严重感染是儿童狼疮性肾炎致死的重要原因。狼疮性肾炎患儿在治疗的诱导缓解阶段，应每个月到专科门诊复查1次，维持治疗阶段应2～3个月复查1次。当狼疮性肾炎维持治疗12个月仍未达到完全缓解者，在更换治疗方案前，或者怀疑组织学类型发生改变，或者肾功能恶化原因不能确定时，应考虑再次进行肾活检以及时分析原因，调整治疗方案。近年来，由于加强了对患者的教育，以及诊疗水平的提高，狼疮性肾炎的预后与过去相比已有显著改善。诊断后经正规治疗，患儿的5年生存率达83%～97%，死亡原因主要是伴有其他多器官严重损害、感染、急进性狼疮性肾炎、慢性肾功能不全。肾5年存活率达44%～93%，肾功能预后不良的指标包括肾病范围蛋白尿，起病时肾功能低于正常水平，增生性肾炎和经治疗后尿蛋白无缓解。当疾病进展时，终末期肾衰竭是不可避免的，应在疾病进展前对患儿家属进行有关肾移植的教育。

（许咏青）

## 第八节　乙型肝炎病毒相关性肾小球肾炎

乙型肝炎病毒相关性肾炎（HBV-associated glomerulo-nephritis，HBV-GN）是指由慢性乙型肝炎病毒感染导致的免疫复合物性肾小球疾病，是我国儿童常见的继发性肾小球疾病之一，也是儿童期膜性肾病的主要病因。

【病因】　HBV持续感染与HBV-GN的发生密切相关，HBV-GN发病机制目前尚未完全清楚，涉及病毒、宿主及两者间的相互关系，可能与免疫复合物介导的炎症反应、HBV直接感染肾、HBV感染诱发自身免疫损伤、机体免疫功能异常等相关。

【病理生理】　儿童HBV-GN光镜下的主要病理改变首先以膜性肾病（MN）为特征，其次为膜增生性肾小球肾炎，其他病理类型少见，这点与成年人HBV-GN病理改变多种多样不同。光镜下儿童HBV-GN多为不典型改变，除基膜弥漫增厚外，可伴轻至中度系膜增生，上皮细胞下和基膜内多可见大块嗜复红蛋白沉积，使增厚的基膜呈不规则链环状改变，伴或不伴钉突形成。免疫荧光显示肾组织有补体C3、IgG沉积，也常有IgM、IgA、C4及C1q沉积，包括上皮下、基底膜内和系膜区。肾组织中HBsAg和（或）HBcAg沉积或有HBV病毒颗粒。电镜下可见肾小球基底膜不规则增厚、部分断裂，上皮下可见颗粒状电子致密物沉积，上皮细胞稍肿大，空泡变性、足突融合。

【临床表现】　儿童HBV-GN多在2～12岁发病，平均发病年龄为6岁，男孩发病明显多于女孩，可高达90%。大多数无肝病症状，临床大多表现为肾病综合征，还有表现为非肾病水平的蛋白尿和镜下血尿。肉眼血尿和肾功能不全较少见，高血压偶见。

有近50%的患儿丙氨酸氨基转移酶升高。约50%的患儿C3降低，但下降程度较急性链球菌感染后肾小球肾炎轻。约75%患儿为乙型肝炎表面抗原（HBsAg）、乙型肝炎e抗原（HBeAg）、乙型肝炎核心抗体（HBcAb）阳性（大三阳），其余为HBsAg、HBeAb和HBcAb阳性（小三阳），个别为HBsAg或HBsAg伴HBeAg阳性，但有个别报道血清3种抗原均阴性而肾仍可发现HBV抗原沉积的病例。

【诊断要点】 2010年8月中华医学会儿科学分会肾脏病学组在《儿童乙型肝炎病毒相关性肾炎诊断治疗指南》中提出，确诊仍依赖肾活检，诊断依据如下。

1.血清乙型肝炎病毒标志物阳性 大多数为HBsAg、HBeAg和HBcAb同时阳性（大三阳），少数为HBsAg、HBeAb和HBcAb同时阳性（小三阳），个别血清HBsAg阴性但HBV-DNA阳性。

2.患肾病或肾炎并除外其他肾小球疾病 大多数表现为肾病综合征，少数表现为蛋白尿和血尿。

3.肾小球中有一种或多种HBV抗原沉积 大多有HBsAg、HBcAg或HBeAg在肾小球沉积。

4.肾病理改变 绝大多数为膜性肾炎，少数为膜增生性肾炎和系膜增生性肾炎。

确诊标准：①同时具备上述第1～3条依据；②同时具备上述第1和第2条依据，并且第4条依据中患者为膜性肾病；③个别患者具备上述第2和第3条依据，血清乙型肝炎病毒标志物阴性也可确诊。

【鉴别诊断】 主要与原发肾病综合征及其他继发性肾小球疾病鉴别。原发肾病综合征无明确病因，血清乙型肝炎病毒标志物阴性可鉴别。紫癜性肾炎及狼疮性肾炎均有原发病的特征表现，且血清乙型肝炎病毒标志物阴性可鉴别。

【诊疗要点】

1.一般治疗 由于儿童乙型肝炎病毒相关性肾炎有一定的自发缓解倾向，轻症患儿采用一般对症治疗，如利尿消肿、抗凝等可获得缓解。

2.抗病毒治疗 是儿童乙型肝炎病毒相关性肾炎的

主要治疗方法，适用于血清HBV-DNA $\geq 10^5$拷贝/毫升（HBeAg阴性者血清HBV-DNA $\geq 10^4$拷贝/毫升）伴血清ALT升高超过正常上限的2倍的患者。存在大量蛋白尿，血清ALT水平在正常上限的2倍内，但HBV-DNA $\geq 10^5$拷贝/毫升也可考虑抗病毒治疗。抗病毒药物包括干扰素、拉米夫定、恩替卡韦、阿德福韦酯等。目前临床患儿只可应用干扰素、拉米夫定。

（1）重组干扰素：有下列因素者常可取得较好的病毒学应答。①治疗前高ALT水平；②HBV-DNA $< 2 \times 10^8$拷贝/毫升；③女性；④病程短；⑤非母婴传播；⑥对治疗的依从性好。其中治疗前HBV-DNA、ALT水平及患者的性别是预测疗效的主要因素。

儿童推荐剂量每次3～6MU/m²（$\leq 10$ MU/m²），每周3次皮下注射或肌内注射，1个疗程至少3个月。高剂量、长时间（12个月）干扰素（IFN）治疗效果较好。治疗前应检查肝肾功能、血常规、血糖、甲状腺功能、尿常规和尿蛋白定量，血清病毒学指标包括HBV-DNA基线水平；开始治疗后的第1个月，应每1～2周检查1次血常规，以后每个月检查1次；肝肾功能包括ALT、天冬氨酸氨基转移酶（AST）等，每个月检查1次，正常后每3个月1次；血清病毒学指标包括HBV-DNA和甲状腺功能，每3个月检查1次；并定期评估精神状态，直至治疗结束。

注意药物不良反应如流感样症候群、一过性骨髓抑制、精神异常、自身抗体和自身免疫性疾病的产生。其他少见的不良反应有肾损害、心律失常、缺血性心脏病和心肌病、视网膜病变、听力下降和间质性肺炎等，必要时应停止IFN治疗。

（2）拉米夫定：对不耐受或不愿意干扰素注射治疗的HBV-GN患儿，可采用口服拉米夫定抗病毒治疗。

儿童3 mg/kg，每天1次，顿服，总疗程至少1年。治疗前应检查血常规、肝肾功能、磷酸肌酸激酶、尿常规和尿蛋白定量、血清病毒学指标（包括HBV-DNA基线水平）。开始治疗后每个月检查血肝肾功能、尿常规和尿蛋白定量1次，每3个月检查血清病毒学指标（包括HBV-DNA基线水平）1次，1年以上检查HBV多聚酶基因YMDD氨基酸序列（酪氨酸-蛋氨酸-天冬氨酸-天冬氨酸）中有无核酸变异。根据病情需要，酌情检测血常规和血清磷酸肌酸激酶。

（3）糖皮质激素：对儿童乙型肝炎病毒相关性肾炎应以抗病毒治疗为主，糖皮质激素治疗仍有争议，原则上不推荐单用糖皮质激素治疗。

对大量蛋白尿抗病毒治疗效果欠佳或病理为膜增生性肾小球肾炎的HBV-GN可以在抗病毒治疗的基础上考虑加用糖皮质激素治疗。

（4）免疫抑制剂：特别是细胞毒药物存在激活HBV的潜在风险，对表现为膜性肾病儿童患者不推荐应用。对表现为膜增生性肾小球肾炎的HBV-GN可以在抗病毒治疗基础上加用免疫抑制剂治疗，不推荐单用免疫抑制剂治疗。

（5）免疫调节：是治疗HBV-GN的重要方法之一，在抗病毒治疗的同时应用免疫调节剂，如胸腺肽可提高HBeAg血清学转换率。胸腺肽具有免疫调节作用，可增强非特异性免疫功能，不良反应小，使用安全，但有关儿童应用的报道不多，且价格高昂，应谨慎使用。

（6）中医中药：有一定保护肾和肝甚至抗病毒的作用，在我国应用广泛，可辅助治疗儿童HBV-GN，但不作为主要治疗手段。

【预后和预防】　儿童乙型肝炎病毒相关性肾炎预防重于治疗。全面的乙型肝炎疫苗接种是根本的预防方法。自1992年全国实施乙型肝炎病毒疫苗计划免疫后，儿童HBV相关肾炎的患病率正逐年减少。

（张　丹）

## 第九节　C3肾小球病

C3肾小球病（C3 glomerulopathy）是近年来新命名的疾病诊断名称，主要是由于遗传性和（或）获得性因素导致循环中的补体旁路途径异常激活，补体C3持续活化裂解，其代谢产物沉积于肾小球而致病，50%以上患者10年进展至肾衰竭。病理学特征是肾免疫荧光检查肾小球上只有C3沉积，或以C3为主仅伴有少量的免疫球蛋白或免疫复合物沉积，C3沉积比后者高至少2个数量级。电镜表现可进一步将C3肾小球病分为C3肾小球肾炎（C3GN）和致密物沉积病（DDD）。C3GN沉积物主要沉积于系膜区、上皮下或内皮下，DDD沿肾小球基底膜形成致密暗带。

【流行病学及病因】　C3肾小球病较罕见，因DDD有特征性电镜表现，故诊断较为明确。而C3GN在病理形态学及发病机制方面有很多不确定之处，因此C3肾小球病的临床统计数据多来源于DDD。DDD发病率为（2～3）/1 000 000人，好发于儿童和青少年，也可见于成年人；C3GN发病率不详，起病年龄较DDD晚。C3肾小球病占肾活检1%～2%，可见于各年龄阶段，男女发病率无明显差异，有家族聚集倾向，近30%C3肾小球病既往有感染史，25%有自身免疫现象，近40%有单克隆丙种球蛋白病，感染可能是C3肾小球病的诱发因素，其他可能的危险因素包括妊娠、分娩、疫苗接种、免疫抑制剂或细胞毒药物等。C3肾小球病发病与补体旁路途径异常活化有关。

【发病机制】　补体旁路途径异常及持续激活是C3肾小球病最主要的发病机制。在正常的人体中仅存在少量且缓慢的补体旁路途径激活，研究证实，在C3肾小球病患者中，补体旁路途径呈正反馈活化，即补体旁路激活依靠C3的水解，而形成的C3bBb又可反过来促进C3的水解，这就是C3b的正反馈途径，导致活化的补体蛋白快速扩增，这种补体蛋白扩增机制被称为补体旁路扩增环。补体蛋白存在于血浆中及细胞膜表面，其中在补体旁路途径中关键的活化蛋白是C3和补体B因子（CFB），重要的抑制蛋白是补体H因子（CFH）、补体I因子（CFI）和膜辅助蛋白MCP/CD46。报道证实，C3肾小球病患者中存在CFH水平活性下降，这种现象在DDD患者中较C3GN患者更为常见，与CFH或CFHR基因突变、存在CFH抗体有关。80%

的DDD患者及40%～50%的C3GN患者的血中可检测到C3肾炎因子（C3NeF），其与C3b或C3b-C3bBb结合，可以稳定C3转化酶，使其半衰期延长近10倍，从而导致补体旁路途径持续活化。补体调节蛋白CFI、CFH、MCP的先天缺陷或基因突变，均可导致补体旁路途径的异常活化。

**【临床表现】**

1.肾表现　几乎所有C3肾小球病患者均表现为蛋白尿（90%～95%）和（或）血尿，包括镜下血尿（64%～88%）、肉眼血尿（16%～38%）。蛋白尿程度不一，可达肾病范畴，在起病时可有不同程度的肾功能损伤，肾功能恶化的速度也不同，其中肾衰竭为14%～59%，高血压为31%～46%。临床症状可持续数月到数年，儿童症状较轻，病情进展较慢。

2.血清学和遗传学表现　C3肾小球病患者中，常可检测出补体旁路途径成分，59%～79%的DDD患者及40%～48%的C3GN患者C3水平降低，多为持续性降低，还可检测到C3肾炎因子（C3NeF）、抗CFH的自身抗体，或发现*CFH*、*CFI*、*MCP*、*C3*、*CFB*基因突变，这些均提示存在补体旁路途径过度活化。有研究发现，1/3成年人C3肾小球病合并单克隆丙种球蛋白病，老年患者尤其明显，其中IgGκ最常见，其次为IgGλ、IgMλ、IgAλ或双克隆较少见。这些单克隆免疫球蛋白的存在提示患者可能伴有浆细胞增生性疾病，并可能通过影响补体旁路调节蛋白，持续激活补体旁路途径，诱发C3肾小球病。

3.肾外表现　多数DDD患者可伴有视网膜黄斑变性，表现为包含补体成分的物质在视网膜色素上皮细胞和玻璃膜之间沉积，形成疣状物，但黄斑变性程度与肾脏病变活动相关性不大。有些DDD患者合并获得性部分脂肪营养不良，表现为面部、上半部分躯体皮下脂肪丢失，与补体旁路介导的脂肪组织损伤相关。获得性部分脂肪营养不良可于患DDD数年后出现。

**【病理特点】**　DDD患者特征性病理改变为免疫荧光下可见C3沿毛细血管壁、肾小囊壁及肾小管基底膜沉积，免疫球蛋白阴性或很少量沉积。电镜下在肾小球基底膜致密层可见均质飘带状电子致密物沉积，电镜检查是诊断DDD的金标准。光镜表现多样，25%～44%表现为膜增生性肾小球肾炎（MPGN）样改变，其余可表现为系膜增生性肾小球肾炎（44%）、新月体性肾小球肾炎（18%）、毛细血管内增生性肾小球肾炎（12%）或肾小球硬化。

C3GN患者肾免疫荧光检查表现为补体C3在系膜区伴或不伴毛细血管壁沉积，免疫球蛋白阴性或很少量沉积。电镜下可发现在系膜区、内皮下、上皮下电子致密物沉积，极少情况下可见GBM内电子致密物，但不似DDD样的致密的电子致密物，而是显得更分散、更不规则。光镜表现多样，可以是MPGN、轻微病变、弥漫增生性肾小球肾炎、新月体性肾小球肾炎等，慢性病变如动脉硬化、肾小球硬化、间质纤维化等较DDD常见。

除上述表现外，在DDD和C3GN患者肾组织电镜下均可见到上皮下驼峰样物质沉积的表现，与链球菌感染后肾小球肾炎表现类似，应结合临床特点区分。

**【诊断及鉴别诊断】**

1. 诊断　对于C3肾小球病的诊断，需满足下列3点：①肾脏病理免疫荧光和电镜特征性病变；②补体旁路途径异常激活的证据；③临床表现为持续存在或反复发作的蛋白尿和（或）血尿，补体C3水平常持续降低，肾移植后容易复发。

因C3肾小球病强调补体旁路途径激活在发病机制中的作用，从理论上来说，病变肾组织中应只有C3沉积，而反映补体经典途径及凝集素途径的成分，如免疫球蛋白、C1q、C4等不应在肾小球内沉积，但在实际工作中，有研究发现部分发病机制支持C3肾小球病诊断的患者的免疫病理仍可见到程度不同的免疫球蛋白沉积。在DDD患者中，只有50%的患者表现为免疫荧光下单纯C3沉积，另有38.1%的患者表现为以C3沉积为主（C3免疫荧光强度较其他免疫球蛋白的荧光强度≫＋＋）。还有部分急性链球菌感染后肾小球肾炎患者，肾脏病理表现为以C3沉积为主，很难从病理形态上与C3肾病区分，而其病程有自限性，因此，为防止误诊、漏诊，对于肾小球以C3沉积为主（C3免疫荧光强度较其他免疫球蛋白的荧光强度≫＋＋）的患者可先诊断为"以C3沉积为主的肾小球肾炎"，而C3肾小球病的最终诊断需要结合光镜、免疫病理、电镜和临床情况来共同做出。

临床上如发现患者血清C3下降而C4正常、合并视网膜黄斑变性或获得性部分脂肪营养不良则提示DDD可能。DDD患者肾组织在电镜下有特征性表现，即肾小球基底膜致密层强嗜锇性、缎带样电子致密物沉积。若肾活检免疫荧光检查以C3沉积为主、免疫球蛋白阴性或很少量沉积，电镜除外DDD后可考虑C3GN的诊断。更重要的是寻找补体旁路途径调节异常的具体机制，如检测C3NeF、H因子基因背景及其抗体、B因子自身抗体及免疫固定蛋白电泳等。

2.鉴别诊断

（1）链球菌感染后肾小球肾炎：起病前常有A组β溶血性链球菌感染史，如上呼吸道感染、皮肤脓疱疮等，潜伏期一般为1～3周。临床表现为急性肾炎综合征，补体C3下降。典型的肾脏病理为光镜下呈现毛细血管内增生性肾小球肾炎，免疫荧光常有明亮的C3沉积伴或不伴IgG沉积。链球菌感染后肾小球肾炎常呈自限性，补体C3水平多在8～12周自然恢复，预后较好。对于病情迁延不愈甚至进展至终末期肾病、补体持续降低的患者，应警惕C3肾小球病。

（2）"假性"C3肾小球病：有部分表现为膜增生性肾炎伴有单克隆免疫球蛋白血症的患者，应用常规免疫荧光染色发现只有C3沉积而诊断为C3肾小球病，随后应用石蜡切片经链霉蛋白酶消化后，再行免疫荧光检查发现肾小球上单克隆免疫球蛋白沉积，提示这些患者并非真正的C3肾小球病，实际工作中，应注意鉴别。

（3）C4肾小球病：是近年来报道的另一种补体介导致病的肾小球病，包括C4致密物沉积病及C4肾小球肾炎，目前只有数例报道。C4肾小球肾炎表现为免疫荧光C4d在系膜区沉积，电镜下电子致密物在系膜区沉积，而肾小球基底膜内少有沉积。发病机制可能与补体凝集素途径过度激活相关。

【治疗】 目前对C3肾小球病的治疗尚未达成一致的意见，治疗方案包括ACEI/ARB、免疫抑制剂、降脂治疗、血浆置换和（或）肾移植。补体抑制剂可能具有较大的临床前景，C3肾小球病预后不佳，10年后50%以上进展至终末期肾病。

1.免疫抑制治疗　研究显示单独应用激素治疗无效，激素联合免疫抑制剂如吗替麦考酚酸酯、环磷酰胺、他克莫司等可缓解部分患者临床症状及保护残存肾功能，最新研究显示激素联合吗替麦考酚酸酯可改善C3GN的预后，但目前尚无DDD应用吗替麦考酚酸酯治疗的相关报道。

2.生物制剂治疗　抗CD20单抗（利妥昔单抗）适用于C3NeF阳性者，但不能改变C3GN肾的预后，DDD患者应用利妥昔单抗无效。抗C5单抗（依库珠单抗）的作用机制是通过阻断C5的裂解，从而阻止C5b-9的形成和过敏毒素C5a的产生，可溶性C5b-9和C3分解产物的水平可能有助于预测对药物的反应和指导治疗，并指导将来可能出现的任何C3转换酶抑制剂的治疗，但由于依库珠单抗价格高昂，至今未能在临床上广泛推广使用，治疗的安全性及对长期预后的影响仍需进一步研究。

3.血浆置换和血浆输注　有个案报道对于C3NeF阳性者血浆置换有效。补体因子H缺乏症患者每14天输注新鲜冰冻血浆可有效提供功能完整的H因子，但不能影响遗传因素导致的CFH抵抗的C3转化酶。血浆置换联合免疫抑制似乎是治疗C3肾小球病的合理策略。

4.肾移植　C3肾小球病可考虑肾移植治疗，但移植后复发率高。C3GN复发率可高达66.7%，中位复发时间为28个月。此外，50%的复发性C3GN患者发生移植物失功，移植物失功时间中位数为77个月。肾移植术后出现DDD的复发率较高（≥80%），尤其是在有C3NeF或CFH突变的情况下，预防性血浆输注或同时进行肝移植可能是有益的。

【预后】　DDD患者整体预后较差，50%～70%的患者在10年内发展至终末期肾病。50%～100%的DDD患者行肾移植后1年内会出现复发。对于C3GN患者的长期预后缺乏大规模观察，但总体来讲，预后较DDD好。

（王晓琴）

## 第十节　肥胖相关性肾病

随着生活水平的提高，全球范围内肥胖人群迅速增多。肥胖相关性肾病（obesity-related glomerulopathy，ORG）发病率大幅度上升，而在儿童该疾病亦引起临床医生的关注。目前我国儿童ORG尚无统一诊断标准：肥胖、肾小球性蛋白尿及肾脏病理表现为局灶性节段性肾小球硬化症（focal segmental glomerulosclerosis，FSGS）伴肾小球体积增大（除外其他继发性FSGS）可作为诊断ORG的主要依据，阻断肾素-血管紧张素-醛固酮系统（renin-angiotensin-aldosterone system，RAAS）、减肥（包括饮食疗法）和外科手术是治疗ORG的有效策略。

【病理生理机制】　目前ORG病理生理机制尚未完全阐明，可能与以下因素相关。

1.肾血流动力学改变　肥胖患者肾小球滤过率、肾血流量及肾小球滤过分数升高，肾小球长期的高灌注、高滤过及高压力一方面导致肾小球毛细血管壁张力的增高，引起内皮细胞、上皮细胞及系膜细胞的损伤，肾小球硬化、纤维化；另一方面激活RAAS，进一步加重肾的损害。

2.炎症细胞因子及脂肪因子紊乱对肾的损害　肥胖患者脂肪组织分泌TNF-α及其受体、IL-6、IFN-γ和IL-1β等多种炎性因子，通过诱发胰岛素抵抗，以及促进细胞游离脂肪酸摄取及动脉粥样硬化形成等间接影响肾结构及功能；脂肪组织可以分泌多种细胞因子，直接参与肾损伤，报道较多的有脂联素、瘦素、抵抗素等脂肪因子，其中肥胖患者脂联素水平的降低，以及瘦素和抵抗素水平的升高可进一步加重肾损害。

3.高胰岛素血症或胰岛素抵抗　肥胖患儿常伴有高胰岛素血症和（或）胰岛素抵抗，胰岛素可诱导血管扩张，损伤了肾小球入球动脉肌源性的自身调节功能，导致肾小球跨膜压的增高和高滤过的形成有关。

4.蛋白尿　对肾小球系膜细胞和足细胞有明显的毒性作用，同时可损害肾小管间质。而足细胞脱落可进一步导致蛋白尿排出增加，加重肾小球硬化。

【病理】　ORG肾病理特征表现为肾小球肥大、肾小管萎缩、间质纤维化和动脉硬化，肾组织形态学可分为肥胖相关的单纯肾小球肥大（O-GM）及肥胖性局灶节段性肾小球硬化伴肾小球肥大（O-FSGS）。

1.光镜　O-GM表现为肾小球体积弥漫性增大，没有球性或节段性肾小球硬化。小管间质病变较轻，小动脉正常或呈轻中度玻璃样变。O-FSGS表现为肾小球体积普遍增大，约25%出现球性硬化，约12%出现节段性硬化；从节段病变的分布来看，大多数患者表现为混合性节段硬化病变。系膜区增宽和系膜细胞增生，但均呈节段性分布。肾小球毛细血管襻轻微扩张，同时伴有节段基膜增厚。

2.免疫荧光检测　可见肾小球硬化区域伴有节段的IgM、C3沉积，非硬化区域可表现为局灶节段或弥漫IgM、C3沿毛细血管襻沉积，系膜区IgM沉积常见。还可见IgG，白蛋白线样沉积于肾小球基膜，少部分患者可见基膜IgG沉积。

3.电子显微镜　可发现足细胞内脂质滴，同时在系膜细胞、肾小管上皮细胞特别是近端小管也见脂肪空泡沉积。

【临床表现】

1.ORG起病隐匿，常无明显症状　早期临床表现是白蛋白尿，后尿蛋白水平逐渐增高，部分可达肾病水平（<10%），同时少部分患儿可伴镜下肾小球源性血尿。即使出现肾病水平蛋白尿，临床上也很少出现水肿、低蛋白血症及高胆固醇血症等肾病综合征表现。ORG临床进展缓慢，从蛋白尿进展到肾功能不全常需经历数年，但仍有部分可进展至肾功能不全和终末期肾病。

2.血生化改变　中性粒细胞明胶酶相关脂质运载蛋白

（NGAL）和肾损伤因子可作为ORG早期受损标志；此外，ORG患者常合并高血压、高尿酸血症、高脂血症（三酰甘油增高多见）、胰岛素抵抗及糖代谢异常等代谢综合征表现。

3. ORG肾影像学改变　早期超声可表现为肾体积增大；质子磁共振波谱可用于早期ORG肾脏脂肪含量检测。

【诊断要点】　目前我国儿童ORG尚无统一诊断标准，根据国内外"成人肥胖相关性肾病共识"，肥胖、肾小球性蛋白尿及病理表现为FSGS伴肾小球体积增大（除外其他继发性FSGS），作为诊断ORG的主要依据。

1.肥胖：根据中国学龄期儿童青少年BMI标准诊断肥胖，为必要条件。

2.轻、中度蛋白尿或微量蛋白尿，也可有大量蛋白尿，伴或不伴镜下血尿、肾功能不全。可出现代谢综合征其他表现，如高血压、高血脂、糖耐量受损及胰岛素抵抗等。

3.影像学检查提示肾增大，脂肪肾征象。

4.肾脏病理：肾小球体积增大，伴或不伴FSGS（门部型多见），肾局部可见脂质沉积增加。

5.排除其他肾病。

【鉴别诊断】

1.原发性FSGS　病理表现上原发性FSGS通常表现为弥漫性足突融合。OB-FSGS常呈"经典型"（或称"门部型"）FSGS表现，出现FSGS样损伤的肾小球比例较原发性FSGS患者低，非硬化的肾小球体积增大；电镜表现为节段性足突融合，同时，ORG间质纤维化和炎症浸润常比原发性FSGS要轻。

2.良性小动脉硬化性肾硬化症　又称高血压肾硬化症，因为高血压可造成血管内皮细胞功能损害而出现微量白蛋白尿，进一步发展可出现蛋白尿及肾功能损害，故需与ORG鉴别。前者蛋白尿较轻，起病前有较长的高血压病史，肾小管功能损害早于肾小球功能损害，肾病理检查可见小动脉硬化，即入球小动脉玻璃样变，小叶间动脉及弓状动脉内膜增厚，管腔狭窄及增厚，而后者为肾小球弥漫性肥大或局灶节段性硬化。

3.糖尿病肾病　糖尿病肾损害Ⅰ期患者肾病理检查即可见肾小球肥大，Ⅱ、Ⅲ期时出现微量白蛋白尿，随病程进展可出现大量蛋白尿及肾功能损害，肾病理检查可见结节性或弥漫性肾小球硬化，且患者血糖明显升高，而ORG活检则多呈节段性，增生性病变不明显。

**【诊疗要点】**

1.预防肥胖　加强对肥胖危害性及防治策略的宣教，提倡建立科学的饮食习惯和生活方式，减少热量和脂肪的摄入，加强体育运动，预防肥胖的发生。

（1）合理膳食：参照2011年中国营养学会修订的《中国居民膳食指南》要求，食物种类多样化、荤素兼顾、粗细搭配。

（2）适当运动：坚持规律、科学运动，运动强度、方式和时间需根据不同年龄、身体状况及心肺功能而定。

（3）行为矫正：不吸烟、不喝酒，建立健康、规律的生活方式，减少静态活动时间。

2.治疗肥胖

（1）饮食疗法：体重减轻可以明显减少蛋白尿，尿蛋白下降幅度与体重下降成正比。在数天或数周低热能饮食后，尿蛋白开始下降。

（2）减肥手术：一般应用于重度肥胖，BMI $\geqslant 35kg/m^2$ 或对于药物治疗和生活方式调整无效者。减肥手术可减少蛋白尿，其肾保护作用不依赖于常规药物治疗。随着BMI下降，饮食和运动干预也可改善血脂、血尿酸和血压。

3.药物治疗　应用阻断RAAS及其他药物。ACEI或ARB可明显降低肥胖患者尿蛋白。应用ACEI和ARB可以减少尿蛋白。前者常用的药物为卡托普利、依那普利、贝那普利等；后者常用的药物为氯沙坦等，至于此类药物是否能防止肥胖症患儿肾小球硬化或防止其间终末期肾衰竭发展尚需长期观察。

**【预后和预防】**　与非肥胖引起的FSGS相比，ORG进展相对缓慢，但部分仍可进展至终末期肾衰竭。有报道称OB-FSGS 5年和10年肾存活率分别为77%和51%。ORG预后与血肌酐、蛋白尿量的多寡相关，而与BMI及肾小球直径无关。提高对本症的认识，早期诊断、及时干预是关键。

（孙东方）

## 第十一节 糖尿病肾病

糖尿病肾病（diabetic kidney disease，DKD）是糖尿病的主要并发症之一，是发达国家患者中导致终末期肾病（end stage renal disease，ESRD）的首位病因，如今发展中国家的糖尿病肾病患者数量也在持续增长，糖尿病的发病正趋向低龄化，儿童糖尿病的发病率明显增高，虽然有临床症状的糖尿病肾病或肾衰竭在1型和2型糖尿病的儿童是罕见的（少于1%），但是早期肾结构和肾功能改变在儿童糖尿病诊断后很快就有进展，并在青春期加速，因此防治儿童糖尿病肾病的发生尤其重要。糖尿病肾病为慢性高血糖所致的肾损害，病变可累及全肾，如肾小球、肾小管、肾间质、肾血管等，临床上以持续性白蛋白尿（尿白蛋白/肌酐高于30mg/g持续超过3个月）和（或）肾小球滤过率（GFR）进行性下降 [低于60ml/（min·1.73m$^2$）] 为主要特征，可进展为ESRD。

【发病机制】 糖尿病肾病的发生和发展，与遗传因素、代谢因素、血流动力学改变、激素、生长因子、细胞因子、氧化应激、炎症及足细胞损伤等因素有关。长期慢性高血糖是糖尿病肾病发生发展的关键原因，高血糖所致的肾血流动力学改变及血糖本身代谢异常所致的一系列后果是造成肾病变的基础，众多生长因子、细胞因子被激活则是病变形成的直接机制。

1.肾血流动力学改变 是糖尿病肾病早期的重要特点，主要表现为肾小球高灌注、高压力、高滤过。导致上述改变的主要原因：①入球小动脉与出球小动脉不成比例的扩张，作用于入球小动脉扩张的活性物质过多、作用过强；②肾小管-肾小球反馈失衡。肾小管对溶质的过度重吸收导致肾小囊压力降低，肾小球滤过率被迫增多，高滤过可导致肾小球血流量及毛细血管压力升高，以及蛋白尿生成；③肾髓质间质压力过低。

2. 糖代谢紊乱　高血糖导致的代谢异常是糖尿病肾病发生、发展的最重要因素。高糖刺激糖基化终末产物的生成，使多元醇代谢通路活化，导致蛋白激酶C活性升高，以及与DKD发生发展有关的生长因子和细胞因子相互影响，构成复杂的调控网络，参与DKD的发生和发展。

【临床表现和自然病程】　1型糖尿病患者的发病时间比较确切，糖尿病肾病的自然病程进展更为典型，2型糖尿病发病年龄相对较大，但1型和2型糖尿病肾病的进展过程相似，大致分为5个阶段，反映了肾形态和功能的具体改变。

第一阶段：在糖尿病相关临床表现后随即出现，肾血流量和肾小球滤过率增加20%～50%，肾的体积增加，尿白蛋白排泄率（AER、微量白蛋白尿）可能增加，但这种变化是可逆的，在开始胰岛素治疗后逐渐恢复正常。

第二阶段：通常在诊断糖尿病后2～5年，肾可出现轻微的形态变化，包括基底膜增厚、系膜基质增宽、肾小球肥大和肾小管间质中度扩张，尿白蛋白排泄率正常或偶可检测到微量的白蛋白尿，尤其当应激、剧烈运动或血糖控制不佳时更为明显。

第三阶段：通常在诊断糖尿病后6～15年，约30%的1型糖尿病患者在历经10年左右的病程后进展至第三阶段，主要特征表现为微量白蛋白尿（AER＞30mg/24h），肾小球滤过率正常，肾脏病理表现为基底膜进一步增厚和系膜增宽，同时伴有其他微血管病变，血压逐渐升高。

第四阶段：显性肾脏病时期，尿白蛋白排泄率＞300mg/24h，有明显的肾结构异常，表现为弥漫性或结节样肾小球硬化（K-W结节），肾小球滤过率开始出现下降，但血清肌酐水平仍可维持正常，血压进一步升高，但与1型糖尿病患者相关，2型糖尿病患者由于常伴有高血压，血压变得较难控制。

第五阶段：糖尿病肾病晚期，肾功能进行性下降直至终末期肾病，患者表现为肾病水平的蛋白尿

（＞3.5g/24h）及系统性高血压。

【筛查和诊断】　筛查主要通过尿白蛋白排泄率和肾小球滤过率两方面。

1.微量白蛋白尿　是糖尿病肾病最早的1个可检测的指标，可通过3种方式进行：①收集24h尿；②定时收集（如4h或过夜）尿液样本；③随机尿液样本。由于24h或定时的尿液常难以准确进行，尤其是儿童，因此最简单的方法是评估随机尿液样本的白蛋白与肌酐比值（ACR），并且为了避免白蛋白排泄的昼夜变化，最好使用晨尿，但需要排除尿路感染、急性发热性疾病、IgA肾病或其他形式的肾炎、显著的高血压、剧烈运动、体位性蛋白尿等，同时鉴于每个个体白蛋白的日变化，有必要多次检测尿白蛋白的排泄率。根据国际儿童和青少年糖尿病协会的推荐，检查应该从11岁以上有2年糖尿病病程和9岁以上有5年糖尿病病程者开始。美国糖尿病协会建议，每年1次的筛查应该从10岁的孩子开始，有5年糖尿病病程的，而且如果尿白蛋白排泄率有增高趋势，应该更频繁测试。

2.肾小球滤过率（GFR）　可以预测肾病未来是否会恶化，由于糖尿病肾病的早期阶段经常发生GFR的增加，因此即使尿白蛋白排泄率在正常范围内，也应早期进行GFR的评估。在儿童和青少年，建议使用Schwartz公式估算GFR。eGFR ＝ $K^* ×$ 身高（cm）/血肌酐（μmol/L）。

【预防和治疗】　主要强调早期干预各种危险因素，包括积极控制高血糖、控制血压、纠正脂质代谢紊乱、适度减少蛋白质摄入、治疗肥胖、避免吸烟等。

1.强化血糖控制　严格的血糖控制能延缓1型及2型糖尿病患者肾脏病变及进展，糖尿病肾病患者的血糖控制遵循个体化原则，目前认为胰岛素治疗不仅具有减轻高糖毒性的作用，同时可以延缓糖尿病肾脏病的进展。

---

* $K$ 是常数，低出生体重儿＜2.5kg，$K$ 为29；正常婴儿0～18个月，$K$ 为40；女孩2～16岁，$K$ 为49；男孩2～13岁，$K$ 为49；男孩14～16岁，$K$ 为62。

2.控制血压 严格控制高血压能明显减少糖尿病肾病患者尿蛋白水平，推荐运用ACEI或ARB，可以阻止尿白蛋白排泄率的增加，甚至可以减少其排泄，美国糖尿病协会（ADA）建议出现持续性微量白蛋白尿时开始ACEI治疗，同样，ISPAD指南建议持续性白蛋白尿时使用ACEI或ARB，以防止进展到大量蛋白尿。

3.纠正脂质代谢紊乱 高脂血症不仅直接参与糖尿病胰岛素抵抗和心血管并发症的发生，低密度脂蛋白还可以加重蛋白尿和肾小球及肾小管间质纤维化的进展，许多大型干预试验证明，他汀类药物是最有效的降脂药物，显著降低了大血管并发症的风险，但是对于儿童和青少年患者由于缺乏大型随机对照试验，他汀类药物的治疗未达成一致意见。

4.生活方式的调整 包括饮食治疗，适度减少蛋白质摄入，但儿童和青少年需保证正常的生长发育需要；同时需加强运动、控制体重、避免吸烟、喝酒，这些均有利于减缓糖尿病肾病进展，保护肾功能。

糖尿病肾病是儿童期糖尿病的严重并发症，远期会发生进行性的肾功能减退和心血管疾病，虽然肾衰竭在儿童和青少年糖尿病并不常见，但是肾的重要结构和功能改变通常发生在儿童期，并在青春期加速，因此防治儿童糖尿病肾病的发生尤其重要。

（王晓琴）

# 第十二节 血 尿

血尿（hematuria）是指尿液中排泄的红细胞数量超过正常，是儿童肾病常见的临床症状。血尿分为肉眼血尿及镜下血尿。肉眼血尿即能看见尿色呈"洗肉水"色或血样甚至有凝血块。肉眼血尿的颜色与尿液的酸碱度有关。中性或弱碱性尿颜色鲜红或呈洗肉水色，酸性尿呈浓茶样或烟灰水样。一般当尿中红细胞＞$2.5 \times 10^9$/L（即1000ml尿中含1ml血液）即可出现肉眼血尿。镜下血尿是指仅在显微镜下发现尿红细胞增多。目前镜下血尿的常用标准：①1周内有3次尿中红细胞（RBC）数目超过正常范围，即离心尿时≥3个/HPF或≥8000/ml，非离心尿时≥1个/HPF时；②Addis计数：红细胞＞50万/12 h。近年来主张采用1h尿细胞计数法，如果红细胞＞10万，即可诊断，如果红细胞为3万～10万，属可疑，应结合临床情况考虑。

【病因】　引起血尿的原因很多，各种因素导致肾小球基底膜完整性受损或通透性增加、肾小球毛细血管腔内压增高、尿道黏膜损伤、全身凝血机制障碍等均可导致血尿。

【病理生理】　不同疾病导致血尿的病理生理不同，详见具体疾病章节。

【临床表现】　血尿为疾病的临床症状，导致血尿的不同疾病其临床表现各异。

【诊断要点】

1.真性血尿与假性血尿　血尿的诊断首先要除外假性血尿的情况。

（1）摄入含大量人造色素（如苯胺），食物（如蜂蜜、红心火龙果、蓝莓）或药物（如大黄、利福平、苯妥英钠、多柔比星、帕马喹、非那吡啶、复合维生素B、胆红素、胡萝卜素、甲硝唑等）及非致病性黏质沙雷菌（可导致红尿布综合征）等均可引起红色尿或尿色异常。

（2）血红蛋白尿或肌红蛋白尿，尿潜血阳性，但尿中无红细胞。

（3）卟啉尿可呈葡萄酒色尿。

（4）初生新生儿尿内之尿酸盐（砖尘综合征）可使尿布呈红色。但以上尿检查均无红细胞可用于鉴别。

（5）血便或月经血污染尿液。

2.肾小球性与非肾小球性血尿　确定真性血尿后，判断其来源，是肾小球性血尿还是非肾小球性血尿。目前常用判断血尿来源的方法如下。

（1）尿沉渣红细胞形态学检查：诊断肾小球性血尿的常用标准有尿RBC严重变形率（面包圈样、穿孔样、芽孢样）≥30%；或变异形RBC率≥60%；或多形性（尿RBC

形态≥3种）。若尿红细胞以均一形为主则考虑为非肾小球性血尿。

（2）尿沉渣检查：可见红细胞管型和肾小管上皮细胞，表明血尿为肾实质性。

（3）来源于肾小球的血尿常呈棕色、可乐样或茶色，尿试纸蛋白检测＞100mg/dl。来源于下尿路的血尿常呈鲜红色、粉红色，可有血丝或血块，尿试纸蛋白检测＜100mg/dl。

3.确定相关疾病　依据血尿来源，结合临床表现及其他相关检查，明确疾病诊断。

【鉴别诊断】

1.肾小球性血尿的鉴别诊断

（1）结合临床资料：应注意详细地询问血尿的伴随症状及体征。①伴水肿、高血压，尿液中发现管型和蛋白尿，应考虑存在原发性或继发性肾小球疾病。②新近有皮肤感染，呼吸道感染后出现血尿，首先要考虑急性链球菌感染后肾小球肾炎，其次为IgA肾病。③伴有夜尿增多，贫血显著时应考虑慢性肾小球肾炎。④伴有高度水肿和大量蛋白尿、高胆固醇血症应考虑肾病综合征。⑤伴有紫癜，应考虑紫癜性肾炎。伴有系统性红斑狼疮，应考虑狼疮性肾炎。伴乙型肝炎，应考虑乙肝相关性肾炎。⑥伴有听力异常，应考虑奥尔波特综合征。有血尿家族史，无其他异常，应考虑薄基膜肾病。伴感觉异常、眼部病变，应考虑法布里病。⑦伴肺出血应考虑肺出血-肾炎综合征。

（2）结合血、尿检验：①血抗链球菌溶血素"O"升高伴有C3下降应考虑急性链球菌感染后肾炎。②血清补体持续性下降，考虑原发性膜增生性肾炎、狼疮性肾炎、乙型肝炎病毒相关性肾炎。③抗核抗体（ANA）、抗双链DNA抗体、抗中性粒细胞胞质抗体（ANCA）等阳性应考虑狼疮性肾炎。④血清免疫球蛋白IgA增高，提示IgA肾病可能；IgG、IgM、IgA均增高，可考虑狼疮性肾炎。⑤伴血HBsAg（＋）和（或）HBeAg（＋），肾组织中有乙型肝炎病毒抗原沉积，可诊断为乙型肝炎病毒相关性肾炎。

⑥尿蛋白成分分析中以高分子蛋白尿为主，多见于急、慢性肾小球肾炎及肾病综合征；以小分子蛋白尿为主，提示间质性肾炎。

（3）结合肾活检病理结果：凡有以下情况，建议肾活检。①孤立性血尿伴有阳性家族史；②孤立性血尿持续≥3个月；③持续性肉眼血尿≥2周；④血尿合并蛋白尿（定量≥1g/24h）；⑤血尿伴有不明原因高血压或肾功能减退。肾活检的病理结果对血尿的病因诊断具有极为重要意义。儿童最常见的肾活检病理是系膜增生性肾炎、IgA肾病、薄基膜肾病、轻微病变型肾炎及局灶节段性肾小球硬化。此外还可以诊断部分不常见肾小球疾病如奥尔波特综合征、脂蛋白肾小球病、纤维连接蛋白性肾小球病、Ⅲ型胶原肾小球病。肾活检的免疫病理对诊断抗肾小球基膜肾小球肾炎、IgA肾病、IgM肾病、狼疮性肾炎、肝炎病毒相关性肾炎、奥尔波特综合征、轻链沉积病价值极大。

2.非肾小球性血尿的鉴别诊断

（1）尿三杯试验：为简便判断非肾小球性血尿病因的方法。第1杯红细胞增多为前尿道出血；第3杯红细胞增多为膀胱基底部、前列腺、后尿道或精囊出血；3杯均有出血，则为膀胱颈以上部位出血。上尿路出血多呈暗棕色尿，无膀胱刺激征，有时可见血块。尿中出现血块通常说明为非肾小球性疾病。

（2）结合临床资料：①伴有尿频、尿急、尿痛，应考虑尿路感染；②伴有肾绞痛或活动后腰痛应考虑肾结石；③伴有肾区肿块应考虑肾肿瘤或肾静脉栓塞；④伴有外伤史应考虑泌尿系统外伤；⑤伴有出血、溶血、循环障碍及血栓症状，应考虑弥散性血管内凝血（DIC）或溶血尿毒综合征；⑥伴有皮肤黏膜出血应考虑出血性疾病；⑦近期使用肾毒性药物，应考虑急性间质性肾炎；⑧尿路刺激征伴有低热、盗汗、消瘦应考虑肾结核；⑨无明显伴随症状时，应考虑左肾静脉受压综合征（胡桃夹现象）、特发性高钙尿症、肾微结石、肾盏乳头炎、肾小血管病及肾盂、尿路息肉、憩室。

（3）结合辅助检查：①2次尿培养均呈阳性，尿菌落计数＞$10^5$/ml，可诊断尿路感染。②尿培养检出结核杆菌，对诊断肾结核有重要价值，并可通过3次以上晨尿沉渣找抗酸杆菌，其阳性率为80%～90%。③尿路结石可行尿路X线检查或B超检查。④对于怀疑上尿路病变者，可行静脉肾盂造影（IVP），IVP阴性而持续血尿者，应行B超或CT检查，以排除小的肾肿瘤、小结石、肾囊肿及肾静脉血栓，若仍阴性者，可行肾活检。⑤彩色Doppler检查可确诊左肾静脉受压综合征。⑥儿童特发性高钙尿症也是非肾小球性血尿的常见原因，目前儿童仍以24h尿钙定量＞0.1mol/kg（4mg/kg）为确诊标准。尿钙/尿肌酐＞0.21作为筛查，多次尿钙/尿肌酐＞0.21也有诊断价值。

【诊疗要点】　不同疾病导致血尿治疗方法不同，详见具体疾病章节。

【预后和预防】　根据血尿病因不同，其预后不同，详见各疾病章节。

（张　丹　崔振泽）

# 第十三节　蛋　白　尿

正常人尿液中有少量蛋白质排出，其排泄量受体温、体位和活动等因素的影响。尿中蛋白质含量超过正常范围称为蛋白尿（proteinuria）。蛋白尿是肾病最常见的表现。健康儿童在无发热和休息状态下尿蛋白＞150mg/24h即为蛋白尿。

【病因】　蛋白尿的病因很多，凡是影响肾小球滤过及肾小管重吸收的疾病均可导致蛋白尿。肾小球疾病时肾小球基底膜破坏或通透性增加，或滤过膜静电屏障异常，滤出的蛋白质超过肾小管再吸收限度时，产生非选择性蛋白尿；当肾小球功能正常，而肾小管对蛋白质重吸收障碍时，可产生选择性蛋白尿。

【病理生理】　蛋白尿是多种疾病的临床表现之一，根据不同疾病，其病理生理不同，详见具体疾病章节。

**【临床表现】** 蛋白尿分为生理性蛋白尿与病理性蛋白尿。

1.生理性蛋白尿

（1）功能性蛋白尿：体内或体外某些刺激因素使正常的肾排出一过性蛋白尿，常见于高热、寒冷、剧烈运动、精神紧张等情况，充血性心力衰竭所致的蛋白尿也属于此类。尿蛋白持续时间一般不超过24h。

（2）体位性（直立性）蛋白尿：尿蛋白直立时为阳性，卧位时消失，为直立性蛋白尿，这是一种良性现象，成年人少见。临床上多在体检或尿筛查时偶然发现，患者无确切的肾脏病史及家族史。肾功能、血生化、肾B超、静脉肾盂造影检查均正常。可做直立性试验证实。24h尿蛋白多在1g以下，预后良好，不需要特殊治疗。也有资料报道有少数病例可转为持续性非体位性蛋白尿，肾活检有程度不同的病理改变，因此需要长期随访观察。

2.病理性蛋白尿

（1）肾小球性蛋白尿：主要见于原发性和继发性肾小球疾病如急慢性肾炎、遗传性肾炎、肾病综合征、IgA肾病、狼疮性肾炎、紫癜性肾炎等。

（2）肾小管性蛋白尿：原发或继发性肾小管间质疾病如反流性肾病、肾发育不良、急性间质性肾炎等。

（3）溢出性蛋白尿：见于多发性骨髓瘤患者（尿中有本周蛋白）、严重挤压伤的肌红蛋白尿。单核细胞白血病时的溶菌酶尿等。此类蛋白尿的特点是有引起异常血浆蛋白血症的原发病，尿蛋白定性分析可检出特殊蛋白质，早期肾小球功能正常。

（4）分泌性及组织性蛋白尿：指肾组织分泌的蛋白及病态时释入尿中的肾和尿路组织结构蛋白，这些蛋白含量极微，需要制备特异抗体、用免疫学方法才能检出。尿中这种蛋白增多能提示相应的组织病，如肾盂肾炎、尿路肿瘤等。

**【诊断要点】**

1.真性蛋白尿与假性蛋白尿　蛋白尿的诊断首先要除外假性蛋白尿的情况，如尿中混入血液、脓液、炎症、肿瘤分泌物、精液及月经血、白带等，尿常规蛋白定性可呈阳性。

2.生理性蛋白尿及病理性蛋白尿　确定真性蛋白尿后区分生理性或病理性蛋白尿，再进一步诊断相关疾病。详见蛋白尿诊断步骤（图1-1）。

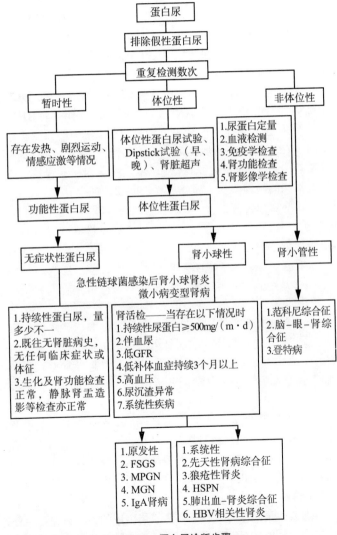

**图1-1　蛋白尿诊断步骤**

　　**【鉴别诊断】**　蛋白尿的鉴别诊断应注意其伴随症状：①伴水肿、高血压应考虑存在急慢性肾炎综合征。②伴有高度水肿和低蛋白血症、高胆固醇血症应考虑肾病综合征。③伴有水肿、血尿应注意各种肾小球肾炎。④无症状及体征可考虑暂时性蛋白尿、直立性蛋白尿、肾前性蛋白尿等。

　　**【诊疗要点】**　生理性蛋白尿去除刺激因素即可恢复。病理性蛋白尿根据不同疾病治疗不同，详见具体疾病章节。

　　**【预后和预防】**　根据蛋白尿病因不同，其预后不同，详见各疾病章节。

（张　丹）

# 第十四节　　急性肾损伤

　　急性肾功能不全（acute renal insufficiency）、急性肾衰竭（acute renal failure，ARF），现已被急性肾损伤（acute kidney injury，AKI）的概念取代。AKI是由多种原因引起的短期内肾功能急剧下降或丧失的临床综合征，患儿出现氮质血症、水及电解质紊乱和代谢性酸中毒等症状。2005年9月，急性肾损伤网络（AKIN）围绕AKI定义、分期和生物学标志物等问题进行探讨，提出了AKI定义和分期的统一标准。AKI的诊断标准为48h血肌酐升高绝对值＞26.5mol/L（0.3mg/dl）；或血肌酐较原水平升高＞50%～99%；或尿量减少＜0.5ml/（kg·h），时间超过8h。目前尚没有统一的儿童AKI诊断标准，急性肾损伤专家共识小组指出，这一标准同样适用于儿童。

　　**【病因】**　急性肾损伤常见病因有肾前性、肾实质性和肾后性三类。

　　1.肾前性　由各种原因导致有效血容量降低，或心血管疾病使心排血量严重不足，或周围血管扩张使有效循环血量重新分布，或肾血管阻力增加使肾灌注减少，可最终导致肾低灌注。当机体不能代偿时，肾小球滤过率急剧下降，尿量减少，血尿素氮及肌酐增加，出现肾前性氮质血症。肾前性常见于呕吐、腹泻、长期胃肠减压，大面积烧伤、创伤或手术出血，脓毒血症、休克、低蛋白血症、严重心律失常、心力衰竭等。

**2.肾实质性**　肾实质病变导致肾功能下降或肾前性病因未去除导致病情进一步发展。其病因可涉及肾小球、肾小管、肾间质、肾血管病变，肾小管内梗阻及慢性肾小球病变恶化，如急性链球菌感染后肾小球肾炎、紫癜性肾炎、狼疮性肾炎、药物损伤导致急性间质性肾炎、急性肾小管坏死、溶血尿毒综合征、肾动静脉血栓等疾病。

**3.肾后性**　各种原因导致肾后性的完全梗阻。肾后性可分为泌尿系统内疾病所致如泌尿系结石、输尿管肾盂连接处狭窄、尿路狭窄及梗阻、后尿道瓣膜畸形、先天性输尿管畸形、泌尿系肿瘤等，泌尿系统外疾病所致如腹膜后或盆腔肿瘤、腹膜后淋巴结肿大及腹膜后血肿压迫，手术损伤。

**【病理生理】**　急性肾损伤发病机制不明，其中主要表现为急性肾小管坏死（ATN）。ATN肾病理改变：肉眼检查肾体积增大、苍白色，剖面皮质肿胀、髓质呈暗红色；光镜检查主要部位在近端小管直段，早期小管上皮细胞肿胀、脂肪变性和空泡变性；晚期小管上皮细胞可呈融合样坏死，细胞核浓缩、细胞破裂或溶解，形成裂隙和剥脱区基膜暴露或断裂，间质充血、水肿和炎症细胞浸润，有时可见肾小管上皮细胞再生，肾小球和肾小动脉则多无显著变化。近端肾小管刷状缘弥漫性消失、变薄和远端肾单位节段性管腔内管型形成是缺血型ATN常见的特征性病理改变。近端肾小管及远端肾单位局灶节段性斑块坏死和细胞脱落是中毒型ATN的病理特征。此外，还包括肾血流动力学改变。肾缺血和肾毒素能使肾素-血管紧张素系统活化，肾素和血管紧张素Ⅱ分泌增多、儿茶酚胺大量释放、TXA2/PGI2增加及内皮素水平升高，均可导致肾血管持续收缩和肾小球入球动脉痉挛，引起肾缺血缺氧、肾小球毛细血管内皮细胞肿胀致使毛细血管腔变窄、肾血流量减少、GFR降低而导致急性肾损失。肾缺血再灌注时，细胞内钙通道开放，钙离子内流造成细胞内钙超负荷；同时局部产生大量的氧自由基，可使肾小管细胞的损伤发展为不可逆性损伤。

**【临床表现】**　根据尿量是否减少，急性肾损伤可分为少尿型和非少尿型。少尿型急性肾损伤，临床过程分为三期。

1.少尿期　一般持续1～2周，长者可达4～6周，持续时间越长，肾损害越重。少尿期时临床表现如下。

（1）水钠潴留：可表现为全身水肿、高血压、肺水肿、脑水肿和心力衰竭，有时因水潴留可出现稀释性低钠血症。

（2）电解质紊乱：常见高钾血症、低钠血症、低钙血症、高镁血症、高磷血症、低氯血症。

（3）代谢性酸中毒：表现为恶心、呕吐、疲乏、嗜睡、呼吸深快、食欲缺乏，甚至昏迷，血气pH降低。

（4）尿毒症：由肾排泄障碍使各种毒性物质在体内积聚所致，可出现全身各系统中毒症状。其严重程度与血中尿素氮及肌酐增高的浓度相一致。

1）消化系统：表现为食欲缺乏、恶心、呕吐和腹泻等，严重者出现消化道出血或黄疸，而消化道出血可加重氮质血症。

2）心血管系统：主要由水钠潴留所致，表现为高血压和心力衰竭，还可发生心律失常、心包炎等。

3）神经系统症状：可表现为嗜睡、神志混乱、焦虑不安、抽搐、昏迷和自主神经功能紊乱，如多汗或皮肤干燥，还可表现为意识、行为、记忆、感觉、情感等多种功能障碍。

4）血液系统：常伴有正细胞正色素性贫血，贫血随肾功能恶化而加重，由红细胞生成减少、血管外溶血、血液稀释和消化道出血等原因所致；出血倾向（牙龈出血、鼻出血、皮肤瘀点及消化道出血）多由血小板减少、血小板功能异常和DIC引起；急性肾衰竭早期白细胞总数常增高，中性粒细胞比例也增高。

（5）感染：是最为常见的并发症，以呼吸道和尿路感染多见，致病菌以金黄色葡萄球菌和革兰氏阴性杆菌最多见。

2. 多尿期　当患儿尿量逐渐增多，全身水肿减轻，24h尿量达250ml/m$^2$以上时，即为多尿期。一般持续1～2周，此期由于大量排尿，可出现脱水、低钠和低钾血症。

3. 恢复期　多尿期后，肾功能改善，尿量恢复正常，血尿素氮和肌酐逐渐恢复正常，而肾浓缩功能需要数月才能恢复正常，少数患者遗留不可逆性的肾功能损害。此期患儿可表现为虚弱无力、消瘦、营养不良、贫血和免疫功能低下。

【诊断要点】　当患儿尿量明显减少、肾功能迅速恶化时，均应考虑到急性肾损伤的可能。

诊断依据如下。①尿量明显减少：出现少尿（每天尿量＜250ml/m$^2$）或无尿（每天尿量＜50ml/m$^2$）；②氮质血症：血清肌酐≥176μmol/L，血尿素氮≥15mmol/L，或每天血肌酐增加≥44μmol/L，或血尿素氮增加≥3.57mmol/L，肾小球滤过率（如内生肌酐清除率）常≤30ml/（min·1.73 m$^2$）；③有酸中毒、水电解质紊乱等表现。

2005年9月，来自全球多个国家地区的ISN、ASN、NKF及急诊医学专业专家，组成的急性肾损伤网络专家组，在阿姆斯特丹召开会议，制订了AKI的诊断标准：AKI的定义为病程在3个月以内，包括血、尿、组织学及影像学检查所见的肾结构与功能的异常。以48h内血肌酐上升≥26.5μmol/L或较原血肌酐值增长＞50%和（或）尿量＜0.5ml/（kg·h）达6h，定为AKI的诊断标准。急性肾损伤专家共识小组指出，这一标准同样适合儿童。

【鉴别诊断】　主要鉴别急性肾损伤为肾前性、肾实质性还是肾后性。

1. 鉴别肾前性和肾实质性　通过详细询问病史，如有呕吐、腹泻、失血、休克等引起血容量不足的因素，提示肾前性可能；既往有肾病史或用药史，提示肾性可能。仔细的体格检查，如有皮肤黏膜干燥、周围循环充血不足提示肾前性；高血压、水肿、循环充血症状提示肾性。还可通过补液试验、利尿试验辅助鉴别。补液试验：用2：1等张液15～20 ml/kg快速输入（30min内输完），2h尿量增加至6～10ml/kg，为肾前性少尿；尿量无增加则可能为肾性。利尿试验：如补液后无反应，可使用20%甘露醇0.2～0.3g/kg，在20～30min推注，2h尿量增加至6～10 ml/kg为有效，需继续补液改善循环；无反应者给予呋塞米1～2 mg/kg，2h尿量增加至6～10 ml/kg为有效，若仍无改善，为肾性肾衰竭。对已有循环充血者，慎用甘露醇。

2.肾后性　泌尿系统影像学检查有助于发现导致尿路梗阻的病因。

【诊疗要点】　治疗原则为去除病因，积极治疗原发病，减轻症状，改善肾功能，减少并发症发生。

1.去除病因，治疗原发病　肾前性AKI应及时纠正全身循环血流动力学障碍。停用可能具有肾毒性、导致过敏和影响肾血流动力学的药物，控制感染，改善心功能等。肾后性应根据病因解除梗阻等。

2.饮食和营养　应选择高糖、低蛋白、富含维生素的食物，保证能量供给。应选择优质动物蛋白，脂肪占总热量的30%～40%。

3.控制水、钠摄入　严格计算患者24h液体出入量。应遵循"量出为入"的原则。每天补液量＝尿量＋显性失液量＋不显性失液量－内生水量。无发热患儿每天不显性失水为300 ml/m²，体温每增加1℃，不显性失水增加75 ml/m²，补充不显性失水用不含钠液体。内生水在非高分解状态下为100 ml/m²。

4.纠正代谢性酸中毒　轻中度代谢性酸中毒一般无须处理。如血浆$HCO_3^-$低于12mmol/L或动脉血pH小于7.2，可根据情况选用5%碳酸氢钠5 ml/kg静脉滴注，对于严重酸中毒患者，应立即开始透析治疗。纠正酸中毒同时注意防治低钙性抽搐发生。

5.纠正电解质紊乱　包括纠正高钾血症、低钠血症、低钙血症、高镁血症、高磷血症等。

高钾血症是急性肾损伤时最危险的合并症，如处理不当会危及生命。高钾血症可从下列四个方面进行处理：①减少钾负荷；②使用拮抗钾离子电生理效应的药物（钠离子、钙离子）；③使用能够使钾离子向细胞内转移的药物；④将钾离子从人体内移出。

拮抗钾离子电生理效应的药物如下。

（1）葡萄糖酸钙或氯化钙：10%葡糖酸钙0.5ml/kg或3%的氯化钙0.5ml/kg缓慢静脉注射或加入液体中滴注可暂时对抗高钾血症所致的心律失常。

（2）碳酸氢钠：1～2mmol/kg的碳酸氢钠（相当于5%碳酸氢钠1.67～3.4ml/kg）可暂时性地拮抗高钾血症所致的心律失常。

（3）葡萄糖-胰岛素：一般以每4g葡萄糖加入1U结晶胰岛素静脉滴注。

在急性肾损伤时，与高钾血症相伴随的电解质紊乱还包括低钙血症、低钠血症。在处理高钾血症的同时也需要处理低钠血症、低钙血症。

低钠血症是急性肾损伤的常见临床表现之一。当存在低钠血症时，首先应当严格限制水的进入量。液体应限制在15ml/（kg·d）或300ml/（m²·d）以下。当血钠≤130mmol/L而无容量负荷过重时，应给予10%盐水或5%碳酸氢钠溶液。其剂量为：应补钠的毫摩尔数=（130－血钠值）×0.3×体重。

6.透析治疗　凡保守治疗无效者，均应尽早进行透析治疗。透析指征：①严重水钠潴留，有肺水肿、脑水肿倾向；②血钾≥6.5mmol/L或心电图有高钾表现；③严重酸中毒，血浆$HCO_3$低于12mmol/L或动脉血pH小于7.2；④严重氮质血症，特别是高分解代谢患儿。透析方法有腹膜透析、血液透析和连续动静脉血液滤过。

【预后和预防】　随着透析技术的发展，急性肾损伤的病死率明显降低。其预后与原发病的性质、肾损害程度、少尿期持续时间长短、早期诊断和治疗与否及透析与否有直接关系。

（张　丹）

## 第十五节　慢性肾病

儿童慢性肾病（chronic kidney disease，CKD）是指由多种病因引起的慢性持久性的肾功能减退，最终进展至终末期肾病（end stage renal disease，ESRD）。成年人的ESRD可由儿童期CKD迁延进展而来。

【病因】　CKD病因多种多样，并与多种因素相关，如性别、年龄、家族史、社会环境因素、药物等，不同年龄的CKD病因有所不同，婴幼儿多以肾发育不全、先天性肾病、梗阻性肾病为主，儿童及青少年多以肾小球疾病和溶血尿毒综合征为主。

【诊断要点】　CKD为肾结构或功能异常持续超过3个月，且影响患者健康。CKD判定标准：①肾损伤的标志（1条或以上且持续时间超过3个月）；②蛋白尿（尿白蛋白排泄率≥30mg/24 h；尿白蛋白/肌酐≥30mg/g）；③尿沉渣异常；④由肾小管原因导致的电解质和其他异常；⑤组织学检测异常；⑥影像学检测结构异常；⑦肾移植病史；⑧肾小球滤过率（GFR）下降（>3个月）；⑨GFR<60 ml/（min·1.73 m$^2$）（GFR分类为G3a-G5）。

【并发症】　CKD患儿由于肾功能进行性减退，体内的代谢产物及废物不能及时排除，通常会导致多种并发症的产生，如贫血、高血压、代谢性酸中毒、25（OH）$_2$维生素D的缺乏、高磷酸盐血症、低蛋白血症、甲状旁腺功能亢进等。成年人研究显示上述并发症的发生率与GFR呈正相关。CKD患者GFR下降越明显，并发症的发生率越高。

【诊疗要点】　GFR是评估CKD分类的重要依据，也是调整药物剂量的重要依据和开始透析治疗的指征之一，因此重复测量可评价肾病进展速度及干预治疗的效果。在儿童患者中，考虑到患儿身高及性别的差异，目前儿童的eGFR公式主要采用Schwartz公式：eGFR ＝ $K\times$ 身高（cm）/肌酐（μmol/L）。$K$ 为常数，2 ～ 16岁女孩，$K$ 为49；2 ～ 12岁男孩，$K$ 为49，＞ 12 ～ 16岁男孩，$K$ 为62。此公式适用范围为 ≥2 岁的儿童。

1. CKD患儿的综合管理

（1）饮食中限制蛋白，保证热量供应：根据推荐每天摄入量限制饮食中的蛋白，但同时要充分考虑满足患儿的生长发育所需。摄入足够生长需要量的蛋白，但量不能过多，否则会导致尿毒症恶化、代谢性酸中毒或高钾血症（根据不同肾功能状态下推荐每天蛋白质摄入量）。限制食物中的磷盐。对于伴有或不伴有高血压的CKD患儿建议予以相同年龄段食盐摄入的平均值或最高摄入值。但是CKD患儿常伴随肾小管功能障碍，导致电解质过多丢失，因此在推荐平均摄入量的基础上可适当增加食盐的摄入，定期进行营养评估。

（2）积极控制高血压：目标为随机血压水平小于患儿相应年龄、性别和身高的第90百分位数；使用ABPM用以发现夜间高血压和血压负荷过重；心脏超声检查以发现左心室肥大（LVH）或者左心室体积指数（LVMI）增大；伴有蛋白尿的高血压均可应用ACEI和（或）ARB。但要注意肾功能损伤和高血钾，早期出现GFR降低，下降幅度达30% ～ 50%时，需调整剂量＜30%，如下降＞50%，应停用药物。与利尿剂配伍应用（尤其水钠潴留明显时），适时加用钙通道阻滞剂使系统血压达目标值，均能延缓肾功能损害进展。

2. CKD患儿并发症管理

（1）贫血的管理：儿童CKD中贫血很常见，2012年KDIGO指南将其定义为5个月至5岁患儿，血红蛋白＜110g/L，＞5 ～ 12岁患儿血红蛋白＜115g/L，＞12 ～ 15岁患儿血红蛋白＜120g/L，＞15 ～ 18岁未妊娠女性患者＜120g/L，＞15 ～ 18岁男性患者＜130g/L。建议将CKD患儿血红蛋白维持在110 ～ 120g/L或者血细胞比容维持在33% ～ 36%。目前最常用的治疗措施为补铁治疗，补铁量在2～3mg/（kg·d），将运铁蛋白饱和度水平控制在20%以上，血清铁蛋白水平控制在100ng/L以上。部分CKD患儿可补充红细胞生成素（EPO）制剂。

（2）甲状旁腺功能亢进：当GFR下降至正常水平的50%以下时（G3水平），肾性骨营养不良的表现开始出现。监测血钙、磷、碱性磷酸酶、PTH和肾性骨营养不良的X线表现（腕或膝），钙磷的监测G5患儿每个月1次，PTH的监测为每3个月1次。控制高磷酸血症和活性维生素D治疗（维生素D治疗前确保血磷酸盐水平正常），可选用口服和冲击口服疗法，可在睡前服用，使胃肠道的钙吸收最少。经限制磷的饮食治疗后血磷及PTH仍未达到目标值时可使用磷酸盐结合剂，使血清总钙水平控制在≤正常值，青春期患儿血清钙磷乘积控制在＜55mg²/dl。G5患儿血清PTH的目标值为200～300pg，当PTH＞300pg/ml时建议予以维生素D治疗。

（3）25（OH）$_2$维生素D缺乏：维生素D具有调节血钙及磷酸盐平衡、维持骨健康的功能、治疗及预防心血管疾病等作用。CKD患儿易并发心血管疾病、肾性贫血、肾性骨病、肾性脑病等。维生素D缺乏或不足在CKD患儿中较常见，尤其是肥胖患者，因此CKD患儿需要补充维生素D。使用或治疗过程中更改维生素D剂量1个月以后至少每3个月监测一次血钙及血磷水平。

（4）代谢性酸中毒：肾是调节酸碱平衡的重要器官，对于CKD儿童，肾分泌$H^+$功能减弱，早在G2期时就可出现酸中毒，而当eGFR＜30ml/（min·1.73m²），CKD患儿比成年患者更易发生酸中毒。酸中毒影响骨质代谢，促进骨释放钙，加剧CKD骨病。临床上对于代谢性酸中毒的CKD患儿可通过补充碳酸氢钠治疗使CKD患儿血清$HCO_3^-$＞22mmol/L，剂量为1～2mEq/（kg·d），分2～3次使用。

（5）生长落后CKD患儿普遍存在身高增长速度降低，青春期延迟和生长加速度降低，原因为多因素，包括营养不良、严重脱水、低钠血症、代谢性酸中毒、尿毒症、贫血、肾性骨营养不良和生长激素抵抗。要积极纠正影响因素，必要时使用生长激素。

3. CKD患儿的替代治疗　肾替代治疗需要充分准备，通常患儿及其家长需要6～12个月来为透析或肾移植做充分准备。提供不同模式的治疗信息给家长，帮助家长更好理解他们的选择，并评估不同治疗模式是否适合，包括透析所需的腹膜和血管通路的可用性，以及移植时泌尿系统是否匹配；评估潜在活体捐献者，包括医学条件和心理适应性。

对于儿童CKD透析治疗时机，目前仍缺乏相关研究，可参考成年人透析的适应证。有报道指出儿童CKD开始透析治疗的绝对、相对适应证。绝对适应证包括尿毒症导致的神经系统损害、降压药物治疗无效的高血压、利尿剂治疗无效的肺水肿、心包炎、出血倾向、顽固性的恶心或呕吐；相对适应证包括轻度的尿毒症症状、高钾血症、高磷血症、营养不良和生长发育不良。

【预后和预防】　研究发现年龄、原发疾病、GFR水平、高血压、血钙血磷、白蛋白、血细胞比容、身材矮小也属于影响CKD进展的因素。

（王晓浪）

## 参 考 文 献

嗜酸性肉芽肿性多血管炎诊治规范多学科专家共识编写组，2018. 嗜酸性肉芽肿性多血管炎诊治规范多学科专家共识. 中华结核和呼吸杂志，41（7）：514-521.

中国儿童非典型溶血尿毒综合征诊疗规范专家共识. 中国实用儿科杂志，2017，32（6）：401-404.

中国免疫学会临床免疫学分会，2019. 抗中性粒细胞胞浆抗体检测方法在诊断肉芽肿性多血管炎和显微镜下多血管炎中应用的专家共识. 中华医学杂志，99（38）：2971-2975.

中国人民解放军医学会儿科分会肾脏病学组，2013. 急性肾小球肾炎的循证诊治指南. 临床儿科杂志，31，（6）：561-562.

中华医学会儿科分会肾脏学组，2017. 原发性IgA肾病诊治循证指南2016. 中华儿科杂志，55（9）：643-646.

中华医学会儿科学分会免疫学组，2011. 儿童系统性红斑狼疮诊疗建议. 中华儿科杂志，49（7）：506-513.

中华医学会儿科学分会肾脏病学组，2010. 儿童常见肾脏疾病诊治循证指南（试行）（五）：儿童乙型肝炎病毒相关性肾炎诊断治疗指南. 中华儿科杂志，48（8）：592-595.

中华医学会儿科学分会肾脏学组，2016. 狼疮性肾炎诊治循证指南（2016）. 中华儿科杂志，56（2）：8894.

中华医学会儿科学分会肾脏学组，2017. 儿童激素敏感、复发/依赖肾病综合征诊治循证指南（2016）. 中华儿科杂志，55（10）：729-734.

中华医学会儿科学分会肾脏学组，2017. 紫癜性肾炎诊治循证指南（2016）. 中华儿科杂志，55（9）：647-651.

中华医学会风湿病学分会，2011. 显微镜下多血管炎诊断及治疗指南. 中华风湿病学杂志，15（4）：259-261.

# 第二章

## 肾小管疾病

### 第一节　肾小管酸中毒

肾小管酸中毒（renal tubular acidosis，RTA）是一类由近端肾小管$HCO_3^-$重吸收和（或）远端肾小管泌$H^+$功能障碍引起的临床综合征，1935年由Lightwood首次在儿童中报道，1951年被正式命名为肾小管酸中毒。RTA主要表现为慢性高氯性酸中毒、电解质紊乱、肾性骨病及尿路症状等，生化特点以代谢性酸中毒、反常性碱性尿为主。该疾病致病谱广泛，病变常累及多个系统和器官，临床表现多变。

【病因】　RTA病因比较复杂，分为原发性和继发性两类。原发性占25%，继发性占75%。原发性RTA少见，病因未明，近年来的研究显示，它多为常染色体显性遗传病，也有一部分属于常染色体隐性遗传病和基因突变，多见于儿童，可分为Ⅰ型（远端型）、Ⅱ型（近端型）、Ⅲ型（混合型）和Ⅳ型（高钾血症型）4型。国外儿童以Ⅳ型为主，而我国则以Ⅰ型最为常见。继发性RTA既可继发于各种肾病（各种病因引起的急性、慢性间质性肾炎），也可继发于多种非肾病，如自身免疫性疾病、糖尿病、高血压、慢性肝病（包括肝硬化）、遗传性疾病（肝豆状核变性、遗传性椭圆细胞增多症）等；还有些RTA是由药物（如环孢素A、阿德福韦酯、两性霉素B）中毒引起；其中最常见的继发原因为干燥综合征。

【病理生理】

1. Ⅰ型RTA　是由远端肾小管泌$H^+$障碍引起的以代谢性酸中毒为表现的临床症候群，有多种遗传方式。①常染

色体显性 Ⅰ 型 RTA（Ⅰa 型）：为编码阴离子 $Cl^-/HCO_3^-$ 交换体 AE1 的 *SLC4A1* 基因突变，使 AE1 结构异常，从而引起远端肾小管泌 $H^+$ 障碍。②常染色体隐性 Ⅰ 型 RTA：又分为Ⅰ型 RTA 伴耳聋（Ⅰb 型）和不伴耳聋（Ⅰc 型）两种亚型。前者是由于编码 $H^+$-ATP 酶 B1 亚单位的 *ATP6V1B1* 基因突变使正常 B1 亚单位蛋白结构和功能异常，而后者与编码相对分子质量为 116 000 的肾特异性的 α4 质子泵异构体的 *ATP6VOA4* 基因突变有关。其发病机制可能为远端小管分泌 $H^+$ 减少，尿 $NH_4^+$ 和可滴定酸排泄减少，致尿液不能正常酸化，产生高氯性酸中毒；由于远端肾小管乃至集合管分泌 $H^+$ 异常降低（存在泌 $H^+$ 速度下降和 $H^+$ 反漏），管腔与管周液无法形成高 $H^+$ 梯度，肾酸化尿液发生障碍，即便体内存在酸中毒，尿 pH 仍＞6.0；$Na^+$-$H^+$ 交换减少致 $Na^+$-$K^+$ 交换增强，尿钾排出增多，引起低钾血症；同时近端肾小管重吸收枸橼酸增加以产生更多的碳酸氢盐，低枸橼酸尿和碱性尿导致钙盐沉积；长期酸中毒产生严重佝偻病和骨软化症，肾性骨病和继发性甲状旁腺功能亢进等；严重者可出现慢性肾功能不全。

2. Ⅱ 型 RTA　是由近端肾小管重吸收 $HCO_3^-$ 障碍，近端小管上皮细胞受损致使 $Na^+$-$K^+$-ATP 酶活性下降或碳酸酐酶缺乏，引起血浆 $HCO_3^-$ 下降的临床症候群，也可引起近端肾小管对其他物质重吸收功能下降，导致范科尼综合征，如出现肾性糖尿、磷酸盐尿、尿酸尿、氨基酸尿等。Ⅱ型RTA 分 3 个亚型：①常染色体显性遗传，罕见，为编码浆膜侧 $Na^+/H^+$ 交换体的 NHE3 基因 *SLC9A3* 突变所致。②常染色体隐性遗传伴眼科疾病，少见，分子发病机制为编码 $Na^+/HCO_3^-$ 共转运体 kNBCl 分子的 *SLC4A4* 基因突变所致。③散发性，为肾和肠道重吸收 $HCO_3^-$ 障碍，其发病机制不清，可能与 NHE3、$H^+$-ATP 酶、kNBCl、碳酸酐酶活性不足有关。

3. Ⅲ 型 RTA　也称混合型 RTA，兼有 Ⅰ 型和 Ⅱ 型的特点。也有学者认为该型并不独立存在，可看作是 Ⅰ 型 RTA 的一种特殊表现。

4. Ⅳ 型 RTA　主要是远端肾小管分泌 $H^+$ 功能障碍和分

泌 $K^+$ 受阻所致，发病的病理生理基础在于其肾小管功能紊乱与醛固酮功能不全；患者常伴有慢性肾小球肾炎、肾盂肾炎、糖尿病等；该型RTA的主要特点是高血氯性代谢性酸中毒伴高钾血症，常伴有低肾素、低醛固酮血症，少数患者可表现为肾小管对醛固酮的反应减弱，此时称为假性醛固酮缺乏症。

【临床表现】　RTA表现多种多样，多数是慢性的，其临床表现主要为代谢性酸中毒、低钾血症，其次为四肢乏力、精神萎靡、嗜睡、呕吐、多饮多尿、生长迟缓、佝偻病等。严重可出现慢性肾功能不全。有下列表现者应考虑RTA可能：①原因不明的代谢性酸中毒，特别是较为难治或停用碱剂后见酸中毒加重的病例；②原因不明的烦渴、多饮多尿，并排除尿崩症者；③生长发育落后或营养不良不能用其他原因解释者；④不明原因的四肢乏力、腹胀、精神萎靡、嗜睡、便秘、呕吐或低血钾者；⑤年长儿有佝偻病表现，经常不明原因骨折或有肾病合并症如肾结石、肾钙化者。

各型原发性肾小管酸中毒遗传方式和临床特征见表2-1。

表2-1　各型原发性肾小管酸中毒遗传方式和临床特征

| 类型 | 遗传方式 | 发病年龄 | 临床特征 | 突变基因 | 受累蛋白 |
|---|---|---|---|---|---|
| I型 | AD | 年长儿、成年人 | 代谢性酸中毒，低钾尿症，高钙尿症，低枸橼酸尿，肾结石或肾钙质沉着伴佝偻病或骨软化症，继发性红细胞增多症 | *SLC4A1* | AE1 |
| | AR | 儿童 | 代谢性酸中毒伴溶血性贫血 | *SLC4A1* | AE1 |
| | AR伴早发性耳聋 | 婴幼儿、儿童 | 代谢性酸中毒、早期肾钙化，脱水或呕吐，生长迟缓，佝偻病，双侧感音性耳聋 | *ATP6V1B1* | $H^+$-ATP酶B1亚单位 |

续表

| 类型 | 遗传方式 | 发病年龄 | 临床特征 | 突变基因 | 受累蛋白 |
|---|---|---|---|---|---|
| | AR伴晚发性失聪 | 婴幼儿、儿童 | 同"AR伴早发性耳聋"，但听力下降发生较晚，少数听力正常 | *ATP6VOA4* | $H^+$-ATP酶α4亚单位 |
| Ⅱ型 | AR伴眼科疾病 | 婴儿 | 代谢性酸中毒，低钾血症，眼科疾病（角膜病变、白内障、青光眼），生长迟缓，牙釉质缺陷，智能缺陷，基底节钙化 | *SLC4A4* | kNBCl |
| Ⅲ型 | AR伴骨硬化症 | 婴幼儿、儿童 | 代谢性酸中毒，低钾血症，骨硬化症，失明，耳聋，早期肾钙化 | *CA2* | CA Ⅱ |

【诊断要点】　RTA患者共同的临床特点为血氯增高、低血钾（部分类型有高血钾）、酸中毒、碱性尿、肾鱼子样结石。因此，对低血钾乏力或松弛性瘫痪、多尿、高血氯性酸中毒伴尿pH升高（＞6.0）者，都应警惕RTA，进行相应的实验室检查排除或确定诊断。

各型肾小管酸中毒特点见表2-2。

表2-2　各类肾小管酸中毒特点

| 项目 | Ⅰ型 | Ⅱ型 | Ⅲ型 | Ⅳ型 |
|---|---|---|---|---|
| 血清 $Cl^-$ | 升高 | 升高 | 升高 | 升高 |
| 血浆 $HCO_3^-$ | 降低 | 降低 | 降低 | 降低 |
| 血浆 pH | 可有下降 | 可有下降 | 可有下降 | 可有下降 |
| 血 $K^+$ | 正常或下降 | 正常或下降 | 正常或下降 | 常有升高 |
| 尿 pH | ＞5.5 | 可变 | ＞5.5 | 可变 |
| 尿 $NH_4^+$ | 可有下降 | 正常 | 可有下降 | 可有下降 |
| 尿可滴定酸 | 可下降 | 正常 | 可下降 | 可下降 |
| 尿 NA | 可下降 | 正常 | 可下降 | 可下降 |
| $FE_{HCO_3}$ | ＜3%～5% | 一般＞5% | 5%～10% | 1%～15% |

续表

| 项目 | Ⅰ型 | Ⅱ型 | Ⅲ型 | Ⅳ型 |
|---|---|---|---|---|
| U-BpCO$_2$（mmHg） | ＜20 | ＞20 | ＜20 | ＜20 |
| 尿钙 | 可增多 | 正常 | 可增多 | 减少 |
| 其他 | 可伴肾结石肾性骨病 | 可伴范科尼综合征 | 可有肾结石 | 常有醛固酮缺乏症 |

具体的诊断标准如下。

1. Ⅰ型　多见于年长儿和成年人，女性多见，临床上肾结石、肾钙化多见，部分伴有软骨病或佝偻病；有低钙血症、低磷血症及高钙尿症；高血氯、低血钾性酸中毒，血 $HCO_3^-$＜21mmol/L，阴离子间隙正常，尿 pH＞5.5；尿、血 P（$CO_2$）差值（U-BpCO$_2$）＜20mmHg（2.7kPa，1mmHg＝0.133 kPa）；滤过 $HCO_3^-$ 排泄分数（$FEHCO_3^-$）一般正常或轻度升高，＜5%；不完全型氯化钙试验阳性。

2. Ⅱ型　多发病于幼儿期，男性多见；临床上低血钾明显，而低血钙与骨病较轻，表现为生长发育迟缓、佝偻病、骨软化及骨质疏松，尿钙质沉积和尿路结石少见；高血氯、低血钾性酸中毒，$FEHCO_3^-$＞15%，尿 pH＞5.5，而当血浆 $HCO_3^-$ 浓度过低酸中毒明显时，近端小管丢失 $HCO_3^-$ 减少，通过远端小管排出过量的 $NH_4^+$ 足以中和 $HCO_3^-$，使尿 pH＜5.5，因此该型有自限性；重碳酸盐再吸收试验阳性。该型可伴肾性糖尿、磷酸盐尿、尿酸尿、氨基酸尿等异常，即范科尼综合征。

3. Ⅲ型　兼有Ⅰ型和Ⅱ型的临床特征，尿可滴定酸值及铵排出量减少，在正常血浆 $HCO_3^-$ 浓度下，$FEHCO_3^-$＞15%。有学者认为，该型并不独立存在，而可看作Ⅰ型的一种特殊表现。

4. Ⅳ型　多有慢性肾小管间质病史，伴有中等程度肾小球滤过率降低；肾小管酸化功能障碍类似Ⅱ型 RTA，滤过 $HCO_3^-$ 排泄分数正常或轻度升高，＜10%；高血氯性酸中毒，血 $HCO_3^-$＜21mmol/L；尿 pH＞5.5，当酸中毒明显

时尿 $H^+$ 排出可大致正常可使尿 pH < 5.5；高钾血症伴低醛固酮血症，少数患者肾小管对醛固酮反应减低（此时称为假性醛固酮缺乏症）；尿、$U-BpCO_2$ < 20mmHg。

【鉴别诊断】　见本章第四节。

【并发症】　电解质紊乱、肾结石、肾性骨病（包括骨软化、纤维性骨炎等）、继发性甲状旁腺功能亢进症、急性或慢性肾功能不全、肾性贫血、肾性尿崩症［由于远端小管-集合管器质性或功能性损害，造成 ADH 受体或受体后障碍，因而上皮细胞对 ADH 的作用表现出"抵抗"或"不敏感"，造成水重吸收显著减少，出现尿量过度增多（多尿）、烦渴、多饮等症状］、感染、发育障碍、营养不良，以及免疫功能下降、神志障碍、肌肉萎缩等。

【诊疗要点】

1.原发病的治疗　原发病的控制或完全缓解是 RTA 治疗的决定性因素之一，如慢性肾小球肾炎、间质性肾炎、糖尿病等原发病及时得以控制，很多患者 RTA 的症状可有明显好转；对于类风湿关节炎合并 RTA，类风湿关节炎的治疗以非甾体抗炎药为主；对于干燥综合征、混合性结缔组织病、系统性红斑狼疮、血管炎等免疫性疾病合并 RTA，一般主张应用激素和（或）免疫抑制剂（皮质激素无效者，可试用免疫抑制剂），既可以治疗 RTA，又能延缓免疫性疾病的进展。

2.去除诱发加重因素，对症治疗　禁用磺胺类、肾毒性药物。

（1）纠正电解质紊乱：大多数患者同时存在低钾血症和代谢性酸中毒，但必须优先补钾，在低钾血症明显好转后再给予碳酸氢钠，以免在纠酸过程中加重低钾血症。补钾以口服枸橼酸钾为宜，不可口服氯化钾。一般病例可选用10%枸橼酸钾分次口服，开始每天2mmol/kg，逐渐加量，Ⅰ型每天常需4～10mmol/kg才能维持血钾在正常范围。重症低钾患者应静脉补充葡萄糖氯化钾溶液（15%氯化钾10ml加入5%葡萄糖溶液500ml）至血钾达3.5mmol/L时即刻停用，一般每天补充氯化钾1.5～4.5g。少数低钾血症患者同时存在低镁，可口服镁制剂，如门冬氨酸钾镁（一般每次0.5g，每天3次）。低磷患者口服无机磷缓冲液，每次10～20ml，每天3～5次。纠正低钙血症或骨软化症可长期口服维生素AD丸或维生素D，每次0.5μg，每天1次，同时加用钙剂（可口服碳酸钙或醋酸钙、枸橼酸钙等）。需定期监测血钙水平，以防发生高钙血症。对于Ⅳ型高钾血症患者，可给予口服呋塞米（20～60mg/d，或起始2mg/kg，必要时每4～6小时追加1～2mg/kg，新生儿应延长用药间隔）、布美他尼（1～6mg/d，或每次0.01～0.02mg/kg，必要时每4～6小时1次）或氢氯噻嗪［1～3mg/（kg·d）］，以增加尿钾排出。也可同时口服聚苯乙酸磺酸钠或聚苯乙酸磺酸钙，每次5～10g，每天3次，以增加肠道钾排出。

（2）代谢性酸中毒处理：可给予碳酸氢钠或枸橼酸钠的补充。轻度酸中毒患者单用口服10%枸橼酸钠溶液，每次10ml，每天3次，或用碳酸氢钠片，每次1.0g，每天3次。对于严重酸中毒患者，应小剂量分次静脉滴注碳酸氢钠，待病情稳定后再改为口服碱性药物。Ⅰ型RTA常伴有尿枸橼酸盐排出增多，故可给予枸橼酸钠-枸橼酸合剂口服；如出现肾功不全，则尿枸橼酸盐排出减少，此时以应用碳酸氢钠为好；此外，对碱剂的应用，有主张根据24h尿钙量，即以24h尿钙＜2mg/kg为宜，防止肾钙化和肾结石形成。一般Ⅱ型患儿随年龄的增长，至2岁左右可自愈，但Ⅰ型患儿碱剂须持续应用，甚至终身应用。

（3）调节水入量：对于水肿患者，应限制水、钠摄入量；对多尿患者，每昼夜水的入量一般不多于每昼夜尿量，以控制多尿症状。

（4）利尿剂：适用于重症或者单用碱剂效果不佳的患者，氢氯噻嗪［1～3mg/（kg·d）］。

（5）盐皮质激素：Ⅳ型RTA患者，可口服9α-氟氢可的松，以增加$H^+$和$K^+$的排出，作为纠正高钾血症的辅助用药。

（6）积极控制RTA的并发症：如电解质紊乱、肾结石、肾性尿崩症、肾性骨病（肾性骨营养不良）、继发性甲状旁腺功能亢进、肾功能不全、肾性贫血、感染、营养不良、发育障碍等。对肾性贫血，可给予红细胞生成素、铁剂治疗。对肾性骨病，可给予活性维生素$D_3$、钙剂等治疗。

**【预后和预防】**　原发性Ⅰ型RTA能够得到的早期诊断和治疗，使$HCO_3^-$维持在正常水平，酸中毒完全纠正，临床症状可消失，生长发育于2年内达到正常标准，预后较好，如诊断时已有钙化，则多遗留肾功能障碍。原发性Ⅱ型RTA预后较好，经治疗后生长可达正常标准，有的患儿于4～12个月自然痊愈。继发性Ⅱ型RTA的预后因原发病而异。

（常　波）

# 第二节　急性间质性肾炎

急性肾小管间质性肾炎（acute tubulointerstitial nephritis，ATIN）是由多种病因引起的临床表现多样的、以在短时间内出现肾间质炎症和肾小管功能障碍为主要特点而肾小球及血管受累相对不明显的一种疾病。

**【病因】**　无论儿童还是成年人，药物和感染仍然是引起ATIN最常见的病因。感染以呼吸道感染最为多见。细菌是引起感染性ATIN最常见的病原体，其他病原体还包括病毒真菌、支原体、梅毒螺旋体等。病原微生物可直接感染，也可通过血源性感染引起ATIN。此外，儿童时期常见的感染性疾病如肺炎支原体肺炎、传染性单核细胞增多症、巨细胞病毒感染等全身性或肾外性感染均可导致反应性ATIN。目前已发现多种药物可引起ATIN，包括抗生素类、非甾体抗炎药、利尿剂、$H_2$受体阻滞剂、抗凝血药、抗癫痫药等，其中以β内酰胺类抗生素和非甾体抗炎药最为常见。含马兜铃酸的中草药引起的ATIN也已经得到越来越多的重视。特发性间质性肾炎常合并有葡萄膜炎，又被称为特发性小管间质性肾炎-葡萄膜炎，即TINU综合征，主要以青少年为主。其他如系统性红斑狼疮（SLE）、结节病、多发性肌炎等全身免疫性疾病，以及淋巴瘤、白血病浸润等恶性肿瘤亦可引起ATIN。

**【病理】** ATIN的病理特点主要是光镜下，间质水肿伴灶性或弥漫性炎细胞浸润，浸润细胞因病因不同而稍有不同。细菌感染时浸润细胞以中性粒细胞为主，严重者有微脓肿形成；病毒感染者则以单核细胞为主。感染所致的反应性ATIN及药物引起的ATIN中以淋巴细胞和浆细胞为主。肾小管也可有不同程度退行性变，可见刷状缘脱落。细胞扁平，上皮细胞脱落，甚至基底膜断裂，扩张的肾小管腔内可见单核细胞等。肾小球及血管正常或病变较轻。电镜下，肾小管基底膜不连续，部分增厚，基底膜分层。非甾体抗炎药引起ATIN表现为肾病综合征的患儿中，有时可出现脏层上皮细胞足突广泛融合，类似微小病变的病理改变。免疫荧光检查多呈阴性。但由某些药物引起者有时可见IgG、C3沿肾小管基底膜呈线样或颗粒状沉积。

**【临床表现】** ATIN具有多样性，但缺乏特异性，尤其在儿童时期。轻者仅出现轻微的蛋白尿和（或）一过性肾功能减退，严重者可出现少尿或无尿，表现为急性肾衰竭，可伴有发热、皮疹、关节痛、肉眼及镜下血尿等症状。对于药物致ATIN患儿，发热、皮疹、嗜酸性粒细胞增多这一三联征并不多见，有文献报道，ATIN患儿出现典型三联征的仅为5%。

**【辅助检查】**

1.尿液检查

（1）蛋白尿：呈轻度蛋白尿，多 < 1g/24 h。

（2）白细胞尿：尿中可见白细胞或白细胞管型，药物引起者为无菌性脓尿。嗜酸性粒细胞尿指尿中嗜酸性粒细胞超过尿中白细胞总数的5%，尽管不多见，但对诊断有重要意义。

（3）血尿：一般为镜下血尿，红细胞管型少见。

（4）肾小管功能异常：因累及小管部位及程度不同而表现不同，近曲小管损伤可表现为肾性糖尿、尿中微球蛋白增加、尿酶增加；远曲小管损可表现为低比重尿、稀释尿、自由水清除率为正值、尿中Tamm-Horsfall（TH）

糖蛋白分泌增加、可见上皮细胞管型等。

2.血液检查　血尿素氮及肌酐升高、电解质紊乱、代谢性酸中毒、嗜酸性粒细胞增多、血 IgE 升高，利福平等所致 ATIN 可见贫血、血小板降低、溶血。

3.影像学检查　B 超可显示肾呈正常大小或体积增大，皮质回声增强，但这些表现并非 ATIN 特有。

4.肾脏病理　是诊断 ATIN 的金标准。

【诊断要点】

1.有致急性间质性肾炎的原发病或诱因，如致病微生物感染、服用药物及接触毒物史等。

2.起病急，突然出现血尿、白细胞尿、蛋白尿及肾功能降低，高血压不显著。

3.部分伴发热、皮疹、关节痛及周围血嗜酸性粒细胞增高，尤以药物所致者显著。

4.肾小管损害为主，尿蛋白定量＜1g/24h，为小分子蛋白质，晨尿渗透压＜667mmol/L，尿 $\beta_2$-微球蛋白、视黄醇结合蛋白（RBP）及溶菌酶升高，尿钠排泄分数＞2，并可出现尿糖、氨基酸尿及高氯性代谢性酸中毒。

5.肾组织活检显示肾小管-间质以充血、水肿、白细胞浸润及肾小管坏死、再生为主，肾小球病变轻微。

【鉴别诊断】

1.区别是药物性还是感染性，前者有药物接触史，或多有过敏表现，血清补体多正常，停药后多能较快恢复正常。

2.与慢性肾功能不全区别，主要靠活检，后者呈间质纤维化。

3.应与肾小球肾炎及各种累计肾小球的全身性疾病相区别。

4.有肾衰竭者应与肾前性、肾后性或肾原发病肾衰竭相区别。

【诊疗要点】　儿童时期大多数 ATIN 的患儿预后较好，而病理损害较重或治疗不及时、治疗方法不当者，可遗留肾功能不全而造成永久性肾功能损害。

1.去除病因　　儿童ATIN的最主要病因是感染，控制感染是治疗的关键。针对不同的病原选用敏感的药物。而药物相关性ATIN要及时停用致敏药物。许多患儿在感染控制或停用相关药物后病情可得到不同程度的自行好转。

2.对症支持治疗　　对肾功能轻、中度受损的患儿，可采用一般的对症支持治疗，如维持水电解质平衡，纠正代谢性酸中毒，避免水负荷过多。此外，还应注意防治其他并发症等。对于血肌酐>440μmol/L的患儿，要尽早采用透析治疗以维持内环境的稳定，抗肾小管基底膜抗体阳性的患儿，可以考虑血浆置换。

3.激素治疗　　对于感染相关性ATIN，肾上腺糖皮质激素治疗目前尚有争议，尤其是肾局部感染，目前仍主张选用敏感抗生素，1个疗程为10～14天，而全身感染者可试用短期糖皮质激素抑制免疫损伤。而对于药物相关性ATIN糖皮质激素可以迅速缓解全身过敏症状，并加速肾功能的恢复。若有明显肾功能减退，或肾活检病理显示肾间质浸润较严重、有肉芽肿形成等，应尽早给予激素治疗。视病情的严重和急性程度，可选用泼尼松0.5～1mg/（kg·d），4～6周后减停。少数报道甲泼尼龙冲击疗法15～25mg/kg，3～5天后改服泼尼松，总疗程为2～4个月。

4.免疫抑制剂　　ATIN一般不需要使用免疫抑制剂，少数重症患儿伴有急性肾衰竭如使用皮质激素治疗2～3周病情仍无明显改善可试用环磷酰胺治疗，需要在监测外周血白细胞的条件下使用并密切观察，若无疗效应及时停用。

5.保护肾小管上皮细胞　　促进其再生有证据表明，黄芪可通过抑制核因子NF-κB活化下调MCP-1的表达从而减少炎症细胞的浸润和各种炎症介质的生成，保护肾小管上皮细胞。维生素E具有抗氧化、保护肾小管上皮细胞从而防治肾瘢痕形成的作用。

6.其他　　调节RAAS系统的药物，可选用ACEI和Ang-Ⅰ受体阻滞剂，建议儿童多选用具有双通道排泄的制剂，如福辛普利等。

【预后和预防】　AIN是引起ARF重要原因之一，早期确诊、及时去除病因并对症治疗，是改善预后的关键。多数早期积极治疗可完全康复，少数因病理损害较重以及未及时采取相应治疗措施等，可留有肾功能不全，并最终进展为CRF。

（师小娟）

# 第三节 范科尼综合征

范科尼综合征（Fanconi syndrome）是一种遗传性或获得性近端肾小管复合转运缺陷疾病，主要临床表现为近端肾小管对多种物质重吸收障碍而引起的葡萄糖尿、全氨基酸尿，以及不同程度的磷酸盐尿、碳酸氢盐尿和尿酸等有机酸尿，也可同时累及近端和远端肾小管，伴有肾小管性蛋白尿和电解质过多丢失，以及由此引起的各种代谢性继发症，如高氯性代谢性酸中毒、低血钾、高尿钙和骨代谢异常等。儿童患者主要表现为佝偻病和生长发育迟缓。本病患者常无原发性肾小球病变，肾小球功能一般正常或与酸中毒相比不成比例。

【病因】 本病病因很多，有遗传性和获得性两大类。

1.遗传性 特发性，普通型［常染色体显性遗传（AD）、常染色体隐性遗传（AR）、X连锁隐性遗传（XLR）］，刷状缘型，登特病（X连锁低血磷性佝偻病、X连锁隐性肾结石），胱氨酸贮积病（AR），酪氨酸血症Ⅰ型（AR），半乳糖血症（AR），糖原沉着病Ⅰ型（Fanconi-Bickel综合征，AR），肝豆状核变性（铜代谢异常，AR），线粒体病（细胞色素C氧化酶缺陷），眼脑肾综合征（AR），遗传性果糖不耐受症（AR）。

2.获得性 ①肾脏病：肾病综合征、急慢性肾间质性肾炎、急性肾小管坏死、肾移植、肾静脉血栓形成、髓质囊性病、巴尔干肾病、中草药肾病；②异常球蛋白血症；③多发性骨髓瘤；④轻链病；⑤良性单株高γ球蛋白血症；⑥干燥综合征；⑦淀粉样变性；⑧中毒：重金属（镉、汞、铅等）、化学毒剂（甲苯、硝基苯等）、药物（过期四环素、氨基糖苷类抗生素、6-巯基嘌呤、顺铂、异环磷酰胺、丙戊酸钠）；⑨其他：恶性肿瘤、甲状旁腺功能亢进、蛋白质营养不良、维生素C缺乏、严重低钾血症。

【病理】　早期无明显器质性改变。缺钾可引起上皮细胞空泡样变性，在电镜下可看到细胞器形态改变，如线粒体肿胀等，但并不是特异性变化。此外，在浆细胞病引起的范科尼综合征中，光镜下可观察到典型的近端肾小管上皮细胞肿胀和退行性改变，如细胞空泡变性、管腔刷状缘丢失和灶性细胞脱落等，特征性改变是轻链降解中间产物在近端小管上皮细胞内沉积。这些沉积物大多以结晶的形式存在于胞质的溶酶体或内质网中，形态多样，可呈长方形、菱形、圆形或针状等。如不能形成结晶，光镜下不易观察，需要通过电镜或免疫电镜才可能有阳性发现。

【临床表现】　范科尼综合征的临床表现分为肾脏和肾外两部分，不同原因引起者肾外表现不同。肾脏表现主要由近端小管对多种物质的转运异常所致，包括以下几个方面。

1.氨基酸尿　表现为全氨基酸尿，尤其是组氨酸、丝氨酸、胱氨酸、赖氨酸和甘氨酸等生理排泄量较大的氨基酸丢失较多，可通过多种色谱分析法进行定量检测。若氨基酸丢失相对较少，不引起特殊功能障碍，无须额外补充。全氨基酸尿有助于本病与慢性肾衰竭时非特异性近端小管转运功能异常相鉴别。

2.葡萄糖尿　患者血糖正常，尿糖排泄增加，24h尿葡萄糖排泄量为0.5～10.0g。尿中葡萄糖阳性常是诊断本病的首发线索。糖原沉着症Ⅰ型患者可排出大量葡萄糖而导致低血糖发生。

3.磷酸盐尿和骨病　尿中磷酸盐丢失是范科尼综合征的重要特征之一，患者有肾小管磷重吸收减少和低血磷。儿童主要表现为佝偻病和生长迟缓，成年人表现为骨痛、骨软化、骨质疏松和自发性骨折等。在骨髓瘤引起的范科尼综合征中，骨病表现尤为突出，可因骨软化而致骨痛、触痛、假性骨折和Milkman综合征等。低血磷是引起骨病的主要原因，慢性酸中毒和维生素D代谢异常也参与骨病的发生。血磷含量、尿磷重吸收率及GFR比值（TmP/GFR）可明确诊断。

4. **肾小管性酸中毒**　本病患者远端肾小管酸化功能正常，但由于近端肾小管重吸收碳酸氢盐障碍，常伴有Ⅱ型肾小管性酸中毒，表现为高氯性代谢性酸中毒，必要时应补充大量碱剂。患者血清$HCO_3^-$浓度常为12～18mmol/L。合并肾结石或长期低血钾患者，远端肾小管受累引起Ⅰ型肾小管酸中毒，尿pH常为＞6.5～7.0。

5. **低钠和低钾血症**　尿钠大量丢失引起低血压、低血钠和代谢性碱中毒，需补充氯化钠以改善症状。近端肾小管钠重吸收减少，运输到远端小管的钠增多，激活RAAS，引起继发性失钾，导致低钾血症，需适当给予补钾治疗。

6. **烦渴**　多饮多尿、烦渴多饮和脱水是本病的突出症状。多尿常因渗透性利尿所致或由于低血钾导致远端肾小管和集合管受损，引起肾小管浓缩功能障碍。

7. **蛋白尿**　常可检测到少量低分子量肾小管性蛋白尿，如尿中出现$β_2$-微球蛋白等，又如合并肾病综合征可有大量蛋白尿。

8. **高尿钙**　本病患者常有高尿钙，由于同时存在多尿，很少发生肾结石和肾钙化。高尿钙发生机制不明，可能与近端肾小管参与钙重吸收的蛋白质再循环异常有关。

9. **低尿酸血症**　因尿酸丢失过多引起低尿酸血症，由于多尿、尿pH升高，一般无尿酸结石形成。

10. **肾衰竭**　遗传性者可因未及时采取有效的治疗措施，较早发生肾衰竭而死亡。获得性者因原发病因不同而有差异，如继发于浆细胞病的范科尼综合征，50%患者可发生肾衰竭，其发病率明显高于其他原因引起者。

【诊断要点】　本病是一种症候群，由于不同的病因最终造成肾近曲管转运功能障碍，影响葡萄糖、蛋白质、氨基酸、尿酸盐、磷酸盐及碳酸氢盐的重吸收，造成血液生化的改变（酸中毒、低钠血症、低钾血症、低钙血症和低磷血症等），尿液检查为碱性尿、糖尿、肾小管性蛋白尿及氨基酸尿，临床表现为生长发育迟缓、肌无力、肢体疼痛、食欲减退、佝偻病、多发性骨折等。

【鉴别诊断】 FS应与以下疾病相鉴别。

1.低血磷性抗维生素D性佝偻病 本病由于肾小管重吸收磷酸盐减少，造成血磷下降，尿磷增多，钙磷乘积下降，骨质不能钙化。遗传学表现为X性联显性遗传。单纯口服磷替代治疗不能完全改善骨病，必须同时用1,25（OH）$_2$D$_3$治疗才能纠正骨软化。

2.维生素D依赖性佝偻病 常为染色体隐性遗传病，发病时间从生后数月起，常伴有肌无力。早期可出现手足搐搦症。由于缺乏1α-羟化酶，不能合成1,25（OH）$_2$D$_3$，以低血磷、低血钙及氨基酸尿为特征。对维生素D$_2$、维生素D$_3$均有抵抗，治疗需加大维生素D$_2$剂量至生理剂量1000倍才有效。

【诊疗要点】

1.对因治疗 继发性者着重去除病因，如重金属中毒和药物损害等应防止继续接触毒物并促进毒物排泄；遗传代谢病可通过饮食限制以减少代谢性毒物沉积。部分患者通过上述治疗，病情有明显好转。

2.对症治疗

（1）酸中毒：根据碳酸氢根丢失情况补充碱剂2～10mmol/（kg·d），可用碳酸氢盐、枸橼酸盐或乳酸盐等，分次给予4～5次/天，以血中碳酸氢根水平恢复正常为标准。补钠和纠正酸中毒可加重低血钾，低血钾时应同时注意补钾2～4mmol/（kg·d）。

（2）多尿：去除病因如低血钾等，酌情补足含盐液体（钾、钠和钙等），防止脱水。

（3）低血磷和骨病给予中性磷酸盐1～3g/d，分5次口服，如有腹泻或腹部不适可减量；补磷可加重低血钙及骨病，应并用维生素D以防治骨病。口服维生素D50 000～100 000 U/d或1,25（OH）$_2$D$_3$ 0.25μg/d，2～3次/天，根据病情甚至可更大剂量，减少尿磷廓清，提高血磷水平。维生素D应从小剂量开始逐渐加至足量。为防止肾钙化，应监测血钙和尿钙排量，尿钙以不超过正常排量为妥。

（4）低尿酸血症、氨基酸尿、葡萄糖尿和蛋白尿一般无须治疗。

（5）肾衰竭：需透析或肾移植治疗。

（师小娟）

# 第四节　巴特综合征

巴特综合征（Bartter syndrome）是以低血钾性碱中毒为临床特征的失钾性肾小管性疾病，因1962年Bartter等首次报道2例而得名。本病患者女性稍多于男性，5岁以下儿童多见。低血钾症状较突出，其他症状主要包括烦渴、多尿、乏力、生长发育迟缓、呕吐等，临床表现主要为低血钾性碱中毒、血浆肾素活性和醛固酮浓度升高而血压正常。根据发病年龄分为先天型、经典型及成人型。

【病因】　本病主要是常染色体隐性遗传（AR），是由髓襻升支粗段或远端肾小管上皮细胞上的离子通道基因突变引起的临床综合征，迄今已发现5种巴特综合征遗传基因突变。先天型巴特综合征（高前列腺E综合征）中发现呋塞米敏感的$Na^+/K^+/2Cl^-$共同离子通道（NKCC2）的 *SLC12A1* 基因突变，或肾外髓编码内流性电压依赖性钾离子通道（ROMK）的 *KCNJ1* 基因突变。在经典型巴特综合征患儿中，发现$Cl^-$通道（CLC-Kb）的 *CLCNKB* 基因突变。在有耳聋的先天性巴特综合征（高前列腺E综合征）患儿中，发现编码Barttin（上述$Cl^-$通道的β亚基）的 *BSND* 基因突变，也可由$Cl^-$通道CLC-Ka的 *CLCNKA* 基因和CLC-Kb的 *CLCNKB* 基因同时突变引起。

除AR外，巴特综合征还可以由 *CASR* 基因激活突变引起，而表现为常染色体显性遗传（AD）。近来发现位于X染色体上的 *MAGED2* 基因突变也可导致胎儿期羊水增多和出生后巴特综合征，因此，也可出现X连锁遗传。

【病理生理】　肾小球旁器的增生和肥大是巴特综合征的主要病理特点。此外还可见到膜增生性肾小球肾炎、间质性肾炎、肾钙化等病理学改变。

上述的几种离子通道基因突变，导致 $Na^+/K^+/Cl^-/Ca^{2+}$ 在髓襻重吸收减少，钠重吸收减少，前列腺素 $E_2$ 分泌增多，进一步加重氯的丢失，而排泄到远端小管的钾，通过 $Na^+/K^+$ 交换，引起排 $K^+$ 进一步增多，低钾血症更加明显，导致代谢性碱中毒。此外，肾前列腺素产生过多在本病发生中起重要作用。前列腺素 $E_2$ 导致血管壁对血管紧张素 II 反应低下，血管张力减低，肾灌注减少，刺激肾小球旁器代偿性增生肥大，使肾素、血管紧张素和醛固酮分泌增多，排钾增多，加重低血钾。因为血管对血管紧张素 II 反应低下，所以血压正常。

【临床表现】　本病临床主要表现复杂多样，以低钾血症为主。儿童主要表现为多尿、多饮、烦渴、乏力、消瘦、痉挛、呕吐及生长发育缓慢。成人型通常表现为乏力、疲劳、肌肉痉挛，其他较少的症状有轻瘫、感觉异常、遗尿、夜尿增多、便秘、恶心，甚至肠梗阻、嗜盐、直立性低血压、智力障碍、肾钙化、肾衰竭、佝偻病、低镁血症、耳聋等。一些先天性巴特综合征有特殊面容，如头大、额头突出、三角脸、耳郭突出、大眼睛、口角下垂。先天性巴特综合征在胎儿期表现为间歇性发作的多尿，导致妊娠 22～24 周出现羊水过多，需反复抽取羊水，阻止早产。

按临床表现将巴特综合征分为以下几类。

1.新生儿巴特综合征（antenatal Bartter syndrome）　又称先天性巴特综合征、出生前巴特综合征。该型来源于编码 $Na^+/K^+/2Cl^-$ 转运蛋白（NKCC2）的 *SLC12A1* 基因突变和 $K^+$ 通道（ROMK）的 *KCNJ1* 基因突变。本型主要发生在新生儿期，患者伴有宫内胎儿多尿，羊水过多及宫内生长受限等，且胎儿通常早产。发热、感音性神经性耳聋、多尿及呕吐和腹泻导致的脱水是新生儿常见的症状。

2.经典巴特综合征（classical Bartter syndrome）　是由于编码 CLC-Kb 的 *CLCNKB* 基因突变。本型主要好发于儿童或幼年，其临床表现多样，可以只出现轻微的肌无力，也可因尿量增多出现致命的脱水，常见症状有多尿、烦渴、乏力，还可出现肌无力、肌肉痉挛、手足搐搦、生长发育障碍等。实验室检查示尿钙可正常或轻度升高，而无肾钙代谢异常。

3. 新生儿巴特综合征伴感音性耳聋　患儿除了上述新生儿巴特综合征的临床症状外，感音性耳聋为其重要特点。由于患儿的 *BSND* 基因突变，患儿的 TAL 基底膜、髓襻升支粗细段、耳蜗的血管纹边缘细胞及前庭系统壶腹嵴的暗细胞上缺失了一种 Barttin 蛋白，Barttin 蛋白的缺陷导致 2 个 CLC-Kb 异常，因此电解质丢失及临床表现较重的妊娠女性因羊水过多而发病，需反复抽吸羊水以避免早产；生长迟缓明显。由于血管纹边缘细胞与内淋巴的生成有关，CLC-Kb 异常可引起内淋巴性质改变，从而导致感音性耳聋。

4. 巴特综合征合并常染色体显性遗传性低血钙　临床上患儿表现出类似新生儿巴特综合征的症状，并伴有低血钙、高尿钙和低甲状旁腺激素（parathormone，PTH）血症，这与染色体 3q13 的 *CASR* 基因激活突变有关，为显性遗传。

5. Gitelman 综合征　是由于远曲小管（DCT）缺陷，编码 $Na^+$-$Cl^-$ 转运体（NCCT）*SLC12A3* 基因突变引起的，本型好发于青春期儿童或成年人，一般症状不典型，常因出现阵发性疲乏无力或手足抽搐而就诊，多尿及生长发育迟缓较少见，其临床特点是低血钾、低血镁和代谢性碱中毒，尿钾及尿镁可明显升高，尿 $PGE_2$ 排出正常，而尿钙的排出明显减少。

【诊断要点】　①显著低钾血症，常低至 1.5～2.5mmol/L；②高尿钾：＞20 mmol/L；③代谢性碱中毒，血浆碳酸氢根离子（$HCO_3^-$）＞30 mmol/L；④高肾素血症；⑤高醛固酮血症；⑥对外源性升压素不敏感；⑦肾小球旁器增生；⑧低氯血症；⑨血压正常；⑩发现基因突变。

【鉴别诊断】

1. 原发性醛固酮增多症　是由肾上腺皮质增生或肿瘤导致醛固酮分泌增多所致，也会出现明显的低钾血症及其相关症状。醛固酮分泌增多导致血压升高伴血钾降低为最典型的症状，这类高血压对ACEI、ARB等降压药均不敏感，而对醛固酮受体阻滞剂螺内酯敏感；生化检查可见血尿醛固酮均升高，由于血容量增加，RAAS被负反馈抑制，血浆肾素活性及AT-Ⅱ均降低。此外，肾上腺影像学检查发现增生或肿瘤也是本病的主要诊断依据，这也是本病与巴特综合征的主要区别。

2.利德尔综合征　是一种常染色体隐性遗传性疾病。本病主要致病机制为肾小管上皮细胞钠通道过度激活引起$Na^+$-$K^+$交换增加，从而导致尿钾排泄增多，血钾降低，过多的$Na^+$潴留引起血容量增加，进而导致血压升高，血容量增加可抑制RAAS激活，因此血浆肾素活性和醛固酮水平均降低，此类高血压对醛固酮受体阻滞剂无效，但对排钠保钾型利尿剂治疗有效，因此也称为假性醛固酮增多症（表2-3）。

表2-3　巴特综合征和利德尔综合征鉴别要点

| 指标 | 巴特综合征 | 利德尔综合征 |
| --- | --- | --- |
| 遗传方式 | 常染色体隐性遗传 | 常染色体显性遗传 |
| 发病年龄 | ＜5岁，多在婴儿期 | 青少年期 |
| 多饮多尿 | 明显 | 可有，程度较轻 |
| 恶心呕吐 | 有 | 无 |
| 高血压 | 无 | 有 |
| 头痛/惊厥 | 无 | 有 |
| 生长落后 | 有 | 无 |
| 低血钾 | 严重 | 不严重 |
| 代谢性碱中毒 | 严重 | 不严重 |
| 尿钾 | 明显增高 | 增高 |
| 血地诺前列腺酮 | 增高 | 正常 |
| 补充氯化钾 | 需要，剂量大 | 一般需要，普通剂量 |
| 利尿剂 | 选择螺内酯 | 选择氨苯蝶啶或阿米洛利 |
| 其他降压药 | 选择ACEI | 选择钙通道阻滞剂 |
| 预后 | 较差 | 较好 |

3. 肾小管性酸中毒 是肾远端小管泌氢功能障碍和（或）近端小管对 $HCO_3^-$ 重吸功能收障碍所致。远端小管 $Na^+$-$H^+$ 交换减少进而导致 $Na^+$-$K^+$ 交换增加，引起尿钾排泄增多，因此出现高尿钾、低血钾，此外还有一些其他的常见表现，如代谢性酸中毒、低血钙、低血磷、反常性碱性尿（尿 $pH > 6.0$），这些均可以与巴特综合征相鉴别。

4. Gitelman 综合征 与经典巴特综合征临床表现有交叉，均有低血钾、肾性失钾、低氯性代谢性碱中毒，RAAS激活但血压不高。鉴别点主要是发病年龄、是否存在低尿钙及低血镁，以及是否合并生长发育迟缓，基因检测可以明确诊断（表2-4）。

表2-4 Gitelman综合征与经典型巴特综合征的鉴别诊断要点

| | Gitelman<br>综合征 | 经典型巴特<br>综合征 |
| --- | --- | --- |
| 发病时间 | 青少年期或成年期 | 儿童期 |
| 低钾血症 | 有 | 有 |
| 低氯性代谢性碱中毒 | 有 | 有 |
| 高肾素活性 | 有 | 有 |
| 低镁血症 | 有 | 无 |
| 尿钙 | 低 | 正常或高尿钙 |
| 前列腺素E水平 | 正常 | 高 |
| 生长发育迟缓 | 少见 | 有 |
| 病变部位 | 远曲小管 | 髓襻升支粗段 |
| 突变基因 | *SLC12A3* | *CLCNKB* |

5. 其他 如肾素瘤、肾动脉狭窄、自身免疫性干燥综合征、虹膜炎及某些药物如顺铂引起的肾小管损伤等出现的低钾血症（表2-5），可通过病史、临床表现、自身抗体检查、血气分析及影像学等检查加以鉴别。

表2-5　低钾血症常见疾病鉴别要点

| 疾病 | 血压 | 血气 | 肾素水平 | 血管紧张素Ⅱ | 醛固酮水平 |
|---|---|---|---|---|---|
| Gitelman综合征 | 正常或偏低 | 低氯性碱中毒 | 升高 | 升高 | 升高 |
| 巴特综合征 | 正常或偏低 | 低氯性碱中毒 | 升高 | 升高 | 升高 |
| 肾小管酸中毒 | 正常 | 高氯性酸中毒 | 正常 | 正常 | 正常 |
| 原发性醛固酮增多症 | 升高 | 代谢性碱中毒 | 下降 | 正常或下降 | 升高 |
| 肾动脉狭窄/肾素瘤 | 升高 | 正常 | 显著升高 | 显著升高 | 升高 |
| 利德尔综合征 | 升高 | 高钠性碱中毒 | 下降 | 下降 | 下降 |

**【并发症】** 并发智力障碍、生长迟缓、慢性肾衰竭及死亡等。

**【诊疗要点】** 尚无根治方法，临床治疗主要以对症治疗，如纠正低钾血症及代谢性碱中毒为主，维持水电解质平衡并抑制肾小球旁器的增生所致的肾素水平升高及高醛固酮血症，故钾补充剂、醛固酮受体阻滞剂和保钾利尿剂联合治疗已被推荐为巴特综合征患者的首选治疗法（表2-6）。

表2-6　巴特综合征药物选择和临床争议

| 药物 | 使用原理 | 局限性和临床争议 |
|---|---|---|
| 补充KCl | 纠正低血钾 | 低血钾通常持续存在，但不明显 |
| 螺内酯/依普利酮（醛固酮受体阻滞剂） | 保钾利尿剂（帮助纠正低血钾） | 低血钾导致醛固酮水平更低；螺内酯使用可能导致男性乳房发育 |
| 阿米洛利（eNaC阻滞剂） | 保钾利尿剂（帮助纠正低血钾） | 是否比螺内酯和依普利酮能更好的提高血钾，并逆转代谢性碱中毒 |

续表

| 药物 | 使用原理 | 局限性和临床争议 |
|---|---|---|
| ACEI 和 ARB | 纠正低血钾，如果有蛋白尿可减少蛋白尿 | 慎用，因为有低血压和急性肾损伤风险 |
| NSAID（非甾体抗炎药物） | 减少尿容量，进一步纠正低血钾 | 胃肠道反应，潜在肾毒性，尚无法确定哪一种非甾体抗炎药物疗效最好或不良反应少，是在学龄期逐渐停药还是终身维持，以及无法确定产前治疗的利弊 |

1.维持水电解质平衡　患者需要终身补电解质及维持水电解质平衡，这是所有巴特综合征患者必不可少的治疗措施，尤其是肌肉无力、心律失常和便秘的患者严重时需要进行静脉输注。低钾血症常推荐的治疗方法是口服或静脉补钾。在低血容量或细胞外液损失情况下肾功能显著降低，可能会造成低钾血症突然转为高钾血症，临床需要注意。有持续性低镁血症者，可口服氯化镁。

2.保钾利尿剂（醛固酮受体阻滞剂）　螺内酯可拮抗醛固酮活性，减少尿钾排泄，从而升高血钾，但具有抗雄激素的不良反应，如男性乳腺发育、多毛症及月经紊乱等，在青少年及年轻人中应用需谨慎，剂量一般为3mg/（kg·d）。选择性醛固酮受体阻滞剂依普利酮的不良反应相对较少。此外，醛固酮受体阻滞剂有促进肾排钠和利尿的作用，需注意补充钠盐，并警惕低血压的发生。

3.ACEI和ARB　对于有症状的低钾血症治疗，可以考虑使用干扰RAAS的药物，如ACEI、ARB或直接肾素抑制剂，有助于降低血管紧张素Ⅱ和醛固酮水平，减轻蛋白尿并增加血钾水平，要密切监测肾功能和血压。优先选择ACEI类药物，如卡托普利、依那普利等，卡托普利口服剂量为1mg/（kg·d），剂量应由小到大渐增，最大剂量为6mg/（kg·d），分3次空腹时服用，需要注意低血容量不良反应。

4. 非甾体抗炎药（NSAID）　为环加氧酶（COX-1）抑制剂，包括阿司匹林、吲哚美辛及布洛芬等，其中吲哚美辛剂效果最好，用量可以高达 $2 \sim 3mg/（kg \cdot d）$[一项研究的平均值为 $2.1mg/（kg \cdot d）$]，以抑制前列腺素合成酶，拮抗尿 $PGE_2$ 水平升高。

【预后和预防】　先天性巴特综合征症状重，1/3 有智力障碍，可因脱水电解质紊乱及感染而死亡。巴特综合征大多有生长迟缓，经典型巴特综合征中约25%发展成慢性肾功能不全。低龄死亡患者多在1岁以下，主要死于脱水、电解质紊乱或反复感染，年龄较大的儿童及成年人多死于慢性肾衰竭。

（常　波）

## 参 考 文 献

韩玥，林毅，孙清，等，2017. 中国16例巴特综合征基因突变分析和治疗随访研究. 中华肾脏病杂志，33（8）：573-581.

黄文彦，孙蕾，2015. 儿童先天/遗传性肾小管疾病诊断与治疗现状. 中华实用儿科临床杂志，30（17）：1285-1289.

邵怡，王安平，王先令，等，2017. 肾小管酸中毒的诊疗进展. 国际内分泌代谢杂志，37（1）：56-58.

杨梦丝，彭韶，2014. Bartter综合征的研究进展. 医学与哲学，35（5B）：64-66.

周建华，2018. Bartter综合征和Liddle综合征. 中华实用儿科临床杂志，33（17）：1289-1292.

周美央，梁华，2007. 巴特综合征研究进展. 国际泌尿系统杂志，27（1）：124-129.

Gitelman综合征诊治专家共识协作组，2017. Gitelman综合征诊治专家共识. 中华内科杂志，56（9）：712-716.

# 第三章

# 肾血管性疾病

## 第一节　左肾静脉压迫综合征

【病因】　左肾静脉压迫综合征又称胡桃夹综合征（NCS），任何可导致左肾静脉受压的因素均可引起胡桃夹综合征，常见原因包括腹膜后脂肪组织减少及肠系膜上动脉和腹主动脉之间夹角过小。

【病理生理】　正常情况下，左肾静脉在腹主动脉和肠系膜上动脉之间穿行注入下腔静脉。大多数情况下，肠系膜上动脉呈一定角度（80° ~ 190°）从腹主动脉发出，肠系膜上动脉起源处和左肾静脉有2 ~ 4mm的距离，与腹主动脉之间有0.6 ~ 2.6cm的距离，向下走形时腹主动脉和肠系膜上动脉之间的夹角为19.4° ~ 70.7°。正常情况下，两者之间有脂肪、腹膜、神经纤维丛和淋巴结填充，因而左肾静脉不易受压。于青春期儿童，身长速增、椎体过度伸展、体型急剧变化等情况下，夹角变窄，左肾静脉受压，引起血流动力学变化，其重要后果之一即左肾出血，可以引起以下表现。

1.血尿　左肾静脉高压引起输尿管周围静脉、生殖脉扩张、淤血，与尿液收集系统发生异常交通，或肾盏穹窿部静脉壁变薄破裂导致血尿的出现。

2.直立性蛋白尿　目前尚不能明确蛋白尿发生的具体机制。有研究认为患者直立时内脏下垂，AA与SMA之间的夹角变小，LRV受到挤压，静脉压高促使肾小球滤过蛋白增加，超过肾小管重吸收能力引起蛋白尿。

3. 疼痛　由于左肾静脉高压，使相关静脉回流障碍，淤血引起炎症反应。

4. 生殖静脉出现的症状　左肾静脉高压，静脉血回流障碍，引起生殖静脉压力升高。

5. 慢性疲劳综合征　由于RAAS受左肾静脉高压、血液回流障碍的影响而活性降低；同时因为左肾静脉受压影响了肾上腺静脉的回流，导致肾上腺髓质充血，改变了交感神经活性及儿茶酚胺水平。

【临床表现】

1. 血尿　在剧烈运动、感冒等诱因下，出现反复无症状性的肉眼血尿或镜下血尿。尿红细胞形态检查为非肾小球性血尿。

2. 直立性蛋白尿　主要表现为平卧位后尿蛋白为阴性，直立位或运动后尿蛋白为阳性。

3. 疼痛　多为腹痛或腰部疼痛，可放射到臀部，是生殖腺静脉系统疼痛综合征的一种表现。小儿可诉腹痛并常喜俯卧位。

4. 生殖静脉出现的症状　男性通常表现为左侧精索静脉曲张，女性则由于生殖静脉曲张出现不同程度的腰痛、盆腔不适和月经增多，甚至出现以慢性疼痛为主要症状的盆腔淤血综合征。

5. 慢性疲劳综合征　表现为非持续劳动所致的、无明显原因的一种持续或反复的慢性疲劳，一般有明确起因，疲劳不为休息所缓解，以致其原来具有职业的、教育的、社会的乃至个人活动能力下降，儿童一般不能坚持上学。

【诊断要点】　①尿红细胞形态分析示非肾小球源性血尿；②尿中钙排泄量比正常（Ca/Cr＜0.20）；③膀胱镜或输尿管镜证实左输尿管口喷血；④肾活检为正常或轻微病变；⑤腹部彩超、CT或MRI表现为左肾静脉受压、扩张；⑥肾静脉造影示左肾静脉回流障碍，左肾静脉与下腔静脉压力梯度＞4mmHg以上；⑦排除其他可能引起血尿的病因，如肿瘤、结石、结核、凝血功能异常、中毒和肾小球疾病等。

【鉴别诊断】　NCS与原发性肾病虽有许多相同之处，但也可以区分。

1.患者若出现单纯血尿、单纯蛋白尿或者血尿合并蛋白尿，尤其是瘦高体形，可行左肾静脉彩色多普勒超声检查，以确定有无胡桃夹现象。

2. NCS和原发性肾病都会出现血尿、蛋白尿等临床表现，但前者多是发作性血尿、直立性蛋白尿，而后者多是持续性血尿和蛋白尿。

3.注意区分血尿的来源，是由左肾静脉压迫引起还是因肾器质性疾病所致。可根据尿红细胞位相检查结果进行分析，若血尿正常形态红细胞比例高，说明血尿的主要原因为左肾静脉压迫，所致若以异常红细胞为主，说明为肾病。

4. NCS合并原发性肾病较常见，临床上多见于血尿合并蛋白尿者、肾小球性血尿病史较长者。

【诊疗要点】

1.保守治疗　适用于临床症状不严重者。与青春期发育变化有关，大多患病儿童、青少年，随着年龄增长，身体发育的完善，左肾静脉受压情况可随着侧支循环的建立及肠系膜上动脉起始部周围脂肪等结缔组织的增加得到缓解，淤血状态得以改善，无须任何治疗，只需定期复检。若经肾活检发现NCS合并肾病，则需针对肾病制订相应的治疗方案。

2.手术治疗

（1）适应证：①经过2年以上观察或内科对症支持治疗症状无缓解或加重者；②出现并发症，如腰酸、头晕、乏力；③有肾功能损害，排除其他原因者。

（2）常见手术方式有：①肠系膜上动脉移位术；②自体肾移植术；③左肾静脉下移与下腔静脉端侧吻合术；④其他手术方式：人工左肾静脉血管、自体大隐静脉旁路术、下腔静脉转流术、卵巢静脉下腔静脉端侧吻合术；⑤左肾静脉血管外支撑术。

随着医学技术的发展，介入治疗（主要方法为选择性左肾静脉置管）以其创伤小、操作简单、术后恢复快优点，正逐渐被医生及患者的青睐。

【预后和预防】 对胡桃夹综合征的治疗目的一方面是预防肾损害的发生，另一方面是改善症状，缓解患儿痛苦。根据病情确定治疗方案，绝大多数患儿保守治疗可恢复，但病情严重者需手术干预。

（张雁行）

# 第二节　肾动脉狭窄

【病因】 肾动脉狭窄的病因可分为2类：动脉粥样硬化性肾动脉狭窄及非动脉粥样硬化性肾动脉狭窄。目前报道的大多数肾动脉狭窄（renal artery stenosis）是动脉粥样硬化所致，多见于有各种心血管危险因素的老年人。儿童肾动脉狭窄以非动脉粥样硬化性为主，包括大动脉炎、纤维肌肾动脉性发育不良（fibromuscular dysplasia，FMD）、血栓、栓塞、主动脉夹层累及、外伤、先天性肾动脉发育异常、结节性多动脉炎、白塞病、放射治疗后瘢痕、周围组织肿瘤及束带压迫等，以大动脉炎和FMD最为常见。

【病理】

1.肾实质

（1）急性改变：主要在叶间动脉和肾内小动脉壁内膜增生使管腔缩小，动脉管壁及周围有局灶性的坏死区，其中有大量纤维素，内膜下增生使小动脉堵塞，以后肾小球萎缩并为胶原所取代。

（2）慢性改变：见于长期的持久性高血压。肾的小动脉，特别是入球小动脉发生硬化，肾单位缺血、萎缩，可形成小动脉性肾硬化，管腔狭窄或闭塞，肾缩小，变硬，表面凹凸不平，形成细颗粒肾。

2.肾小球旁器 肾动脉狭窄导致肾缺血，肾内压降低，近球细胞数增加，细胞内颗粒增加，肾素分泌增多，全身血压升高，非狭窄侧肾的肾内压增高，近球细胞数减少，细胞内颗粒减少。

3.肾血管

（1）大动脉炎：急性活动期临床表现通常不明显，可能仅出现乏力、发热、盗汗等，易被忽视。而后因继发变态反应激发大动脉及其主要分支炎性病变，累及肾动脉开口时，可引起继发性高血压。肾动脉狭窄多位于开口处1cm左右的范围内，不会侵犯其他分支，并多为双侧狭窄。

（2）肾动脉纤维肌性结构不良：病理特征为动脉中膜纤维肌性成分的增生，同时伴有动脉壁变薄及夹层化。受累的动脉壁病变形式多样，有的表现为狭窄，有的则形成动脉瘤。肾血管病变部位一般在肾动脉开口的近距离内或动脉主干的中、远端，不累及主动脉，有时可延伸到肾动脉肾内分支，多呈局限性狭窄（单发或多发）及狭窄后的动脉扩张。有的呈典型的"串珠状"改变，其分布呈局灶性、多灶性或管状。

（3）肾动脉先天异常：肾动脉管腔狭窄和内膜增厚。

【临床表现】　主要表现为肾血管性高血压和缺血性肾脏病。

1.肾血管性高血压　以肾动脉狭窄引起者较常见，可发生于任何年龄，已有不少婴儿病例报告，最小者仅为10天，多数为体格检查时发现高血压，临床表现为血压较高，药物不能控制。重症患儿可有高血压脑病，以抽搐为首发表现者高达25%。临床体征上收缩压及舒张压均明显增高，下肢血压高于上肢血压，约50%患儿在肋椎角（costo vertebral angle）可闻及血管性杂音。由于儿童时期肾动脉狭窄以大动脉炎为主，包括川崎病大动脉炎引起的肾动脉狭窄，因此对患有肾血管性高血压患儿需常规测量四肢血压和触摸桡动脉、足背动脉，判断血管搏动是否消失或减弱。

2.缺血性肾脏病　可伴或不伴肾血管性高血压。肾脏病变主要表现为肾功能缓慢进行性减退，由于肾小管对缺血敏感，故常先出现功能减退（出现夜尿多，尿比重及渗透压减低等远端肾小管浓缩功能障碍表现），而后肾小球功能才受损（患者肾小球滤过率下降，进而血清肌酐增高）。尿改变常轻微（轻度蛋白尿，常＜1g/d，少量红细胞及管型）后期肾体积缩小，且两肾大小常不对称（反映两侧肾动脉病变程度不等）。

【诊断要点】　目前学者们认为儿童肾动脉狭窄的首发症状除原发疾病引起外，多和儿童高血压相关。近年来更重视川崎病动脉炎引起的肾动脉狭窄。轻度血压增高患儿常无明显自觉症状，多在体格检查时发现，当血压增高时可有头痛、头晕、恶心、呕吐、易激惹、注意力不集中、出汗、颜面潮红、活动耐力下降、乏力和嗜睡等，严重高血压时甚至出现惊厥、昏迷、视力障碍等高血压脑病症状。由于肾动脉狭窄常引起血压极度升高且常规剂量药物作用不佳，随着病情进展，血压进行性升高，出现心、脑、尤其是患侧肾损害和功能障碍，出现相应的临床表现。

1.定性筛选检查

（1）超声检查：包括肾B超检查及彩色多普勒血流显像，均为无创伤而实用的筛选检查。

（2）血浆肾素活性（PRA）测定。

（3）血管紧张素Ⅱ测定、肌丙素试验（saralasin test）及卡托普利试验。

2.病变侧的定位　①同位素肾图；②肾显影；③快速连续静脉系造影。

3.确诊检查　①肾动脉造影；②数字减影血管造影（DSA）。

【鉴别诊断】　与肾性高血压和缺血性肾病鉴别。

（一）肾性高血压鉴别

1.肾实质性高血压　可表现为高血压和肾缩小，既往病史及泌尿系统的相关实验室及影像学检查可帮助鉴别。

2.嗜铬细胞瘤　可继发高血压，典型表现为持续性或阵发性加重的高血压，儿茶酚胺及其代谢产物的测定、CT等影像学检查可帮助鉴别。

3.原发性醛固酮增多症　可继发高血压、低钾血症等，病史、内分泌相关检查和影像学检查可帮助鉴别。

4.肾门占位性病变 病变压迫肾动脉时也可以出现高血压，静脉尿路造影、超声检查、CT或MRI可见肾门处呈现占位性病变的影像。

5.原发性高血压 也可表现为持续高血压，但是肾血管相关的影像学检查无血管狭窄的证据。

**（二）缺血性肾病的鉴别**

良性高血压肾硬化症 有高血压病史，一般5～10年才出现肾损害的临床表现。本病常伴有高血压眼底改变，两肾大小相等，功能一致。肾动脉影像学检查未发现肾动脉主干或其分支狭窄。

【并发症】 肾衰竭、一过性肺水肿、急性冠脉综合征、脑梗死、颅内出血、高血压脑病，严重者甚至会导致死亡。

【诊疗要点】

（1）药物治疗：不同病因的药物治疗如下。

1）大动脉炎的初始病因至今尚不清楚，治疗主要针对血管壁非特异性炎症。本病在就诊时炎症可处于活动期或非活动期。如果临床上处于活动期，尤其是在急性期，一般主张积极抗感染治疗。多数指南推荐初始治疗为糖皮质激素。长期泼尼松治疗可能稳定甚至逆转RAS，阻止炎症对肾血管的进一步损伤，有助于改善肾功能，减轻肾血管性高血压。

2）肾血管性高血压的药物降压治疗：药物降压是肾高血压性高血压的基础治疗，可选用的药物有ACEI/ARB、钙通道阻滞剂、β受体阻滞剂等。儿童用药应根据年龄酌情选用。

（2）血管重建治疗：外科肾血管重建直视手术的方法很多，在治疗时应结合具体病情选用最适宜的手术方法。手术方法包括：①动脉内膜剥脱术；②腹主动脉-肾动脉旁路移植术；③脾-肾动脉或肝-肾动脉吻合术；④RAS段切除术加移植物置换术；⑤自体肾移植术。

1）副肾动脉狭窄的血管重建治疗：副肾动脉一般供

血不足该侧肾的1/3,理论上严重狭窄可引起所供肾区的局部血流量减少,肾组织缺血,促进局部肾素合成和释放,引起肾血管性高血压,但由于范围的限制,几乎不可能显著影响肾功能。因此,对直径<4mm、供血范围较小的副肾动脉狭窄,并不建议行血管重建治疗。

2)移植肾RAS的血管重建治疗:移植肾 RAS 多发生于吻合口,相当于单功能肾 RAS。如果狭窄有功能意义,且排除移植肾排异相关的肾功能减退和环孢霉素 A 毒性相关的高血压,建议行介入治疗,首选 PTA,如果影像结果不满意或失败,可直接置入支架。

【预后和预防】 回顾性研究表明,40%～70%的肾动脉狭窄呈进行性发展。9%～15%的患者于28～56个月病变血管完全堵塞,与此同时出现严重视网膜病变及恶性高血压。狭窄血管完全堵塞的危险因素是:①最初血管造影时肾动脉狭窄>75%以上;②超声检查时肾动脉狭窄>60%以上;③血清肌酐水平升高是肾动脉狭窄进展的敏感性指标。

预防的关键是要大力预防和积极治疗引起的肾血管性高血压的原发病。

(张雁行)

# 第三节　肾静脉血栓

【病因】

1.原发性　新生儿多数由感染或胃肠道功能紊乱引起脱水所致,其他如低容量、败血症休克、窒息及镰状细胞贫血等也可引起肾静脉血栓。败血症和长期中心静脉置管是新生儿及婴儿RVT的危险因素。也较易发生于患先兆子痫、自身免疫性疾病(尤其是抗磷脂综合征)难产、产前缺氧及糖尿病母亲的婴儿,也可见于小年龄组无明显诱因者。

2.继发性

(1)继发于肾病综合征:多见于单纯性肾病复发后转

为难治性者。

（2）继发于下腔静脉血栓：继发于下腔静脉血栓或肾静脉、下腔静脉因外部肿瘤压迫所致者，如腹主动脉瘤、肾细胞癌及淋巴网状肿瘤等。

【病理生理】　新生儿及婴儿细胞外液相对较多，而肾浓缩功能差，血供较慢，故在血液浓缩、脱水、高凝及高渗状态下，肾灌注压低及双重毛细血管网易形成静脉血栓，特别是在围生期。肾病综合征患儿由于存在高凝状态，加之用呋塞米和糖皮质激素，更易导致肾静脉血栓形成。肾静脉血栓常始于较小的肾静脉，如小叶间静脉，上行直血管及弓静脉，也可见于下腔静脉及肾上腺静脉。可单侧或双侧受累，由主肾静脉向其分支扩延者罕见。肾可见出血性梗死、坏死，晚期可见瘢痕、分叶及挛缩，有时误认为是肾发育不全及慢性肾盂肾炎。有的可见弥漫性肾小球硬化，肾小管萎缩及广泛性髓质破坏伴有含铁血黄素沉积。新生儿可有局灶性机化的血栓。

【临床表现】　主要表现侧腹肿物，肉眼血尿及进行性血小板减少，新生儿及婴儿主要特点是腰部出现一外形光滑，侧面坚硬的肿物，常以右侧为重，发病初期可见肉眼血尿，随之持久性镜下血尿及蛋白尿，部分患儿可有少尿及无尿。其他异常可有发热、吐泻、脱水及代谢性酸中毒、呼吸困难、面色灰白、休克、肿物，常导致进行性肾衰竭、高渗状态及死亡，年龄较大的儿童常继发肾病综合征，急性主肾静脉大血栓栓塞常出现典型症状；而慢性肾静脉小血栓栓塞，尤其是侧支循环形成较好者常无症状，故肾病综合征患儿需及时给予抗凝治疗。

【诊断要点】　危重患儿经病史、症状、体征及实验室检查及影像学异常可确诊RVT。90%的患儿有进行性血小板减少、凝血酶原时间和部分凝血活酶时间延长、血肌酐升高、蛋白尿、血钾升高及代谢性酸中毒。应强调对患儿进行仔细的肾触诊。反复或自发性血栓栓塞的新生儿，应测定父母血栓状态，除外遗传性血栓疾病的危险因素。

【鉴别诊断】　须依赖病史、临床特点和实验室检查来确定。可触及肾，伴或不伴有血尿时，应注意鉴别肾胚瘤、肾盂积水、多发性肾囊肿及腹膜后出血等。

【并发症】　病程迁延者发展为慢性肾功不全，可并发高血压，肾上腺出血、动脉缺血性梗死，肺栓塞，可并发肾衰竭、高渗综合征等。

【诊疗要点】

1.一般疗法：应注意保温，给氧及控制感染。

2.纠正水电解质紊乱：应注意纠正酸中毒，但要避免给钠和水过多。

3.治疗尿毒症。

4.抗凝治疗

（1）肝素：为首选药，剂量为每次100U/kg，1～2次/天，加入葡萄糖100～200ml中静脉滴注，1个疗程为1～2周，不同年龄酌情调整用量。

（2）蝮蛇抗栓酶：可降低血液黏稠度，抑制血小板凝聚，改善微循环，剂量为0.25～0.5U溶于5%葡萄糖溶液100ml中缓慢静脉滴注，1次/天，3周为1个疗程。

（3）华法林：与肝素有同样的抗凝作用，长期应用可溶解纤维蛋白，增加AT-Ⅲ浓度，可用于需长期抗凝者。

5.纤溶治疗：急性者可给纤溶酶原激活剂即尿激酶或链激酶治疗，可于起病后3天内静脉滴注或经肾血管插管直接给药，可溶血栓，改善肾功能，增加尿量，尿激酶用量2万～5万U溶于葡萄糖溶液200ml中静脉持续输入，1次/天，14天为1个疗程，链激酶作用不如尿激酶，且可有过敏反应，故少用。

6.抗血小板凝聚药

（1）双嘧达莫（潘生丁）：用量为3～5mg/（kg·d）。

（2）阿司匹林：小儿用量为1～3mg/（kg·d）。

7.手术治疗：小儿急性期不宜手术，如2个月后肾功能仍不改善或出现恶性高血压者方可手术，婴儿可等待至4～6个月时做选择性肾切除，多数单侧病变经非手术治疗数天后血尿消失，肾肿胀减轻，但有时会产生严重的氮质血症，这并不表示为不可恢复性病变，应行肾静脉造影，如有栓塞应经腹腔入路，切开静脉取出血栓，肾静脉栓塞的急性期不宜做肾切除，应随访检查肾功能恢复情况，如3～6个月后该肾无功能并发生高血压，再行患侧肾切除。

【预后和预防】　本病预后差，在新生儿期如治疗不及时，病死率可高达95%，现采用综合保守治疗病死率已下降至20%以下。但其对预后的影响如下。

1. 肾功能恶化　主要对基础肾病有所影响，急性肾静脉血栓能导致肾功能恶化，蛋白尿加重，使原本对激素敏感的单纯性肾病综合征转化为难治性肾病。

2. 栓塞并发症　成年人肺栓塞较常见，对小儿用核素肺灌注显像发现，合并无症状的肺栓塞者不少见，如能及时诊治，预后尚可改善。

（张雁行）

# 第四章

## 儿童尿路感染

### 第一节　尿路感染

尿路感染（urinary tract infection，UTI）是指尿路存在增生的细菌并引起局部组织侵袭和炎性反应，是儿童常见的感染性疾病之一，仅次于呼吸道感染。在2岁以下婴幼儿中发病率较高，尿路感染的发病率男孩为1.1%～1.8%，女孩为3.3%～7.8%，但对于3个月以下的婴儿，男孩的尿路感染比女孩多，在这个年龄段，男女比例为2:1～5:1。儿童尿路感染通常缺乏典型的临床症状和体征，可无任何尿路感染症状，早期发现及诊断具有一定的难度，容易漏诊。

【病因】

1.感染源　最常见的病原菌主要是肠杆菌科的革兰氏阴性肠道菌，其中80%～85%是由大肠埃希菌引起，其次还有变形杆菌、克雷伯菌、柠檬酸杆菌、摩氏摩根氏菌等肠杆菌。铜绿假单胞菌、革兰氏阳性肠球菌、葡萄球菌和B组链球菌也可引起儿童尿路感染，某些病毒如腺病毒Ⅱ型可以引起出血性膀胱炎，在新生儿或重症监护病房的大龄儿童、免疫功能低下的患儿，以及留置导尿管时间较长的患儿中由念珠菌所致的真菌性尿路感染亦常见。

2.易感因素

（1）婴幼儿的生理解剖特点所致。输尿管相对较长且弯曲，管径相对较宽，管壁肌肉及弹力纤维发育不良，因而易被压扁、扭曲，发生尿流不畅而感染。女婴尿道短，外口暴露，易被粪便污染，是造成感染的因素之一。

（2）婴幼儿尿道局部的抗感染能力差，如上皮的抗病能力、分泌型 IgA 不足，也是促发尿路感染的又一个因素。

（3）各种原因引起的尿流不畅。①先天尿路畸形：肾盂输尿管连接处狭窄、膀胱输尿管反流、后尿道瓣膜、严重尿道下裂、肾盂积水、多囊肾、马蹄肾等。②后天性因素：尿路结石、腹腔肿物或肿瘤压迫尿路造成尿路梗阻等。③各种排尿功能障碍：如神经源性膀胱等。④尿路器械检查、导尿、卫生习惯不良：如更换尿不湿不及时，女孩如厕后从后向前擦、蛲虫感染、解剖异常（如小阴唇粘连）、男孩未做包皮环切均为尿路感染的易感因素。

**【病理生理】**　尿路感染的感染途径有以下四种。①上行性尿路感染：最多见，上行性尿路感染是源于粪便菌丛的细菌移居在会阴，或者未行包皮环切的男孩，致病菌则可源于包皮下的菌丛。肠道菌群经尿道上升侵入尿路并引起无症状菌尿、急性膀胱炎或急性肾盂肾炎，细菌的毒力是决定上行性感染的重要因素。②血行播散性尿路感染：占尿路感染的比例不到1%，通常与败血症有关，特别是由金黄色葡萄球菌引起的感染。感染导致局灶性肾病变，如肾盂肾炎，肾实质脓肿和肾周脓肿。③少数由淋巴通路、邻近器官或组织直接波及。④尿路器械检查及治疗导致。

**【临床表现】**　急性尿路感染是指病程在6个月以内，临床表现因患儿年龄、感染部位的不同存在较大的差异。

1.临床表现

（1）婴幼儿因为缺乏表达能力，临床症状缺乏特异性，包括发热、呕吐、排尿时哭吵、排尿中断、嗜睡、喂养困难、发育落后、黄疸、排尿困难、尿频、遗尿、血尿或尿液浑浊等。新生儿可表现为体温过低、低血压、休克、黄疸。在3个月以下的患儿还可能存在脑膜炎。

（2）年龄较大的患儿则可以表述尿频、尿急、尿痛等尿路刺激症状。

根据尿路感染发病部位可分为上尿路感染和下尿路感染，上尿路感染多指肾盂肾炎，通常全身中毒症状严重而尿路局部症状轻微或缺如。除发热、寒战、腹痛等全身症状外，常伴腰痛和肾区叩击痛。需要注意的是急性肾盂肾炎可并发脓毒症，尤其是有明显尿路异常（如梗阻性疾病或膀胱输尿管反流）的1岁以下的儿童，发热和寒战可能是唯一的症状，需尽早完成血培养。下尿路感染指膀胱炎及尿道炎，以尿频、尿急、尿痛、排尿困难、尿失禁、遗尿和肉眼血尿为主。但是仅根据临床表现和实验室检查难以准确定位，故临床诊断可统称为尿路感染。

慢性尿路感染指病情迁延或反复急性发作超过6个月以上，可伴贫血、生长发育迟缓、高血压、肾功能或尿浓缩功能受损，久不恢复，症状轻重不一，小儿较少见，多合并先天畸形。查体多无阳性发现，需要注意外阴清洁度及是否合并包皮感染，女童外阴炎，与尿路感染相关的畸形及解剖异常，如脊柱裂或骶尾部发育不良、尿道下裂、输尿管开口异常、小阴唇粘连等。

2. 实验室检查

（1）尿液分析：离心尿沉渣每个高倍视野超过5个白细胞（≥5WBC/HPF）被认为是尿路感染的证据。对未离心尿液经革兰氏染色玻片在显微镜下发现任何细菌高度提示尿路感染。

尿液标本最好为清洁中段尿，采集样品后1～2h送检。尿试纸条法中白细胞酯酶及亚硝酸盐阳性同样提示尿路感染。

（2）尿培养：仍然是确诊尿路感染的金标准，通常认为清洁中段尿培养菌落数 $>1\times10^5$/ml可确诊，$1\times10^4\sim1\times10^5$/ml为可疑，$<1\times10^4$/ml为污染。尿液标本收集方法与菌落计数诊断尿路感染的可能性如表4-1。

（3）其他实验室检查：血常规多表现为白细胞总数及中性粒细胞增高，C反应蛋白增高，血清降钙素原在急性上尿路感染多增高，怀疑急性肾盂肾炎的患儿，需做血培养除外败血症。

表4-1　尿液标本收集方法与菌落计数

| 尿液标本收集方法 | 菌落计数/ml | 感染的可能性 |
| --- | --- | --- |
| 耻骨上膀胱穿刺 | $G^-$细菌任何数量 | ＞99% |
| | $G^+$细菌数量＞$1×10^3$ | ＞99% |
| 导尿管收集尿液 | ＞$1×10^5$ | 95% |
| | $1×10^4$～$1×10^5$ | 可能 |
| | $1×10^3$～$1×10^4$ | 可疑，重复尿检 |
| | ＜$1×10^3$ | 无 |
| 清洁尿 | | |
| 男童 | ＞$1×10^4$ | 可能诊断 |
| 女童 | 3次＞$1×10^5$ | 95% |
| | 2次＞$1×10^5$ | 90% |
| | 1次＞$1×10^5$ | 80% |
| | $5×10^4$～$1×10^5$ | 可疑，重复尿检 |
| | $1×10^4$～$5×10^4$ | 症状性：可疑，重复尿检 无症状性：无 |
| | ＜$1×10^4$ | 无 |

3.影像学检查　影像学检查目的在于：①辅助尿路感染定位；②检查泌尿系有无先天性或获得性畸形；③了解慢性肾损害或瘢痕进展情况。

常用的影像学检查有泌尿系超声、排泄性膀胱尿路造影（micturating cystourethrography，MCU）、 锝-99m-二巯基丁二酸（$^{99m}$Tc-dimercaptosuccinic acid　DMSA）肾静态显像等。

（1）泌尿系超声：如膀胱壁增厚超过4mm，可以提示膀胱炎；肾盂积水需考虑肾盂输尿管狭窄或膀胱输尿管反流的存在。首次尿路感染均行泌尿系超声检查，需要注意的是泌尿系超声检查需要在膀胱充盈时完成。

（2）DMSA：目前为评估急性肾盂肾炎、肾瘢痕形成或反流性肾病的方法。急性期DMSA检查可应用于评估是否需要进一步进行MCU检查，如检查结果异常，提示上尿路感染，需尽早完成MCU检查。急性感染控制后6个月复查DMSA，发现仍异常，则考虑肾瘢痕形成。

（3）MCU：是确诊膀胱输尿管反流的方法及分级的金标准。MCU应在超声提示肾积水或输尿管扩张除外梗阻性疾病，或DMSA提示急性肾盂肾炎、肾瘢痕，或尿路感染复发，以及其他非典型或复杂的临床情况时完善。如果泌尿系超声与DMSA结果均未见异常，则可密切随访观察，如有感染再次发作需考虑完善MCU检查。

《儿童泌尿道感染诊治循证指南（2016）》对不同年龄儿童影像学检查推荐的流程如下。①≤2岁患儿：首次发热性尿路感染，建议完善泌尿超声及DMSA检查。如果泌尿系超声或DMSA检查结果异常，或是不典型尿路感染表现，建议在急性感染控制后进一步行MCU检查。如果泌尿超声与DMSA结果均未见异常，则可密切随访观察，如有感染再次发作需考虑完善MCU检查。②＞2岁患儿：首次发热性尿路感染，一般患儿完善泌尿超声即可；若超声异常，或临床表现不典型，或抗菌药物治疗48h无明显好转者，则建议按上述≤2岁者完善相关影像学检查。

【诊断要点】　主要包括四个方面：①确定尿路感染；②确定感染源；③确定感染部位；④明确是否合并尿路畸形。

1.儿童尿路感染症状隐匿或不典型，需保持对尿路感染的警觉性，本病并不少见，详细询问病史，从不典型表现中发现尿路感染的可能。

2.尿试纸条法白细胞酯酶及亚硝酸盐阳性提示尿路感染，需进一步完善离心尿沉渣镜检，每个高倍视野超过5个白细胞（≥5WBC/HPF）高度提示尿路感染。

3.清洁中段尿培养通常菌落数＞$1\times10^5$ CFU/ml可确诊，$1\times10^4$ ～ $1\times10^5$ CFU/ml为可疑，＜$1\times10^4$ CFU/ml为污染。

4.感染中毒症状重，降钙素原升高，多提示上尿路感染，下尿路感染多以尿路刺激征为主。急性期行DMSA检查可以确定是否为急性肾盂肾炎。

5.查体主要注意是否合并与尿路感染相关的畸形及解剖异常。

6.上尿路感染反复发生需行MCU检查，以确定膀胱输尿管反流及分级。

【鉴别诊断】

1.肾结核　多继发于其他器官的结核感染，结核杆菌累及肾，在肾实质形成多发小结核灶，典型表现有血尿、脓尿和膀胱刺激症状。但该病起病缓慢，有结核中毒症状，PPD试验呈阳性，尿液中可找到结核杆菌，肾盂造影有肾盂、肾盏破坏，需抗结核治疗或外科手术切除病灶。

2.皮肤黏膜淋巴结综合征　又名川崎病。本病有高热，白细胞及中性粒细胞计数增高，C反应蛋白增高，尿中可出现白细胞，但数量不多，在发病初期需与急性上尿路感染鉴别，但本病还伴有皮疹、黏膜充血、手足硬肿等其他临床表现，尿培养阴性可以鉴别。

3.嗜酸细胞性膀胱炎　与变态反应有关，以嗜酸性粒细胞浸润膀胱壁全层为特征，临床表现为尿急、尿频、尿痛、血尿、下腹痛，易与尿路感染混淆，影像学检查多表现为膀胱壁弥漫性或不规则增厚，也可表现为膀胱肿块，严重者可有肾积水。可做膀胱组织活检确诊，治疗包括应用抗组胺类药及非甾体抗炎药。

【并发症】

1.肾脓肿　是尿路感染的罕见并发症。肾皮质脓肿通常是身体其他部位感染引起的血源性扩散的结果，肾髓质脓肿可能与上行性尿路感染异常有关。肾周脓肿的特征是在肾囊和肾筋膜之间的感染。这些脓肿通常是肾内脓肿破裂，并将感染传播到肾间隙，也可能是肾周其他器官感染累及肾。肾脓肿的临床表现通常是隐匿的，非特异性的。发热、恶心、呕吐、腹痛和局部腹痛是最常见的症状。可通过肾超声或计算机断层扫描对肾脓肿进行诊断。其治疗方法是根据患者的临床状况，在超声引导下对脓肿进行外科引流，或进行3周或更长时间的抗生素治疗。

2.肾瘢痕　急性肾盂肾炎有可能引起肾小管间质损害、

局部缺血和肾实质瘢痕形成，可以使用DMSA，肾瘢痕形成与VUR的严重程度呈正相关，早期有效治疗急性肾盂肾炎可预防急性肾实质损害。

3.慢性肾脏病　反复的肾盂肾炎导致肾实质损害及肾瘢痕增加，可逐渐导致肾功能不全甚至肾衰竭，继而出现高血压、贫血、生长发育不良等并发症。

【诊疗要点】　治疗的目的是根除病原体、控制症状、去除诱发因素和预防再发。

1.一般治疗　急性期需鼓励患儿多饮水，注意尿道口周围卫生，及时更换尿不湿，改善便秘。

2.抗感染　治疗目的是：①清除感染；②预防脓毒症；③减少急性感染肾损害的可能性。

选择抗菌药物的原则是细菌敏感度高，抗菌谱窄，患者对药物的耐受性及不良反应小。

抗菌药物最好根据尿培养及药敏试验结果进行选择，同时结合临床疗效；在药敏结果出来之前，采取经验性的初始治疗，选择尿液浓度高，对肾功能损害小的药物，二代以上头孢菌素、氨苄西林或克拉维酸盐作为治疗尿路感染的最初经验用药。上尿路感染的治疗疗程为10～14天，小年龄组口服抗生素困难者选择静脉抗菌治疗，或先静脉输注后改为口服药物治疗。下尿路感染可口服敏感抗生素治疗，疗程分为标准疗程（7～14天）和短疗程（2～4天），根据患儿情况进行选择。抗菌药物治疗48h后需评估治疗效果，若抗菌药物治疗48h后未能达到预期的治疗效果，需重新留取尿液进行尿培养检查。如果高度怀疑为产超广谱β-内酰胺酶的病原菌感染，可以选用用碳青霉烯类或头孢霉素类抗生素。对于真菌性感染，选用两性霉素B或氟康唑进行抗真菌治疗。无症状菌尿的患者无须接受抗生素治疗，但是要临床监测，有症状时需重新评估并治疗。

3.去除诱发因素　对于反复复发的尿路感染，需去除感染的易感因素，如比较严重的VUR和Ⅳ、Ⅴ级可能需要外科干预，神经源性膀胱需清洁间断导尿，对于具有包茎并反复包皮感染的男童，应考虑早期切除包皮治疗等。

**【预后和预防】**　急性尿路感染预后好，反复复发肾盂肾炎及慢性尿路感染如不能清除易感因素，导致肾瘢痕逐渐增多，肾功能下降甚至终末肾。慢性肾盂肾炎和反流性肾病是儿童ESRD的原因之一。对于反复性尿路感染合并VUR，可在控制急性发作后予以预防性抗菌药物治疗，从而减少尿路感染的反复发作。选择敏感抗菌药物治疗剂量的 $1/4 \sim 1/2$，睡前顿服，首选呋喃妥因或复方磺胺甲噁唑。若婴儿服用呋喃妥因伴随消化道不良反应剧烈者，可选择阿莫西林克拉维酸钾或头孢克洛类药物口服。如果患儿在接受预防性抗菌药物治疗期间出现了尿路感染，需换用其他抗菌药物而非增加原抗菌药物剂量。抗菌药物预防的持续时间取决于患者的年龄，VUR的严重程度，尿路感染的发生频率及肾瘢痕形成的程度。

（许咏青）

# 第二节　儿童膀胱输尿管反流和反流性肾病

膀胱输尿管反流（vesicoureteral reflux，VUR）是指尿液从膀胱异常逆流至肾。VUR分为原发性和继发性两种，原发性VUR是指仅有膀胱输尿管连接部解剖结构发育异常，最常见的原因是膀胱壁内黏膜下的输尿管长度缩短导致。继发性VUR指继发于各种其他疾病导致的VUR。有研究显示VUR男女发病率无性别差异。VUR的患病率占健康人群的1.3%，但在尿路感染的儿童中发病率明显增高，为 $8\% \sim 50\%$，在患尿路感染的新生儿和婴儿中，VUR的发生率更是高达 $36\% \sim 49\%$。大多数尿路感染后诊断出患有VUR的儿童是女孩，但6个月以下的婴儿没有性别差异。VUR和上尿路感染，两者共同引起肾损伤，导致肾瘢痕形成，称为反流性肾病（reflux nephropathy，RN）。RN可能表现为高血压、蛋白尿、慢性肾病（chronic kidney disease，CKD），甚至终末期肾病（end-stage renal disease，ESRD）。保守治疗包括长期小剂量抗生素预防，密切监测尿路感染复发及肾功能，监测肾瘢痕，直至VUR消退。高级别的VUR，尽管进行了抗生素预防治疗但仍有尿路感染复发，需行外科干预。

**【病因和病理生理】**　正常情况下，进入膀胱的输尿管，向下向内斜穿过膀胱逼尿肌，输尿管的远端位于膀胱黏膜下，输尿管开口由肌肉筋膜鞘组成，称为瓦氏鞘（Waldeyer），起到单向瓣膜作用。排尿时膀胱压力增高，压迫膀胱黏膜下输尿管的远端，将瓦氏鞘压靠在膀胱壁肌肉上，使输尿管口完全关闭，尿液不能向上反流。输尿管在膀胱黏膜下层的长度对于预防VUR至关重要，原发性VUR是输尿管瓣膜机制发育不全，包括膀胱黏膜下输尿管壁肌层发育不全、输尿管过短或水平位、输尿管开口异常、膀胱三角区肌肉组织变薄、无力、瓦氏鞘先天异常等，造成瓣膜功能不全。继发性膀胱输尿管反流是指任何病理过程破坏了连接部的解剖结构或正常功能，导致瓦氏鞘功能紊乱，常见因素有膀胱颈及下尿路梗阻、神经源性膀胱、医源性因素等。

对于RN的产生，目前认为主要有两种机制，一种是反流的尿液冲击造成的肾损伤，这通常会导致肾发育异常，这种形式的肾瘢痕也称为先天性RN，可见于胎儿期，在高级别VUR的婴儿中更为常见，男性占多数，这也可以解释某些VUR在没有发生尿路感染的情况下也可造成RN。另一种机制是VUR和重复性尿路感染（所谓的获得性RN）的共同作用，导致肾炎症和永久性瘢痕形成。该瘢痕更常见于肾两极，存在高等级VUR时，肾损害的风险最大。

**【病理】**　肾瘢痕形成过程可能需要数年时间，肾损伤在肾两极更常见，有肾髓质和肾皮质损伤，表现为局部慢性炎症、肾小管损伤、成纤维细胞活化和间质纤维化，由于超滤和高血压，导致蛋白尿、肾单位减少和进行性肾功能减退。

**【临床表现】**

1.临床表现

（1）VUR本身通常无症状，多于以下情况被发现。

①通过常规筛查尿路感染患儿，发现反流患儿；②胎儿及新生儿期超声发现肾积水，在出生后诊断膀胱输尿管反流；③对反流患者无症状同胞筛查及对膀胱排空功能紊乱患儿的筛查发现。先天性肾积水（congenital hydronephrosis）是指在产前及生后早期通过超声等筛查发现的肾集合系统扩张，膀胱输尿管反流是先天性肾积水的原因之一，占10% ～ 40%，在对胎儿的肾进行超声检查的过程中，如果有单侧或双侧肾盂积水不能除外VUR。当胎儿肾盂前后径大于5mm时，提示有VUR可能。直径大于10mm提示高级别VUR。在有胎儿肾盂扩张的新生儿中，多达13% ～ 22%会发生VUR，男孩和早产儿发病率更高。大多数Ⅰ～Ⅲ级和单侧VUR 1年内可自行缓解，尿路感染的发生率也低。而Ⅳ级和Ⅴ级则大多不缓解。男孩可能因后尿道瓣膜或尿道括约肌协同失调导致的膀胱内压力升高发生反流，后者会随着年龄的增长反流改善。有报道指出VUR患儿的同胞中VUR的发生率为32% ～ 45%，但其中75%无症状，肾损害的发生率也较低，大多数Ⅰ级和Ⅱ级VUR可自发缓解。多数VUR于尿路感染后被发现，特别是在患复杂性或上尿路感染的新生儿和婴幼儿中。儿童尿路感染的症状多不典型，应加强警惕性，避免漏诊。VUR的诊断通过排泄性膀胱尿道造影完成（voiding cystourethrography，VCU）。但不应该把VCU作为首次发热性尿路感染后的常规检查，应从泌尿系超声检查开始，在患有复杂的尿路感染或超声检查异常才进行VCU。VUR伴有尿路感染的患儿可能伴有排尿或排便功能障碍（dysfunctional elimination syndrome，DES），如白天漏尿、尿急、尿频、便秘或大便失禁，排尿障碍可能使尿路感染复发，使VUR加重或延迟缓解，增加肾瘢痕。便秘导致膀胱和膀胱颈部受压，膀胱存储压力增加和残余尿量增加，造成尿失禁、膀胱过度活动症、排尿功能障碍、膀胱过度扩张、排尿不畅、尿路感染反复和VUR恶化。

（2）反流性肾病的临床表现：反流性肾病最常见于患有急性或慢性肾盂肾炎的患者，肾盂肾炎后肾瘢痕形成的风险是5%～10%。但是，在患有尿路感染合并VUR的儿童中，肾瘢痕形成的发生率高达30%～56%。另外，临床症状无特异性，留取尿液标本困难，尿路感染延迟治疗，复发性尿路感染和细菌毒力均增加了儿童RN的风险。合并发热性尿路感染是RN的高危因素。有证据表明某些遗传因素增加了RN易感性，如血管紧张素转化酶基因多态性。RN的临床表现多种多样，包括复杂性的尿路感染、高血压、蛋白尿、局灶性节段性肾小球硬化症（FSGS）、尿液浓缩功能缺陷、高钾血症、酸中毒和各种症状的CKD。高血压和蛋白尿是最常见的并发症。有研究表明从诊断RN到高血压出现可能需要8年。RN患者的低分子量蛋白尿排泄增加，如$\beta_2$-微球蛋白、视黄醇结合蛋白、$\alpha_1$-微球蛋白和N-乙酰基-$\beta$-D-氨基葡萄糖苷酶。尿白蛋白排泄增加与肾损害的程度呈正相关。FSGS可发生于RN，局灶性坏死部分发生在肾的非瘢痕部位或单侧RN的正常对侧肾并逐步进展，严重或大量蛋白尿提示继发FSGS可能，如果肾大小正常且诊断不确定，则可以通过肾活检证实。

2. 实验室检查

（1）蛋白尿是反流性肾病的标志，蛋白尿可预测由RN引起的CKD进展。持续性蛋白尿有助于肾损害早期诊断。在双侧VUR伴有肾瘢痕且肌酐清除率正常的儿童中，有54%的患者检测到轻度蛋白尿，主要表现为低分子量蛋白尿排泄增加，如$\beta_2$-微球蛋白、视黄醇结合蛋白、$\alpha_1$-微球蛋白和N-乙酰基-$\beta$-D-氨基葡萄糖苷酶。

（2）尿常规：用来监测尿路感染，一旦出现尿路感染，立即完善尿培养，对抗生素的选择提供实验室支持。

（3）定期进行肾功能检查，监测肾功能有无恶化。

3. 影像学检查　诊断VUR和RN影像学检查包括泌尿系超声、排泄性膀胱尿道造影、DMSA和磁共振成像。

（1）肾超声：超声是评估生后肾积水和尿路感染的最基本方法。重度VUR时，超声可见肾盂扩张。超声还用于VUR的同胞筛查，以确定是否存在高级别的VUR。但超声对诊断急性肾盂肾炎和肾瘢痕敏感度较低，也不能确诊VUR。

（2）排泄性膀胱尿道造影（voiding cystourethrogram，VCUG）：VUR通过VCUG或放射性核素膀胱造影诊断。VCUG常用检查方法：通过导尿管将稀释后的造影剂注入膀胱至患儿有排尿感，然后拔出导尿管并等待患儿排尿，同时进行摄片。VCUG系确诊膀胱输尿管反流的方法及分级的金标准。特别是在男性中，还有助于评估下泌尿生殖道解剖结构。按国际反流研究委员会的分级标准，将VUR分为五个等级（图4-1）。Ⅰ级：尿液反流只达到输尿管；Ⅱ级：反流达到输尿管、肾盂、肾盏，但无扩张，肾盏正常；Ⅲ级：输尿管有轻度或中度扩张和（或）扭曲，肾盏中度扩张，但无或只轻度肾盏变钝；Ⅳ级：输尿管、肾盂中度扩张，肾盏锐角完全消失，但大部分肾盏仍保持乳头压痕；Ⅴ级：输尿管严重扩张扭曲，肾盂肾盏严重扩张，大部分肾盏不能看到乳头压痕。通过VCUG来分级，VUR的结果会受到导尿管尺寸、类型和位置，膀胱充盈程度，患者的水合情况，以及注入膀胱内造影剂的容量、温度和浓度的影响。核素膀胱造影术可减少辐射暴露，更敏感，但不能对VUR进行分级，对其他解剖缺陷不敏感，如输尿管膨出和憩室。因此它不作为鉴定VUR分级的方法，但可用于随访期或手术矫正期间确定反流的改善情况。

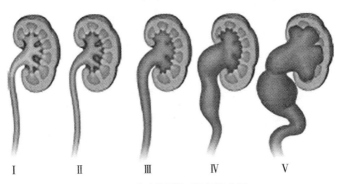

Ⅰ      Ⅱ      Ⅲ      Ⅳ      Ⅴ

图4-1 膀胱输尿管反流国际分级

（3）锝-99m-二巯基丁二酸（$^{99m}$Tc-dimercaptosuccinic acid，DMSA）肾静态显像：是$^{99m}$Tc标记的二巯基丁二酸静脉注射经血流到达肾后，与肾皮质比较牢固结合并在一段时间内保持恒定的浓度，通过显像方法获得肾的静态显像。急性肾盂肾炎时或肾瘢痕形成时，由于肾实质损害导致对核素标记的DMSA摄取减少，典型表现呈单个或多个局灶放射性减低或缺损区，也可呈弥漫的放射性稀疏伴外形肿大，因此对肾盂肾炎和肾瘢痕具有很高的敏感度。当通过临床表现及实验室检查较难对尿路感染定位时，DMSA可作为诊断急性肾盂肾炎的金标准，在尿路感染症状发作后2～4周均可进行，并可应用于评估是否需要进一步进行VCUG检查，如急性感染期间DMSA检查结果异常，提示上尿路感染，需尽早完成VCU检查。急性肾盂肾炎感染后可形成肾瘢痕，想确定是否有肾瘢痕形成，应在急性感染6个月后行DMSA检查，如DMSA仍异常，则考虑肾瘢痕形成，以除外急性肾盂肾炎的干扰。另外，继发于先天性反流的肾发育不良也可通过DMSA观察病情进展。

（4）磁共振成像（MRI）：DMSA不能区分肾盂肾炎和肾瘢痕，但磁共振成像可用于确定肾瘢痕，还可用于诊断其他并存的疾病，如肾结石。但是对于婴幼儿，因需要镇静时间长，费用高，MRI的使用受限。

【诊断要点】　VUR需要通过影像检查确诊。不同的情况下，影像检查的时机和策略目前无统一标准。中华医学会儿科学分会肾脏学组推荐的不同年龄儿童影像学检查推荐流程为如下。①≤2岁患儿：首次发热性尿路感染，建议完善泌尿超声及DMSA检查。如果泌尿超声或DMSA检查结果异常，或是不典型尿路感染表现，建议在急性感染控制后进一步行MCU检查。如果泌尿系超声与DMSA结果均未见异常，则可密切随访观察，如有感染再次发作需考虑完善MCU检查。②＞2岁患儿：首次发热性尿路感染，可视病情而定。一般患儿完善泌尿系超声即可；若超声异常，或临床表现不典型，或抗菌药物治疗

48h无明显好转者，则建议按上述≤2岁者完善相关影像学检查。

对于先天性肾积水患儿，产前超声发现肾积水，出生后复查超声，如未发现肾盂扩张，4周左右复查；如果发现单侧或双侧肾盂扩张、尿路感染等，立即行VCU、核素肾显像等评估并选择管理方案。对于VUR的同胞，小于2岁的患儿，建议用超声评估以发现肾异常，对年龄较大的同胞，只对患有尿路感染或其他症状的孩子进一步检查。筛查流程为对此类患儿进行尿常规筛查，如发现尿路感染则进行检查，明确有无反流。

【治疗要点】　VUR可能自发消退，也可能造成反复尿路感染和肾实质损害，会增加肾瘢痕形成的风险，导致CKD和高血压。治疗的最终目的是减少反复尿路感染次数，防止肾损伤和肾瘢痕形成，避免肾功能恶化，减少终末肾的产生。主要治疗方式包括持续小剂量抗生素预防治疗、动态监测和手术干预。

1.小剂量抗生素可以预防尿路感染复发和肾瘢痕形成。

（1）2010年美国泌尿协会指南研究小组建议对于5岁以下儿童，所有级别的VUR均建议采取小剂量抗生素预防治疗，对于1～5岁的儿童，如果存在双侧Ⅲ～Ⅴ级VUR或肾有瘢痕，则选择手术。对于6岁以上的儿童，建议对Ⅰ级和Ⅱ级（单侧或双侧反流），以及单侧Ⅲ级和Ⅳ级反流进行抗生素预防，如果存在肾瘢痕形成，则双侧Ⅲ级和Ⅳ级，以及单侧Ⅴ级可以选择手术。

（2）《儿童泌尿道感染诊治循证指南（2016）》则建议首次发生的尿路感染不推荐常规使用预防性抗菌药物；但对于扩张型VUR及原因不明的尿路感染复发者，建议在控制急性发作后考虑应用预防性抗菌药物治疗。

（3）最适合预防的抗菌剂包括甲氧苄啶–磺胺甲噁唑（TMP-SMX），单独的甲氧苄啶、呋喃妥因和头孢氨苄。对于小于2个月的婴儿，首选氨苄西林或阿莫西林。抗菌药物预防剂量是治疗剂量的1/4～1/2，通常在睡前服用药物。

（4）抗菌药物预防的持续时间取决于患者的年龄、VUR的严重程度、尿路感染的发生频率及肾瘢痕形成的程度。抗菌药物预防的疗程一般认为应持续应用至反流消失，也有文献报道在应用一段时间后，在密切监测的条件下可以试停药，停药指征包括患儿年龄较大且已无尿路感染症状、能主诉尿路感染症状者，或患儿排尿模式正常、尿路感染复发次数少或无肾瘢痕。

（5）预防性抗菌药物治疗有其局限性，并不总是有效，VUR患儿的尿路感染反复发生率在25%～38%，抗生素耐药、药物不良反应、长期服药依从性不良是主要问题。药物不良反应多数发生在头6个月内，包括胃肠道症状、皮疹、肝毒性、TMP-SMX相关的血液不良反应、骨髓抑制、斯蒂文-约翰逊综合征等。

（6）对于先天性肾积水生后确诊VUR的治疗方案，《中国儿童先天性肾积水早期管理专家共识》建议：①对于确诊患儿，若不行手术治疗，第1年均服用抗生素预防性治疗；②对于发热性尿感立即予以肠外抗生素治疗；③对于反复发生泌尿系统感染患儿可行手术治疗；④建议对于持续高级别反流患儿，可行手术治疗；⑤对于低级别反流，不使用抗生素预防性治疗，且无明显临床症状的患儿，应密切随访。

2.动态监测：与VUR相关的尿路感染患者的随访要求密切监测尿常规，以便及早发现尿路感染并及时治疗。如VUR合并尿路感染患者出现发热，应尽快进行尿常规及尿培养评估，在经验用药的基础上参考药物敏感试验结果选择敏感抗生素抗感染治疗。如果患者反复发生尿路感染需更换预防抗菌药物，VCU、DMSA、肾功能应定期间隔复查。间隔时间及持续时间根据每个患儿的具体情况，有建议3～6个月进行1次肾功能检查；3～6个月进行1次超声检查；1年进行1次DMSA检查；6个月～1年进行1次VCU检查，监测反流是否自发缓解。

3.手术管理：VUR的手术管理已被证明可快速矫正反流，降低肾盂肾炎的风险，减少尿感复发，减少儿童使用抗生素预防的时间，尤其是微创手术，由于创伤小，手术成功率高，使手术治疗成为潜在的一线治疗方法。手术指征为：①不能自然消失的Ⅳ、Ⅴ级；②较大的输尿管口旁憩室或输尿管开口于膀胱憩室内；③异位输尿管开口；④膀胱输尿管反流和梗阻同时并存；⑤异常形态的输尿管口；⑥药物治疗不能控制感染或不能防止感染复发；⑦肾小球滤过率下降；⑧显著的生长抑制；⑨进行性肾瘢痕或新瘢痕形成。手术目的为延长黏膜下输尿管隧道，重建抗反流机制。分经膀胱外、经膀胱内和膀胱内外联合操作三类手术。近年来气膀胱下输尿管再植术与开放手术比较，具有创伤小、成功率相似、住院时间缩短的优势。

4.高血压和蛋白尿：适当控制高血压和蛋白尿对延缓肾病的进展很重要。ACEI或ARB是首选，除了降低血压，还可减少RN的蛋白尿，但是否能延缓肾病的进展尚不清楚。

5.对合并排便和排尿功能障碍应适当处理，通过饮食调节，行为疗法和泻药治疗便秘，有助于减少尿路感染复发和有助于解决遗尿症和膀胱过度活动。膀胱和肠道功能障碍的治疗可包括使用泻药，每2～3小时定时排尿，盆底肌肉训练，行为改变或抗胆碱能药物，必要时可规律导尿，规律导尿可有效地降低膀胱内压力，减少膀胱内尿潴留，从而防止输尿管反流，同时减少尿路感染次数。

【预后】　低级别VUR通常会随着时间而改善，70%～80%的轻度反流可自行消失，如无尿路感染，65%的反流于5～6年消失。反流级别较低（尤其是Ⅰ～Ⅲ级），不合并肾损害及无排尿功能障碍改善的可能性更大。有研究指出对因为产前肾积水生后确诊VUR 4年内自发解决率达59%，对患儿同胞中筛查出的VUR在随访18个月时有52%反流消失。但是一旦已经出现蛋白尿、肾功能损害或高血压等反流性肾病表现，外科治疗和小剂量抗生素预防均无法阻止肾功能的进一步恶化。因此，及早发现，合理监测，预防尿路感染，防止肾损伤，发生重度反流时及时手术治疗，出现RN时则应保护肾功能，延缓肾功能下降是改善预后的关键。

（许咏青　高莉娟）

## 参 考 文 献

中华医学会儿科学分会肾脏学组，2017. 泌尿道感染诊治循证指南（2016）. 中华儿科杂志，55（12）：898-901.

# 第五章

## 遗 尿 症

### 第一节 单症状性夜遗尿

儿童遗尿症是学龄儿常见的一种疾病，它虽不会对患儿造成急性伤害，但长期夜遗尿常给患儿及其家庭带来较大的经济负担和心理压力，对其生活质量和身心成长造成严重不利影响，因此日益得到儿科医生和家长的关注。中国儿童遗尿疾病管理协作组2014年发布《中国儿童单症状性夜遗尿疾病管理专家共识》，提出我国儿童夜遗尿的诊断标准为年龄≥5岁儿童平均每周至少2次夜间不自主排尿，并持续3个月以上。依据是否伴有日间下尿路症状，遗尿症分为单症状性夜遗尿和非但症状性夜遗尿。本节主要介绍单症状性夜遗尿。

【病因】 目前单症状性夜遗尿病因尚不明确，下述因素可能与之相关。

1.遗传因素 儿童单症状性夜遗尿有明显的家族遗传倾向，主要为常染色休显性遗传，50%以上的夜遗尿患儿有阳性家族史。

2.中枢睡眠觉醒功能与膀胱联系的障碍 有研究表明单症状性夜遗尿患儿由于脑干和大脑皮质发育功能延迟，影响其感知膀胱储尿及唤醒相关的中枢区域在睡眠状态下对膀胱充盈的感知鉴别与反应能力受抑，唤醒阈增高，从而影响到对于来自膀胱信号的感知能力，导致患儿觉醒不足或缺失。

3.夜间抗利尿激素分泌不足 研究发现夜间尿量增多的单症状性夜遗尿患儿，抗利尿激素的昼夜分泌节律存在紊乱，日间血ADH的水平与健康儿童相同，但夜间ADH分泌不足，导致夜间尿量明显增多。

4.膀胱功能性容量减小　目前国内外报道的单症状性夜遗尿患儿中存在功能性小容量膀胱的患儿占46%～65%，膀胱容量减少，导致储尿能力下降，促发夜遗尿的发生。

5.其他　有临床资料显示隐性脊柱裂在单症状性夜遗尿患儿中的检出率达40.5%～81%，因此隐性脊柱裂可能是单症状性夜遗尿的潜在因素。此外睡眠呼吸暂停、便秘、注意缺陷多动障碍等可能与单症状性夜遗尿发生有关，精神心理因素常常是遗尿症的诱发因素。

【诊断要点】

1.详细询问病史：全面的病史采集可以帮助排除其他潜在疾病，有助于单症状性夜遗尿的诊断和治疗。按照2014年发布的《中国儿童单症状性夜遗尿疾病管理专家共识》，临床上可使用表5-1的病史采集表，内容包含夜间遗尿、日间排尿、排便情况、心理行为问题、饮水习惯、家族史及既往治疗情况等。

表5-1　病史采集表

| 病　　史 | 结果 |
| --- | --- |
| 夜间遗尿症 | 是/否 |
| 该儿童是否尿床（提示严重度、治疗方法及预后）<br>1.每周尿床的夜晚数 ＿＿＿＿<br>2.每晚尿床的次数 ＿＿＿＿<br>3.每晚尿床时间 ＿＿＿＿<br>4.每晚遗尿量 ＿＿＿＿（可通过测量尿布增重值进行计量） | 是/否 |
| 以下症状提示膀胱功能障碍 | |
| 1.日间发生的漏尿（提示膀胱活动过度/非单症状性夜遗尿）<br>　—内裤上的尿液滴沥（排尿前/排尿后）<br>　—严重尿湿内裤<br>　—漏尿频度（每天发生次数）<br>　—每天间断或持续的漏尿<br>　—3岁半以后的日间漏尿病史 | 是/否 |
| 2.尿频（排尿次数每天≥8次） | 是/否 |

| 病　　史 | 结果 |
| --- | --- |
| 3.突然和急迫的想要排尿（提示膀胱活动过度） | 是 / 否 |
| 4.排尿延迟（排尿次数＜3次 / 天）（提示排尿功能障碍） | 是 / 否 |
| 5.特殊憋尿姿势（如文森特氏屈膝礼 - 儿童突然停止活动，脚尖站立，双腿用力交叉或采取蹲位，脚后跟顶着会阴部）（提示排尿功能障碍） | 是 / 否 |
| 6.需按压以促进排尿，即需要压迫腹肌以促进排尿（提示排尿功能障碍） | 是 / 否 |
| 7.排尿间断，或一次接一次的数次排尿（提示排尿功能障碍） | 是 / 否 |
| 8.尿路感染（常与潜在的膀胱功能障碍相关） | 是 / 否 |
| 9.疾病和（或）畸形<br>　—肾和（或）尿道<br>　—脊髓 | 是 / 否 |
| 合并症 - 可能预测治疗抵抗的因素 | |
| 1.存在以下排便症状或病史（可预测治疗抵抗；便秘治愈可能致遗尿症的治愈） | |
| 　—便秘（每周排便≤3次） | 是 / 否 |
| 　—内裤上的大便痕迹（大便失禁），并非内裤清洗不干净造成 | 是 / 否 |
| 2.存在心理、行为或精神问题，如注意缺陷多动障碍（ADHD）、孤独症谱系障碍（ASD）的证据（可预测治疗抵抗） | |
| 　—注意力不易集中、注意短暂 | 是 / 否 |
| 　—活动过多 | 是 / 否 |
| 　—情绪易冲动 | 是 / 否 |
| 　—社会交往、交流障碍 | 是 / 否 |
| 　—兴趣狭窄 | 是 / 否 |
| 　—刻板重复的行为方式 | 是 / 否 |
| 3.运动障碍和（或）学习障碍和（或）精神运动发育障碍的病史（可能提示中枢神经系统病变） | |
| 饮水习惯 | |
| （1）饮料摄入量和类型 ＿＿＿＿＿＿＿＿＿＿＿＿ | |
| （2）晚间是否饮水 | 是 / 否 |
| （3）晚间饮水超过1杯 | 是 / 否 |
| （4）晚间是否饮用牛奶或晚餐进食粥、汤类食物 | 是 / 否 |

续表

| 病　史 | 结果 |
|---|---|
| （5）晚间是否食用有利尿作用的水果（如西瓜等） | 是/否 |
| 家族史和既往史 | |
| 1.夜遗尿家族史（包括父母、同胞及其他亲属） | 是/否 |
| 2.既往尿路感染病史 | 是/否 |
| 3.脊髓及泌尿系手术史 | 是/否 |
| 4.服用影响排尿的药物（如螺内酯、呋塞米等） | 是/否 |
| 5.既往夜遗尿的治疗方法 _____ | |

2.仔细体格检查：患儿就诊时需进行细致的体格检查（表5-2），以排除潜在解剖学或神经学异常疾病。

表5-2　体格检查表

| 项　目 | 检查结果 |
|---|---|
| 血压 | 有无血压过高或过低 |
| 体质量和身高 | 有无生长发育迟缓 |
| 外生殖器检查（包括内裤的检查） | 有无尿道下裂、包茎、小阴唇粘连、大便失禁迹象 |
| 腰骶椎检查 | 有无皮肤凹陷、脂肪瘤、多毛症或骶骨发育不全 |
| 简单神经系统检查 | 嘱患儿脱鞋，观察双足外形有无异常并观察步态，了解双下肢肌力和肌张力 |

3.完善相关辅助检查：见表5-3。

表5-3　辅助检查

| 项　目 | 结果 |
|---|---|
| 尿液检查（尿糖、白细胞尿、血尿和蛋白尿、尿比重） | |
| 泌尿系统超声（必要时，包括双肾、输尿管、膀胱、最大储尿量及残余尿量） | |
| 尿流率（必要时） | |
| 尿流动力学全套（必要时） | |
| 腰骶部磁共振成像（必要时） | |

4.除外其他相关疾病，如脊髓栓系综合征、膀胱过度活动、排尿功能异常、糖尿病、尿崩症、注意缺陷多动障碍（ADHD）、孤独症谱系障碍等。

【治疗】 对于诊断明确的单症状夜遗尿患儿，治疗包括基础治疗、一线治疗和其他治疗。

1.基础治疗

（1）调整作息时间。帮助患儿规律作息，鼓励白天正常饮水，避免食用含有茶碱类、咖啡因的饮料及食物。晚餐宜早，宜清淡，饭后避免过度兴奋或剧烈运动。尽早睡眠，睡前 2～3h应不再进食，睡前2h禁止饮水及食用含水较多的食物，如粥、汤、水果、牛奶等。

（2）鼓励机制：家长应在医生的帮助下树立战胜疾病的信心，逐渐纠正患儿害羞、焦虑、恐惧及畏缩等情绪或行为，照顾患者的自尊心，多劝慰鼓励，少斥责、惩罚，减轻他们的心理负担，这是治疗成功的关键。

（3）养成良好的排尿、排便习惯：养成日间规律排尿、睡前排尿的好习惯。家长可掌握尿床时间和规律，夜间用闹钟唤醒患儿起床排尿。对伴有便秘的患儿应同时积极治疗便秘。

（4）记录排尿日记。指导家长认真记录排尿日记，以帮助评估患儿的个体化病情并指导治疗。排尿日记见表5-4。

表5-4 排尿日记

| 第一部 3～4天的日间日记（儿童上学期间可于周末记录） | | | | | | | | | | | |
|---|---|---|---|---|---|---|---|---|---|---|---|
| 第1天 | | | | 第2天 | | | | 第3天 | | | 第4天 |
| 时间 | 饮水量 | 时间 | 尿量 | 时间 | 饮水量 | 时间 | 尿量 | 时间 | 饮水量 | 时间 尿量 | 时间 饮水量 时间 尿量 |

日间日记可以评估患儿膀胱容量和日间最大排尿量

续表

| 第二部　连续7个夜晚的夜间日记 | | | | | | | |
|---|---|---|---|---|---|---|---|
| 项目 | 第1天 | 第2天 | 第3天 | 第4天 | 第5天 | 第6天 | 第7天 |
| 昨晚入睡时间 | | | | | | | |
| 入睡前2h饮食情况 | | | | | | | |
| 起床时间 | | | | | | | |
| 夜间未尿床 | | | | | | | |
| 夜间尿床 | | | | | | | |
| 夜间起床排尿（如果有，记录尿量） | | | | | | | |
| 晨起尿布增重 | | | | | | | |
| 早晨第一次排尿量（ml） | | | | | | | |
| 今天是否大便 | | | | | | | |
| 药物治疗（记录药物名称、剂量、服用时间） | | | | | | | |

夜间尿量＝早晨第一次排尿量＋晨起尿布增重＋夜间起床排尿量

2.一线治疗　依据排尿日记记录进行分型，分为夜间多尿型、功能性膀胱容量减少型、同时伴有夜间多尿及功能性膀胱容量减少型和夜间尿量正常及膀胱容量正常型4种类型。根据不同类型采取不同的一线治疗。

（1）夜间多尿型：首选去氨加压素，推荐剂量为0.2mg/d，从小剂量开始使用，并根据患儿情况及疗效调整剂量，最大剂量为0.6mg/d。建议初始治疗时每2周评价1次药物的治疗效果，无改善者应重新评估，包括记录排尿日记等。如果仍有夜间多尿，可以增加去氨加压素剂量。若治疗6～8周后疗效不满意，可联合遗尿报警器治疗或转诊至遗尿专科诊治。

去氨加压素1个疗程一般为3个月，治疗3个月后评估疗效，以治疗第3个月与开始治疗前1个月尿床夜数进行比较，疗效包括完全应答（尿床夜数减少≥90%）、部分应答（尿床夜数减少50%～90%）及无应答（尿床夜数减少<50%）。患儿达到完全应答后停药并观察，如果停药后夜遗尿复发，则可以再次使用去氨加压素治疗。临床发现可以尝试逐渐减停药物以减少夜遗尿复发的可能。

去氨加压素耐受性良好，低钠血症及水中毒（头痛、恶心和呕吐等）等不良反应发生率较低，用药注意事项：①夜间睡前1 h服药，予以少量水送服；②服药前1 h和服药后8 h限制饮水，以达到治疗效果并避免药物不良反应；③若患儿出现发热需要大量补充液体，应暂停使用去氨加压素，以免引起水中毒。如果已经服用，仍需限制饮水；④必要时监测血压及血钠。

（2）功能性膀胱容量减少型：首选遗尿报警器。遗尿报警器是利用尿湿感应器装置，当患儿尿湿时，警铃报警唤醒患儿起床排尽余尿，通过反复训练建立膀胱胀满-觉醒之间的条件反射，使患儿最终能感受到尿意而自觉醒来排尿。遗尿报警器治疗有效率高达65%～70%，且复发率较低，在西方国家使用较为普遍。但是，起效时间通常较长，多需连续使用8周或更长时间，因此需要医师与患儿和家长之间建立起良好的沟通。遗尿报警器治疗注意事项：①遗尿报警器不适用于每晚遗尿频率>2次的患儿；②内裤或床单浸湿时触发警报器，若患儿无反应，此时家长应积极配合协助患儿起床排尿；③患儿应每晚使用遗尿报警器，持续治疗2～3个月或至患儿连续14晚无尿床（无论先达到哪个标准）；④遗尿报警器还适用于去氨加压素药物减量阶段，以促进患儿自行觉醒及减少复发的概率。

（3）同时伴有夜间多尿及功能性膀胱容量减少型：建议去氨加压素和遗尿报警器的联合治疗，若联合治疗仍无好转，需记录患儿发生遗尿的当天情况，再次记录排尿日记重新评估患儿病情。

（4）夜间尿量正常及膀胱容量正常型：可给予遗尿报

警器或去氨加压素治疗。

3. 其他治疗

（1）抗胆碱药物：可以有效抑制膀胱逼尿肌过度活动症状，有效减少患儿夜间遗尿频率。当患儿有夜间排尿次数过多、疑似膀胱过度活动者，排除了神经源性膀胱等器质性疾病时可考虑联合使用抗胆碱药物和去氨加压素。临床常用的抗胆碱药物为奥昔布宁（oxybutynin），起始推荐剂量为 2～5mg，年龄较大者可增加至10mg，睡前服用。抗胆碱药物主要不良反应包括口干、皮肤潮红、便秘、视物模糊、瞌睡等，注意监测残余尿量。

（2）中医药疗法：中成药，以及针灸、推拿、敷贴等外治法对单症状性夜遗尿患儿有一定疗效。

（3）膀胱功能训练：有利于加强排尿控制和增大膀胱容量。可督促患儿白天尽量多饮水，并尽量延长 2 次排尿的间隔时间，使膀胱扩张。

（4）心理治疗：对于伴有明显心理问题的患儿除上述治疗外，建议同时心理专科治疗。

【预后和预防】　对于年龄小于5岁有夜遗尿的儿童，尤其是有遗尿家族史者，应注意及时培养良好的作息习惯和排尿、排便习惯，不要长期应用尿不湿。对于诊断明确的单症状性夜遗尿患儿，规律作息时间，调整饮食习惯，配合泌尿专科治疗，预后佳。

（韩　梅）

# 第二节　其他类型夜遗尿

儿童非单症状夜遗尿是指患儿不仅有夜间遗尿，还伴有日间下尿路症状（如尿急、尿失禁、排尿延迟等），继发性夜遗尿是指之前已经有长达6个月或更长不尿床期后又再次出现尿床，这两种类型遗尿常存在潜在的器质性病因，如脊髓栓系综合征、神经源性膀胱、尾端退化综合征、脊髓占位等，因此对于夜遗尿的患儿要详细询问病史，仔细查体，完善相关检查，以除外器质性病变。本节主要介绍两种易被临床医生忽视的非外伤性脊髓病变：脊髓栓系综合征和尾端退化综合征。

## 一、脊髓栓系综合征

脊髓栓系是指各种先天或后天性因素导致脊髓生长发育障碍，致脊髓异常或圆锥的位置低于正常脊柱节段（$L_1 \sim L_2$）。由于脊髓栓系产生慢性缺血缺氧及退行性病理改变，出现一系列神经功能障碍，大、小便失禁或障碍和下肢畸形或活动障碍，统称脊髓栓系综合征（Tethered cord syndrome，TCS）。

【病因】　胚胎初期，脊髓与椎管基本等长，其终点止于骶管的末端，以后椎管的生长发育快于脊髓，脊髓圆锥开始向头侧移动，约在妊娠30周时，脊髓圆锥尾部细胞团退化形成终丝，正常终丝细弱，能允许脊髓继续缓慢上升至$L_2$。目前绝大多数学者认为正常新生儿出生时，脊髓圆锥端位于$L_2$水平。

1.先天性病因　主要是由于脊髓神经管闭合不全（又称脊髓神经管缺陷、脊柱裂）所致的脊髓栓系综合征，是TCS最主要的病因，如脊髓脊膜膨出、隐性脊柱裂、脊髓纵裂、脊髓空洞、皮肤窦道、脂肪瘤、上皮样囊肿、终丝增粗等。

2.后天性病因　少见，椎管内肿瘤，脊髓脊膜膨出或椎管内病变手术后引起。

【病理生理】

1.脊髓被栓系、固定后，引起脊髓或神经的血循环障碍，发生缺血、缺氧，逐渐变性坏死或呈退行性改变。血流障碍导致栓系部位代谢率低，产生进行性神经损害，约20%脊髓栓系合并脑积水。

2.脂肪瘤型的脂肪组织经缺损的椎板、硬脊膜栓系脊髓，或脂肪组织浸润至脊髓，神经纤维深入脂肪瘤内，两者之间常无明确界限。

【分型】　从影像学角度分为5型：①终丝粗大型；②脂肪瘤型；③脂肪瘤除术后瘢痕粘连型；④椎管内肿瘤

致脊髓栓系型；⑤混合型。其中终丝粗大型和脂肪瘤型最为常见。根据术中椎管内病变及其脊髓病理解剖改变，其可分为6型。Ⅰ型：终丝栓系型；Ⅱ型：脊髓粘连型；Ⅲ型：脊髓脂肪瘤型；Ⅳ型：椎管囊性占位型；Ⅴ型：脊髓纵裂型；Ⅵ型：静态病变型。

【临床表现】

1.腰骶部包块及畸形　出生后即能发现腰骶部正中或一侧包块，是小儿脊髓栓系最常见的临床表现。但也有少部分病例在脊膜表面覆盖较多的脂肪组织，腰骶部皮下组织较为丰满，局部表现不明显，易被忽视。少数患儿在骶尾部可见皮肤内陷。

2.泌尿系统症状　遗尿，对于婴幼儿来说可能是唯一表现，可伴有尿失禁和排尿困难，肛门检查时可见肛括约肌明显松弛。

3.下肢运动障碍　主要是进行性下肢无力和步行困难。鞍区皮肤麻木或感觉减退是主要表现。

4.其他症状　除上述表现外还可能存在多系统的畸形和异常，如脊柱侧弯、前凸或后凸、脊柱裂、骶骨发育不良、椎管扩大、下肢高弓足、马蹄足都应引起重视。

【诊断要点】

1.临床诊断

（1）腰骶部正中或一侧包块，脊髓和脊膜由此膨出，常提示存在脊髓栓系。

（2）腰骶部皮肤异常：包括腰骶部毛发丛生，皮肤凹陷，皮肤斑块，瘢痕组织和皮肤窦道；或腰骶部皮下脂肪组织比较丰满，触之有可疑缺损。

（3）长期的两便失禁史或异常。

（4）下肢的高弓足或马蹄足存在。

（5）骨科不能解释的下肢跛行。

（6）较长的腰骶部疼痛史。

（7）脊髓和椎管的手术史。

（8）肛门直肠畸形：可能合并脊髓栓系综合征，国外报道其发生率为8%～36%。

2.影像检查

（1）B超检查：年龄小于1岁的婴幼儿椎管后部结构和骨化尚不成熟，B超可显示脊髓圆锥位置，彩色超声多普勒可测定脊髓的血流速度。

（2）X线检查：普通X线检查能显示骨的异常，如隐性脊柱裂、椎管膨大或骶裂等。脊髓造影可显示腰骶部膨大和脊髓脊膜膨出，但很难确定脊髓圆锥的位置。

（3）CT检查：可发现椎管内肿瘤，对脊髓圆锥位置的判断也有一定帮助，CT检查＋椎管内造影更有价值，对脊髓纵裂显示也有意义。

（4）磁共振检查：为脊髓病变的诊断提供了最佳手段，能清楚显示脊髓的病变、脊髓圆锥位置，终丝的粗细。在冠状位、矢状位和水平位各个不同方向确定病变位置，对手术治疗提供保障。

3.电生理检查 目前临床上普遍应用于腰骶髓和马尾神经功能诊断和监测的神经电生理技术主要有体感诱发电位，运动诱发电位和肌电图。

4.尿动力学检查 包括膀胱内测压、容量、膀胱和尿道括约肌肌电图检查。

【鉴别诊断】 易与腰椎劳损、椎间盘突出、脊髓肿瘤、椎管狭窄等疾病相混淆，但通过病史、临床表现，特别是腰骶椎CT和MRI可鉴别。

【治疗方式】 脊髓栓系综合征多采取手术治疗，目的是消除脊髓的张力以免神经功能受到进一步的损伤。

1.终丝切断术 对于因终丝粗大引起的脊髓圆锥位置偏低可通过终丝切断手术来治疗。切断异常的终丝，解除对脊髓和神经根的牵拉、粘连和压迫，恢复受损部位的血液循环，阻止脊髓神经的进一步损伤，最大限度的恢复受损神经功能。对于椎管内的占位性病变如脂肪瘤、畸胎瘤、皮样囊肿等应同时予以切除。

2.胎儿神经管缺陷的手术治疗 可行胎内修补脊髓脊膜膨出。

3.脊柱截骨术 是治疗复发性TCS的一种新技术。通过脊椎截骨手术将 L₁ 锥体截除后，能间接减轻神经组织的牵拉，较传统的再栓系手术治疗有更高的安全性。

4.脊柱均匀短缩脊髓轴性减压术　手术时通过多节段的椎间盘切除术，使每个节段短缩 4 ～ 5mm，以此相加，达到对整段栓系脊髓、马尾等神经结构的均匀充分的轴性减压，同时避免了单段脊柱截骨术引起脊髓损伤的潜在并发症。

【手术并发症】　①脊髓、马尾或神经根损伤；②脊髓粘连，再次出现脊髓栓系；③硬脊膜撕裂；④血肿形成；⑤术后感染，包括切口感染和硬膜外脓肿；⑥切口延迟愈合；⑦肺部感染；⑧尿潴留。

## 二、尾端退化综合征

尾端退化综合征（caudal regression syndrome，CRS）是一种罕见的先天性发育畸形，其特征是脊柱和脊髓的尾端发育异常。脊柱异常主要表现为骶骨部分或完全缺失，伴其他椎骨部分缺失，也称为骶骨发育不全或尾端发育不良。骶骨发育不全可以单独发生，也可以为尾端退化综合征的一部分。CRS 发病率低于 0.5%，常伴有其他器官发育异常，如脊髓、神经根、泌尿、生殖、胃肠系统及下肢畸形。脊髓发育不良可导致神经系统缺陷，主要为支配膀胱和肠道的神经、下肢的感觉和运动神经缺陷。患者可表现出多种临床症状，从下肢轻度运动和感觉缺陷到神经源性膀胱、大便失禁。其中神经源性膀胱可导致反复尿路感染和尿潴留、尿失禁、膀胱输尿管反流，最后引起肾功能损害。尾端退化综合征通常由产前超声和胎儿 MRI 初步诊断，产后行 MRI 可进一步确定诊断。因该病涉及多器官损害，早期症状、体征不典型，常延误诊治或诊断不全面，导致神经损害进行性加重或肾功能下降。治疗包括畸形的外科矫正，以及膀胱和肠道功能的管理。

【发病机制】　研究认为胚胎发育早期的细胞分化异常可能导致脊柱畸形，并导致相应解剖结构缺失或结构缺陷。其发病机制是多因素的，遗传因素、妊娠女性糖尿病、血液灌注不足、感染和胚胎早期接触毒素、过多的视黄酸摄入被认为是可能的病因。15%～25%的患儿母亲患有胰岛素依赖型糖尿病，糖尿病女性所生的婴儿中有1%患有骶骨发育不全。CRS有遗传易感性，*MNX1*、*CYP26A1*、*Wnt3a*是相关基因。常染色体显性遗传性骶骨发育不全称为Currarino综合征，*MNX1*已被确定为主要致病基因，该基因位于7q36。Currarino综合征的特征表现包括骶骨发育不全、肛门直肠畸形、骶前肿块，又称为Currarino三联征。

【临床表现】 尾端退化综合征临床表现严重程度不一，主要的临床表现为椎骨畸形、其他器官发育畸形和神经系统损害。

1.椎骨畸形 骶骨发育不全的程度不一，轻者仅有单独的尾骨部分缺损，不伴神经损害，神经系统检查可以完全正常。重者表现为骶骨或腰椎发育不全。查体表现为臀部扁平，臀裂消失，臀窝间距大，腰骶部查体可见骶骨缺损形成的凹陷，脂肪瘤或脊髓脊膜膨出。骶骨发育不全可分为四型：Ⅰ型为全部或部分单侧骶骨缺如；Ⅱ型为部分双侧骶骨对称性缺如，髂骨与残存$S_1$椎体间有稳定的关节；Ⅲ型为骶椎完全性缺如，腰椎不同程度的缺如，髂骨与末端椎体的一侧连接；Ⅳ型为骶椎完全性缺如，腰椎不同程度的缺如，双侧的髂骨融合，残存末端椎体位于其上方。

2.其他骨及器官发育畸形 脊柱不稳、脊柱侧凸、髋关节脱位和挛缩、膝关节挛缩和足部畸形，儿童可能具有扁平足、弓形足或马蹄内翻足。心脏、泌尿、生殖及胃肠系统和呼吸系统通常都可以受累。

3.神经系统损害表现 由于累及器官和神经损伤的程度不同可出现多种症状和体征。

（1）消化系统表现：轻重程度不一的排便障碍，严重便秘患者要警惕患该病的可能。另外肛门直肠畸形或便秘可造成肛裂及肛周局部皮肤软组织感染。

（2）泌尿生殖系统：主要表现为神经源性膀胱，如持续尿失禁、尿液潴留、排尿困难和膀胱输尿管反流继发的反复尿路感染。然而骶骨缺损的水平并不能预测下尿路功能障碍的严重程度或类型。根据临床表现和尿动力学检查膀胱和尿道括约肌功能障碍可分为：①膀胱功能亢进表现；②膀胱功能低下或无收缩；③尿道括约肌功能亢进；④尿道括约肌功能低下；⑤膀胱和尿道功能异常同时存在。

（3）脊髓发育异常：CRS可伴有脊髓发育异常，根据脊髓圆锥的位置及形态分为2型。Ⅰ型：脊髓发育中途停止，形成高位脊髓圆锥，脊髓圆锥末端可呈棒状或楔形，马尾神经根自脊髓末端发出形成"双束征"，圆锥位置越高，发育异常越严重。Ⅱ型：脊髓末端发育异常，如终丝增粗、脊髓纵裂或伴脂肪瘤，可出现脊髓栓系综合征，表现为骶尾部感觉障碍、下肢感觉或运动障碍、步态异常、肛门括约肌功能障碍导致大便失禁及局灶性神经障碍等，进行性的神经系统损害多提示脊髓圆锥位于$L_1$水平以下的脊髓栓系。骨异常的程度与神经功能缺损之间没有相关性，在神经功能的缺损中，运动损伤比感觉损伤更为明显，因此尽管肛周感觉完好无损，但仍可能存在膀胱或肛门括约肌受累。

【辅助检查】 包括骨骼畸形和其他畸形的检查，脊髓发育异常和神经损伤导致器官功能异常的评估。

1.超声检查：胎儿超声检查可通过特征性发现脊柱在腰部或背部水平突然中断，下肢发育异常提示CRS。

2. X线检查：脊柱正侧位X线检查作为初筛可发现椎体的发育不良或缺如。如果高度怀疑，则进一步行多层螺旋CT扫描及三维重建，可清楚显示如脊柱裂、脊柱侧凸等骨发育异常。

3. MRI检查：可用于产前和产后CRS诊断。MRI对脊髓的显示优于CT，能清晰显示脊髓终端平面，对椎管内脂肪瘤、脊膜膨出、脊髓栓系等能做出较为准确的诊断。此外，MRI还有助于证明神经根的双束排列。胎儿骶骨发育不全时，精确描述脊髓圆锥的形态、位置及相关脊柱畸形，对判断神经、泌尿、胃肠及运动功能预后具有重要意义。

4.下尿路功能评估：用于指导下尿路管理。评估下尿路功能障碍的方法可分为侵入性及非侵入性评估。非侵入性评估包括4h排尿观察、排尿日记、评估量表及非侵入性尿动力学检查，空腹残余尿量的测量用于评估自主排尿功能。侵入性尿动力学检查方法包括常规尿动力学检查、影像尿动力学检查和动态尿动力学检查，用于评估膀胱充盈和排尿过程中涉及的生理参数。尿动力学检查是评估和鉴定膀胱神经源性病变的关键组成部分，可以全面评估下尿路功能障碍，尤其对于药物治疗无效、计划进行可能影响泌尿功能的手术干预前必须完善该项检查。

5.对怀疑有尿路感染者均应行血常规、尿常规、尿细菌培养和药物敏感试验等检查，以确定是否并发尿路感染和指导抗生素的应用。血液生化检查有助于发现反流性肾病及肾功能损害的程度。

6.由于膀胱输尿管反流的发生率很高，CRS患者还应常规行逆行膀胱尿道造影。

【诊断要点】

1.胎儿期超声检查发现骶尾部发育不全，脊髓圆锥末端变钝并于高位突然终止。

2.与CRS发生相关的风险因素：妊娠女性糖尿病，相关骨畸形，皮肤缺损和肛门直肠异常。

3.泌尿系统异常：持续尿失禁，尿频，排尿无力和尿路反复感染。

4.存在膀胱和尿道功能障碍：尿肌括约肌协同功能失调，膀胱输尿管反流，顺应性降低，尿排空不良和膀胱内高压。

5.CT或MRI检查：明确脊柱异常和脊髓发育不良。

【治疗要点】 治疗的主要目标为提高患儿生存质量，包括预防肾感染并实现控制排尿、保护肾功能和改善排便功能。

1.畸形的治疗 外科矫正。

2.物理疗法 可帮助预防继发性畸形，皮肤溃疡，并有助于改善生活质量。

3.脊髓栓系治疗　手术解除栓系可以改善症状。

4.神经源性膀胱的治疗　见本节相关内容。

【预后和预防】　尾端退化综合征早期发现和及时治疗可改善尿失禁，降低复发性尿路感染，以及肾功能不全和神经源性膀胱进展的风险，从而改善预后。如果治疗得当，患者表现出稳定的神经泌尿系统功能，肾功能多得以保留，导致长期预后不良的因素主要包括神经源性膀胱功能障碍导致进行性肾损害和下肢神经肌肉功能丧失。患有神经源性膀胱的患者需长期随访，随访内容应包括尿动力学评估，影像学检查和实验室检查，每年或每2年监测1次。在妊娠之前对血糖适当控制可降低发病率。

## 三、神经源性膀胱

中枢神经系统或周围神经中调节膀胱-尿道功能的部分受到损害时，就会发生排尿障碍，这一类疾病统称为神经源性膀胱（neurogenic bladder，NB），也称为神经源性下尿路障碍。

【病因】　①脊膜膨出；②骶椎发育不良；③脊髓肿瘤；④椎体骨髓炎；⑤外伤；⑥感染；⑦隐性神经源性膀胱：除下尿路功能异常的症状外，无其他神经证据，也可能是目前的检查方法无法发现神经损伤证据。

【临床表现】　①无尿意；②多量膀胱残余尿；③充盈性尿失禁；④体格检查除下腹膀胱膨胀外，可有肛门松弛、下肢运动障碍或会阴部感觉消失，又称马鞍麻痹；⑤如合并上尿路损害及感染，可有肾功能不全的表现；⑥常合并贫血及高血压。

【诊断要点】

1.询问病史　重点了解与神经系统相关的情况，如既往脊髓和盆腔的疾病或手术史，排便、排尿异常，下肢运动障碍症状出现的年龄及缓解或加重情况。难治性排尿异常或排尿异常伴有排便异常（如便秘和大便失禁）常提示神经损害的因素存在。

2. 临床症状

（1）排尿异常：①尿急、尿频；②排尿困难、费力；③尿失禁，以混合性尿失禁和急迫性尿失禁多见，伴尿潴留者常表现为充溢性尿失禁；④尿潴留。

（2）反复尿路感染。

（3）排便异常：部分患儿可表现为不同程度的便秘和大便失禁，其特点为便秘和大便失禁同时存在。

（4）下肢畸形及步态异常，严重者表现为肢体发育不对称或运动障碍。

3. 体格检查　可发现耻骨上包块，或腰骶部肿块，皮肤异常或手术瘢痕，骶髓反射、肛门外括约张力或会阴部皮肤感觉异常，也可以表现为脊柱畸形、异常步态、异常腱反射，下肢畸形和功能障碍。

4. 辅助检查

（1）实验室检查：对怀疑有尿路感染者均应行血常规、尿常规、尿细菌培养和药敏试验等检查，以确定是否并发尿路感染，并指导应用抗生素。血生化检查有助于发现反流性肾病及肾功能损害的程度。

（2）影像学检查

1）超声和X线检查：超声可以观察肾的形态、测定膀胱残余尿量、膀胱颈部的开闭状态和膀胱壁厚度等，还能显示胎儿及新生儿（年龄小于6个月）脊柱区各结构，是新生儿脊髓栓系早期诊断的首选方法。较大儿童脊柱X线可见发现脊柱畸形，如脊柱侧弯和腰骶椎裂等。

2）磁共振尿路成像（Uro-MRI）和放射性核素肾扫描：MRI能清晰显示中枢神经病变情况，如脊柱和脊髓的畸形和损伤程度，以及脊髓发育情况包括脊髓圆锥的位置等。放射性核素肾扫描可用于评估肾功能、肾瘢痕及肾盂和输尿管排泄情况。

3）排泄性膀胱造影：能显示膀胱输尿管反流（VUR）及反流程度，重症患儿膀胱形态呈"圣诞树"样改变，膀胱长轴变垂直、壁增厚，有憩室形成。

4）膀胱镜检查：可发现后尿道瓣膜及膀胱内各种病

变，早期各种类型的神经源性膀胱的内部结构大致正常，随着时间推移膀胱内小梁逐渐增多，小室、憩室逐渐形成。

5）尿动力学检查：是诊断、治疗效果评估和随访神经源性膀胱的主要手段。影像尿动力检查可同时了解膀胱形态、是否存在膀胱憩室和VUR、膀胱颈部的开放情况。

【鉴别诊断】

1.先天性尿道瓣膜和尿道狭窄　多见于小儿，有排尿困难、尿潴留，尿道镜检和尿道造影可鉴别。尿道狭窄可为先天性或后天性，以排尿困难为主要表现，尿道探子检查有明显狭窄段，尿道造影可明确诊断。

2.原发性遗尿　尤其是伴有日间尿频、尿急症状或年龄较大的原发性遗尿患者需排除有无隐匿性脊柱裂或其他神经系统器质性病变。

3.膀胱过度活动症　主要表现为白天尿频、尿急伴或不伴有尿失禁，无神经或泌尿系统器质性改变。

4.输尿管异位开口　女孩多见，主要表现为正常排尿的同时有持续性尿失禁和尿路感染。超声检查和静脉尿路造影有助于发现重复肾和重复输尿管。有必要行CT和MRI检查进行确诊。

5.非神经源性神经性膀胱　指由不良的排尿习惯、心理或精神等非神经病变因素引起的排尿功能障碍，多伴有尿潴留、排尿困难等临床表现，也称欣曼综合征。尿动力学检查常有逼尿肌和尿道括约肌的协同失调。但是检查不能发现神经性缺陷或病变，而临床症状和膀胱的形态改变却符合神经性膀胱的变化。

【并发症】　尿潴留；膀胱输尿管反流；肾积水；尿路感染；肾功能不全；慢性尿毒症等。

【诊疗要点】

1.治疗原则　小儿神经源性膀胱的治疗目的在于预防上尿路的损害，确保其能参加正常的社会活动。具体的治疗目标是：①膀胱有相当的容量；②膀胱充盈期和排尿期的压力均在安全范围，避免损害上尿路；③膀胱完全排空，没有残余尿；④没有尿失禁。

在治疗原发的神经系统疾病，如脊髓脊膜膨出的同时，依据尿动力学分类制订治疗方案。患儿应定期复查尿动力学并进行神经系统评估，以便准确了解膀胱和尿道括约肌功能状态，有效防止尿路损害。学龄期儿童应重视对尿失禁等症状的控制，从而改善社会交往的自卑心理。

神经源性膀胱首选保守治疗，如膀胱或盆底肌训练。生物反馈训练对于上运动神经元损害和部分下运动神经元损害导致的神经源性膀胱有一定疗效。清洁间歇导尿（CIC）应在出生后尽早实施。超过50%接受CIC的患儿有菌尿发生，但没有临床症状的患儿不推荐服用抗生素。神经源性膀胱患儿手术没有年龄限制，手术治疗的目的是使膀胱安全储尿和控制排尿。手术方式分为改善储尿功能、改善排空功能、加强盆底肌和尿流改道等四大类，每种手术方法均有其特定的适应证，应结合个体情况选择手术方式。

2.排空膀胱方法

（1）辅助排尿法：主要针对膀胱收缩无力的神经源性膀胱患儿。最简单的方法有按压下腹部（Crede手法）或屏气增加腹压（Valsalva动作）辅助排尿、两次排尿法等，可改善排尿，减少残余尿，但患儿需没有膀胱输尿管反流。

（2）清洁间歇导尿（CIC）：是一种安全的膀胱引流方法，适应于不能自主排尿，残余尿持续增多的患儿。

（3）药物治疗：目前尚没有直接改善排尿功能的药物。作用于内括约肌的 $\alpha$-肾上腺素受体阻滞剂和作用于外括约肌的肌松药可能对括约肌高张力者有效，但有不良反应，且效果差。

（4）神经切断术和括约肌切开术：切断支配尿道括约肌的神经或切开括约肌虽然可以彻底解除尿道梗阻，但完全性尿失禁的结果难以让患者和家属接受。

（5）膀胱皮肤造瘘：现在一般只用于高膀胱内压（充盈期＞40cmH₂O）时的暂时减压。

3.扩大膀胱容量

（1）药物治疗：抗胆碱能药物常用于扩大膀胱容量和

治疗膀胱活动亢进引起的尿频、尿急和尿失禁。常用的药物有奥西布宁、托特罗定、曲司氯胺和丙哌维林。但不良反应如口干、便秘和发热等使其应用受到限制。新一代的抗胆碱药索利那新具有选择性高、不良反应小的优点。理论上，地西泮有松弛逼尿肌和括约肌的作用。丙米嗪和β受体兴奋剂（异丙肾上腺素）也有逼尿肌松弛的作用，但是不良反应太大，不予推荐。

（2）膀胱训练

1）延迟排尿：即主动延迟排尿间隔时间，达到增加膀胱尿意容量，减少排尿次数，抑制膀胱活动亢进的目的。

2）定时排尿：即按规定的排尿间隔时间进行排尿，达到抑制膀胱容量，或减少尿失禁的发生，或预防膀胱高压对上尿路损害的目的。

（3）A型肉毒素治疗：经内镜膀胱壁注射A型肉毒毒素，已经开始用于治疗膀胱活动亢进的神经源性膀胱患儿，尿控的有效率达到60%～83%。

（4）膀胱扩大手术

1）膀胱自体扩大术：适用于膀胱安全容量过小、逼尿肌反射亢进、经保守治疗无效的患儿。

2）其他膀胱扩大手术：其他用于膀胱扩大的材料有结肠、回肠、胃或扩张的输尿管。

（5）扳机点排尿：骶上神经病变等引起的排尿困难，可使用诱发膀胱逼尿肌收缩的方法，通过反复挤捏阴茎或会阴部、耻骨上区持续有节律的轻敲、肛门指诊等对腰骶感觉神经施以刺激，以诱发逼尿肌收缩、尿道外括约肌松弛，这种反射有时足以排空膀胱，但一般还需药物或手术降低膀胱出口阻力才能排空膀胱。

（6）电刺激：目前儿童神经源性膀胱应用电刺激治疗的报道较少。

4.增加尿道括约肌的收缩能力

（1）药物治疗：胆碱能受体和α肾上腺素能受体激动剂增加括约肌收缩能力的效果不明显，而且有严重的不良反应，故不推荐使用。

（2）盆底肌训练和生物反馈治疗：主要用于年龄较大的儿童的压力性尿失禁治疗。盆底肌训练通过反复主动收缩和松弛包括尿道括约肌在内的泌尿生殖器周围的骨盆横纹肌以增强盆底肌的收缩能力。生物反馈治疗通过特定的仪器将患儿不能直接感知的生物信号转化成患儿能通过五官感知的信号，如视觉或听觉信号，以帮助患儿建立相应的反应，从而达到治疗的目的，包括盆底肌肉生物反馈治疗和膀胱生物反馈治疗。

（3）康复电刺激治疗：康复训练多采用非植入性电极直接刺激外周效应器器官，操作较为简便，不会导致感染和疼痛。

（4）膀胱颈手术：膀胱颈闭合不力的尿失禁可以用膀胱前壁组织延迟尿道或行双侧髂腰肌盆地悬吊术和锥状肌膀胱颈悬吊术治疗。

（5）人工尿道括约肌：儿童使用人工尿道括约肌的短期和中期效果不错，控制排尿可达80%，但由于技术原因，每位患儿平均需行3次手术，从长期来看，人工尿道括约肌植入对控制排尿和保护肾功能有较好效果，并可以避免行膀胱扩大手术。

（6）注射填充剂：内镜膀胱颈黏膜下注射填充剂可以有效增加膀胱出口的阻力。

（7）尿流改道和可控性膀胱造瘘：是儿童神经源性膀胱的最后选择，一般应尽量避免。

（蒋　飞　许咏青　金铁微）

## 参 考 文 献

文建国，李云龙，袁继炎，等，2015. 小儿神经源性膀胱诊断和治疗指南. 中华小儿外科杂志，36（3）：163-169.

中国儿童遗尿管理协作组，2014. 中国儿童单症状性夜遗尿疾病管理专家共识. 临床儿科杂志，32（10）：970-975.

# 第六章

## 遗传性肾小球疾病

### 第一节　奥尔波特综合征

　　奥尔波特综合征（Alport syndrome，AS）是儿童最常见的遗传性肾病之一，是一种由编码Ⅳ型胶原不同α链基因突变所致的遗传性肾小球基底膜疾病，血尿、感音神经性耳聋、眼部异常和进行性肾功能减退是其临床特点。诊断需结合临床表现、家族史、肾组织病理及基因筛查等综合判断。目前尚无特异性治疗，糖皮质激素治疗无效，目前认为RAAS抑制剂可以部分有效，一些中药可能改善部分症状，但疗效不肯定。对于进入终末期肾衰竭的患者，主要依靠透析及肾移植。

　　【病因】　奥尔波特综合征是遗传性疾病，属单基因遗传病，该病有3种遗传方式，主要为X连锁显性遗传（XD）（约占85%），少数为常染色体隐性遗传（AR）、常染色体显性（AD），这些遗传模式都与胶原Ⅳ分子的组成有关。

　　【病理生理】　奥尔波特综合征是一种基底膜病，Ⅳ型胶原是构成基底膜的主要成分。基因突变导致α链生成异常，破坏了Ⅳ型胶原分子的形成，从而改变了基底膜的结构，影响肾小球的滤过率和眼晶状体内张力，以致肾功能下降和晶状体变形。突变型Ⅳ型胶原蛋白的α链过表达可致足细胞脱落、肾小球基底膜断裂、肾小球硬化，以及细胞外基质沉积、肾纤维化等，此外，奥尔波特综合征患者基因突变可致肾小球足细胞脱落、肾小球滤过异常等，导致蛋白尿，甚至肾小球硬化和肾纤维化。

光镜下病理改变表现多样，典型的病理改变为肾小球细胞增生、肾间质泡沫细胞浸润，其他表现有肾小球硬化或新月体形成、系膜细胞或基质增生、足细胞减少、毛细血管开放差或塌陷、肾小管上皮细胞变性、肾间质增宽或纤维化。

电镜下病理改变主要为肾小球基底膜弥漫性厚薄不均，以增厚为主，一般增厚为同龄正常基底膜厚度的 2～5 倍，最薄处可为正常基底膜的1/5。基底膜表面不光滑，上皮侧为不规则的波浪形。基底膜致密层疏松，呈现纵行撕裂分层现象，并可形成板层状或编篮状结构。在增厚分层的结构中可观察到散在和成堆的电子致密颗粒，直径为 20～100 nm，其性质并不十分清楚。

【临床表现】

1.肾的表现　最常见为血尿，呈持续或间歇镜下血尿甚至肉眼血尿，并非见于所有患者，蛋白尿常见，随病程进展可逐渐增多，肾衰竭发生率为61.5%，XD-AS男性更高，出现肾功能不全的时间较早，通过电镜可观察到典型的GBM超微结构特征性改变。

2.耳部表现　耳部损害主要表现为双侧对称性、高频型（2000～8000Hz）神经性耳聋，耳聋通常于学龄前发现，也呈进行性加重，男性可有其他频率范围累及，听力呈进行性下降，女性较少发生或出现较晚，电子显微镜显示患者耳蜗的血管纹发生萎缩。

3.眼部表现　眼部异常发生的概率为11%～92%，其表现可以是多种多样，其中有3个特征性的表现：①前圆锥形晶状体；②黄斑区周围斑点；③视网膜中周部融合的斑点。眼部的异常表现通常在儿童中少见，一般在肾移植后变得明显。

4.其他表现　某些X连锁AS家系中伴发食管、支气管或生殖器弥漫平滑肌瘤，并出现吞咽困难、呼吸困难等相应症状。

**【诊断要点】**

1.临床诊断　主要依据Flinter提出的遗传性肾炎临床诊断标准，符合2条或2条以上可确诊：①家族性血尿伴或不伴进行性肾功能减退；②电镜下肾组织肾小球基底膜厚薄不均、断裂分层交叉成网状；③高频区感觉神经性耳聋；④眼部病变典型改变为前球形晶状体及黄斑周围颗粒。

2.病理诊断　电子显微镜下的典型病变是诊断奥尔波特综合征的"金标准"：肾小球基底膜厚薄不均，致密层撕裂、分层、篮网状、虫蚀状改变，低年龄奥尔波特综合征患者肾组织电镜改变不典型，依据电镜诊断奥尔波特综合征存在局限性。

3.肾组织或皮肤组织Ⅳ型胶原α链染色诊断　肾组织或皮肤组织Ⅳ型胶原α5链染色方法不仅可以确诊奥尔波特综合征，而且可以区分不同遗传型。X连锁显性遗传型奥尔波特综合征男性患者肾组织Ⅳ型胶原α5链染色在肾小球和肾小囊均呈阴性，皮肤基底膜Ⅳ型胶原α5链呈阴性；女性患者肾组织Ⅳ型胶原α5链在肾小球和肾小囊均呈间断阳性，皮肤基底膜Ⅳ型胶原α5链呈间断阳性。

4.基因诊断　是确诊奥尔波特综合征最可靠的方法，对确定遗传型、区分杂合子和纯合子具有决定意义：①X连锁显性遗传型奥尔波特综合征致病基因是*COL4A5*基因或*COL4A5*基因和*COL4A6*基因共同突变；②常染色体隐性遗传型奥尔波特综合征是由*COL4A3*基因或*COL4A4*基因的纯合突变或复合杂合突变导致；③常染色体显性遗传型奥尔波特综合征是由*COL4A3*基因或*COL4A4*基因的杂合突变导致。

**【鉴别诊断】**

1.肾病综合征　有些奥尔波特综合征患儿就诊时表现为肾病综合征，血尿并不突出，以蛋白尿为主，但肾病综合征患儿无感音性耳聋及眼部病变，需注意结合其他检查予以鉴别。

2. 薄基底膜肾病 本病多有家族史，临床90%表现为持续性镜下血尿，仅少数伴间歇性发作性血尿，一般无症状，尿蛋白阴性，无肾功能损害，电镜证实为肾小球基底膜变薄，预后良好。

3. IgA肾病 以血尿为主要表现，表现为反复发作性肉眼血尿，多在上呼吸道感染后24～48h出现血尿，无感音性耳聋及眼部病变，肾活检组织免疫荧光学可见IgA于系膜区沉积，奥尔波特综合征肾活检组织免疫荧光学多为阴性。

【诊疗要点】

1. RAAS抑制剂 回顾性研究发现ACEI、ARB、醛固酮抑制剂（螺内酯）可以降低尿蛋白，其中一线治疗应用ACEI，这类药物包括雷米普利、依那普利等，二线治疗应用ARB和醛固酮受体阻滞剂；常用的ARB类药物包括氯沙坦、厄贝沙坦、缬沙坦等。

2. 基因治疗和干细胞治疗 奥尔波特综合征是由COL4A3/A4/A5基因突变导致的，理论上将突变基因纠正或者注入无突变的足细胞产生正常的Ⅳ型胶原α3/α4/α5链即可以治愈。但目前基因治疗和干细胞治疗仅在细胞实验和小鼠模型水平进行，尚未应用到奥尔波特综合征患者。

3. 未来治疗新靶点 近年来有基础研究提及MicroRNA-21、胶原受体、基质金属蛋白酶（matrix metalloproteinases，MMP）（MMP-2/MMP-3/MMP-9/MMP-12）、转化生长因子-$\beta_1$（DDR1/2）、结缔组织生长因子等是治疗奥尔波特综合征的新靶点，因此有望开发新的药物以达到进一步延缓肾衰竭的目的。

4. 肾替代治疗 对进展至ESRD的奥尔波特综合征患者要进行肾替代治疗，包括血液透析和腹膜透析，肾移植是有效的治疗措施之一。研究表明，奥尔波特综合征患者肾移植后20年的存活率为70.2%，移植肾的存活率为46.8%。

【预后和预防】 X连锁遗传型奥尔波特综合征预后与

性别密切相关。男性患儿通常于20岁后渐进入慢性肾衰竭，一般男性预后较差，眼部病变的处理主要是因前圆锥晶状体和白内障使患者视力下降，当无法用镜片矫正时，可行晶状体摘除联合人工晶状体植入手术，术后效果可能较好。

（孙东方）

## 第二节　家族性良性血尿

家族性良性血尿又称薄基底膜肾病（thin basement membrane nephropathy，TBMN）为常染色体显性遗传，以非进展性血尿、肾功能正常和阳性家族史为临床特点，是最常见的遗传性肾病，也是持续性肾小球性血尿的常见病因。本病可见于各年龄组，在儿童期，预后良好，在成年期，部分家族性良性血尿患者可出现蛋白尿、高血压、终末期肾脏病，表现为"非良性"预后。

【病因】　TBMN由 *COL4A3* 或 *COL4A4* 基因单杂合突变所致，呈常染色体显性遗传，*COL4A3* 基因位于人染色体2q36.3上，含有52个外显子，其mRNA含有8114个核苷酸，编码的Ⅳ型胶原蛋白α3（1670个氨基酸），定位于GBM上。*COL4A4* 基因位于人染色体2q36.3上，含有48个外显子，其mRNA含有6523个核苷酸，编码的Ⅳ胶原蛋白α4（1691个氨基酸），也定位于GBM上。除 *COL4A3* 或 *COL4A4* 外，*COL4A5*、*MYH9*、*CFHR5* 或 *FN1* 基因突变也可以导致家族性血尿。

【病理生理】　TBMN以电镜下肾小球基底膜变薄为特点，GBM的厚度与年龄和性别有关，从出生至2岁，GBM快速增厚，到儿童期和青春期，GBM厚度增长缓慢。正常肾小球基底膜厚度为300～350nm，成年男性的GBM厚度大于成年女性。由于测量GBM厚度的方法不尽相同，目前对TBMN中的GBM厚度还没有统一标准。有文献建议成年人肾小球基底膜小于250nm，2～11岁儿童小于180nm可作为家族性良性血尿诊断标准。光镜下通常无明显改变，免疫荧光检查阴性。Ⅳ型胶原α3、α4及α5链染色正常。

【临床表现】

TBMN患者在儿童时期典型临床特征是持续性镜下血尿，多无临床症状，而于体检或尿筛查中发现，仅有5%～22%的患儿有发作性肉眼血尿，常发生于上呼吸道感染或劳累后。一般无蛋白尿、水肿、高血压、视力异常、听力丧失及其他肾外异常，血生化、肾功能、免疫学检查均无异常，病情一般稳定，呈良性过程。TBMN患者在成年时期约30%出现蛋白尿，甚至可表现为肾病水平蛋白尿，部分成年患者可有高血压、肾功能不全。

【诊断要点】

1.根据家族史、临床特点，辅助检查除血尿外，无其他明显异常，长期随访病情稳定即可拟诊本病。

2.可疑病例行家庭成员尿液检查，如发现镜下血尿患者，有助于诊断。

3.确诊依靠肾组织电镜检查。

【鉴别诊断】

1.应与奥尔波特综合征、IgA肾病等血尿为特点的肾小球疾病相区别，具体内容见相关章节。

2.肾小球基底膜变薄也可伴发其他肾小球疾病，如IgA肾病、系膜增生性肾小球肾炎，应结合临床表现及辅助检查进行鉴别。

【诊疗要点】　无特效治疗方法，但宜避免上呼吸道感染或过于剧烈体力活动，避免肾毒性药物的应用。

【预后和预防】　该疾病病情一般稳定，呈良性过程，但应做好定期随访，每1～2年评估1次是否存在高血压、蛋白尿和肾功能损害。

（金铁微）

# 第三节　先天性肾病综合征

先天性肾病综合征是指出生后3个月内起病，具有肾病综合征四大特点的疾病，与其他年龄组的肾病综合征比较，在病理、临床表现及预后上均有其特点。

先天性肾病综合征按照病因分类如下。

1.原发型　①芬兰型先天性肾病综合征；②弥漫性系膜硬化；③其他早发的肾小球疾病（微小病变、局灶节段性硬化、膜性肾病）。

2.继发型（或称获得性）　①感染有关者（先天性梅毒、毒浆原虫病、巨细胞病毒感染、疟疾、艾滋病、风疹、肝炎）；②中毒，如汞中毒等；③其他，如婴儿系统性红斑狼疮、溶血尿毒综合征、肾静脉血栓形成；④伴其他先天异常，如脑畸形、Drash综合征、甲髌综合征等。

## 一、芬兰型先天性肾病综合征

【病因】　芬兰型先天性肾病综合征为常染色体隐性遗传，其致病基因（*NPHS1*）定位于染色体19长臂（19q13.1），长26kb，有29个外显子，*NPHS1*基因的编码蛋白为nephrin，是第一个被确定的肾小球足细胞足突构成的裂隙隔膜上的蛋白分子。nephrin蛋白异常，使肾小球滤过膜对蛋白的通透性改变、大量蛋白漏出而导致一系列病理生理改变。

【病理】　病程早期光镜下仅表现为肾小球轻微病变、系膜增生，随病程的发展逐渐出现特征性的近曲小管囊性扩张，病情进展出现系膜细胞和基质增生，肾小球硬化，而后肾小球硬化更为明显，伴有肾小管萎缩及肾间质纤维化，最终呈终末期慢性肾小球肾炎改变。

免疫荧光检查早期为阴性，其后可见不规则的IgG和C3沉着。

电镜下可见肾小球足细胞足突广泛融合，裂孔隔膜消失。

【临床表现】　患儿多为早产儿，部分有臀位或宫内窒息史，多有大胎盘，其重量多超过正常标准（正常时小于新生儿体重的25%）。患儿常呈未成熟儿貌，因骨形成延迟，有鼻小、鼻梁低、眼距宽、颅缝宽的特点。肌力差，有时呈仰跖足位。多数患儿出生时已有蛋白尿，出生后1

个月内90%患儿出现水肿及腹水。出生后3个月时多已呈典型肾病综合征表现（即大量蛋白尿、低白蛋白血症、高脂血症、水肿）。患儿常有脐疝，喂养困难，易吐泻，生长发育迟缓，甲状腺功能低下等，且易感染，常于1岁内由于感染而死亡。部分患儿可因高凝状态，导致血栓栓塞。虽早期肾功能正常，至2岁后肾功能逐渐减退，最终发展为尿毒症。

实验室检查：生后患儿蛋白尿呈高选择者，随病情进展，逐渐为非选择性蛋白，呈现非选择性蛋白尿，并可有继发性肾小管功能障碍。病程后期血尿素氮及肌酐增高。

**【诊断要点】** 出生后3个月内出现肾病综合征临床表现，应考虑为先天性肾病综合征，芬兰型的诊断还有赖于：①胎盘大（胎盘重量＞出生体重的25%）；②家族史的分析；③出生时已有蛋白尿，当出现水肿时血白蛋白已显著低下（＜10g/L）；④出生后6个月内肾小球滤过率（GFR）正常；⑤除外其他病因致成者；⑥糖皮质激素治疗无效；⑦必要时参考肾活检（出生后3～6个月后呈典型改变）；⑧妊娠女性羊水中可检出α胎儿蛋白（AFP），但应注意α胎儿蛋白升高不仅见于本征，还见于神经管畸形、特纳综合征；⑨基因检测有助于临床确诊。

**【鉴别诊断】**

1.**弥漫性系膜硬化** 该病多于低年龄起病，呈进行性肾功能减退。病理上呈弥漫性系膜硬化，光镜上呈肾小球基底膜增厚，系膜基质增多，但不伴系膜细胞增生，毛细血管腔闭塞，进而肾小球硬化、收缩，肾小囊扩张。

2.**婴儿肾病综合征** 常继发于全身疾病：①先天性梅毒伴肾病综合征；②伴有生殖器畸形的肾病综合征；③肾胚胎瘤及深静脉栓塞，除有肾病综合征临床表现外，还有原发疾病表现。

3.**局灶性节段性肾小球硬化** 多表现为肾病综合征，同时伴血尿和高血压，病变呈进行性，可继续发展为弥漫性硬化性肾小球肾炎，25%～30%的局灶性节段性肾小球硬化患儿最后进展至慢性肾衰竭，对激素治疗效果不理想。

【诊疗要点】

1.本病无特异治疗。

2.糖皮质激素及免疫抑制剂治疗无效。

3.对症治疗：维持营养、限盐、利尿。需定期输注白蛋。

4.防治感染。

5.有继发甲状腺功能低下者需补充甲状腺素。

6.肾移植是最佳选择。

【预后和预防】 预后差。大多于6个月至1岁死于并发感染，如能存活至2～3岁常死于尿毒症。但如经综合治疗，并获肾移植则预后大为改观。

## 二、弥漫性系膜硬化

【病因】 常染色体隐性遗传，既可以表现为独立的肾病，也可表现为综合征，如Denys-Drash综合征和WAGR综合征。弥漫性系膜硬化多因WT1基因突变，也可因PLCE1基因（编码一种磷脂酶的基因）突变所致。

【病理】 呈弥漫性系膜硬化，光镜下可见肾小球基底膜增厚，系膜基质增多但不伴系膜细胞增生，毛细血管腔闭塞，进而肾小球硬化、收缩，肾小囊扩张。

【临床表现】 低年龄起病，呈进行性肾功能减退。Dens-Drash综合征除有以蛋白尿为主要表现的肾病以外，还伴有男性假两性畸形和肾Wilm瘤。

【诊疗要点】

1.肾移植。

2.弥漫性系膜硬化的女孩进行染色体分析，以除外男性假两性畸形。

3.另外也研究建议对Denys-Drash综合征患儿行"预防性"肾切除。

【预后和预防】 肾移植后未见肾病再发的报道。

## 三、局灶性节段性肾小球硬化

【病因】 为常染色体隐性遗传，与编码肾小球足细胞特异蛋白podocin的*NPHS2*基因突变有关。

【病理】　疾病早期肾病理仅表现为微小病变，随疾病进展表现为局灶性节段性肾小球硬化。

【临床表现】　可表现为婴儿型肾病综合征，多于3个月至5岁起病，可较快速地进展至终末期肾病。

【诊疗要点】

1.具有*NPHS2*基因突变的患儿糖皮质激素耐药，应避免使用激素以减少毒副作用。

2.肾移植。

【预后和预防】　肾移植后少有肾病再发。

（金铁微）

## 第四节　其他少见疾病

### 一、甲髌综合征

甲髌综合征（nail-patella syndrome，NPS）又称骨指甲发育不全、遗传性骨指甲发育异常等，是一种以指甲和髌骨发育异常或缺如为特征的综合征。其病变在指甲、四肢、肾和眼睛，主要临床特征为"四联征"：指甲发育异常、髌骨发育不良或缺如、髂骨角和桡骨小头脱位。

【病因】　甲髌综合征是一种常染色体显性遗传性疾病，最早在19世纪被发现，发病率为1/50 000，较为罕见，国内有个别报道。因*LMX1B*基因突变所致，该基因是一个重要的调控指甲、骨骼和肾小球基底膜生长的转录因子，对维持肾小球足细胞的正常功能非常重要。

【临床表现】

1.指甲发育异常　是本病主要表现之一，是诊断NPS的特异性征象，95%以上的患儿指甲受累，出生时既有，但也可生后再出现，双侧对称，可见无甲、半甲、甲发育不良、纵脊、纵裂、匙形甲、鳞状甲等。三角形甲弧影是特征性体征，最常见于拇指和示指，小指和趾甲较少受累，指骨一般无畸形。

2.**髌骨发育不良或缺如**　可见于93%左右的患儿，过小或发育不良的髌骨伴随外侧股骨髁发育不良导致复发性髌骨半脱位或脱位。髌骨、股骨的关节病可引起膝关节残疾或膝痛。

3.**其他的骨骼异常**　包括骨盆、肘和足，髂骨角是在髂骨后部形成的三角形骨物隆起，为特征性病变，可见于70%～80%患儿，较大的髂骨角可触及，但不会引起步态异常。肘发育异常见于92.5%左右患儿，桡骨头和（或）肱骨小头发育不全伴反复的桡骨头后外侧半脱位或脱位可见于60%患儿，肘关节屈曲、伸直受限，不能旋前、旋后。足的畸形不多见，最常见的为足内翻和足外翻。骨骼异常出生时即有，且双侧对称。

4.**肾病变**　是甲髌综合征最严重的表现，不同家系及同一家系间患儿肾病的发病率和严重程度差异很大，30%～40%的患儿可有肾病变，早期表现主要为蛋白尿，血尿少见，为10%～20%，5%～10%的患儿早至儿童期或青年期既出现肾病水平蛋白尿，部分患者可长期有蛋白尿，但肾功能正常，应长期监测蛋白尿和肾小球滤过率以了解疾病的进展情况。肾损害除有蛋白尿、血尿外，还有肾病综合征和新月体肾炎等表现，偶可进展至肾衰竭。

5.**眼的异常**　偶尔可见，包括小角膜、硬化性角膜、先天性白内障、虹膜内缘色素沉着和先天性青光眼。

【**肾病理学**】　肾病理于电镜下可见本征特征性改变，肾小球基底膜局灶或弥漫性不规则增厚，含有不规则的低电子密度区，外形如虫蛀样改变，另一个特征性改变为可见Ⅲ型胶原纤维束在致密带纹状沉积，部分区域稀疏，呈虫蛀样改变，Ⅲ型胶原在肾小球沉积，可通过肾活检诊断，磷钨酸染色能更清楚地看到胶原束。光镜下病变轻微，只有局灶性毛细管壁加厚，后期可见系膜增宽和硬化，终至弥漫性肾小球硬化。

【**诊断要点**】　NPS具有典型的"四联征"时容易诊断，当患者以某一征象就诊时，常不会想到此病。早期诊断和合理治疗是保护肾功能及预防早期关节炎的关键。

1.家族遗传史，常染色体显性遗传。

2.指甲萎缩、缺如、角化不良、纵裂及匙状甲等，拇指最重，向小指依次减轻。

3.髌骨缺如或发育不良，向外或向上半脱位或脱位。

4.肘关节发育不良，肘关节屈曲、伸直受限，不能旋前、旋后。

5.骨盆外翻畸形，出现髂骨角为本病特征。

除了这些，也可累及其他系统，如肾、眼睛、胃肠道、神经系统，虽然出生时该病根据临床表现可以确诊，但因为该病罕见，而且部分呈亚临床表现，常被漏诊，肾病理和它的临床表现没有明确的关系，肾活检不能作为诊断NPS的方法。

【鉴别诊断】　本病需与Ⅲ型胶原肾小球病、髌骨发育不全、习惯性髌骨脱位、奥尔波特综合征相鉴别。

1.Ⅲ型胶原肾小球病：是常染色体隐性遗传，有明显的系统性临床表现，肾小球系膜区可见大量平行排列的成束Ⅲ型胶原纤维广泛沉积。

2.髌骨发育不全：仅表现为髌骨发育小或缺如，无指甲及其他骨骼改变。

3.习惯性髌骨脱位：有家族遗传性，髌骨发育小，常向外侧脱位，但无指甲及其他骨骼改变。

4.虽然NPS与奥尔波特综合征特征性病理改变相似，但通过其指甲、骨骼病变可以相鉴别。

【治疗】　甲髌综合征作为一种遗传性疾病，目前尚无特异性治疗方法。少数NPS发生进行性肾损害，ACEI的使用可能对有蛋白尿的NPS患者有保护作用。对于ACEI治疗无效或不良反应（如低血压、血管性水肿）明显的患者可以尝试环孢素治疗。对于进展至肾衰竭的NPS患者，肾移植效果较好，但供肾者应排除NPS的可能。

## 二、眼脑肾综合征

眼脑肾综合征（oculo-cerebro-renal syndrome）又称Lowe综合征，是较为少见的一种X链锁隐性遗传性肾病，基因位于X染色体长臂（Xq25），典型表现主要是眼睛、中枢神经和肾方面异常，男性多见，在新生儿期或婴儿早期发病，发病率为1/50万，1952年由Lowe等首次报道，多发生于白种人，但我国也有确诊病例报道。

【病因】　该病多有OCRL基因突变，该基因位于Xp24-p26，编码位于高尔基复合体的一种磷酸酶，参与调节肌动蛋白聚合过程，进而影响细胞迁移、细胞间接触，在眼晶状体、脑组织、肾小管等发育中起重要作用，所以眼脑肾综合征典型临床表现主要是眼睛、中枢神经和肾方面异常。

【临床表现】

1.眼病变：100%的眼脑肾综合征患儿均有先天性白内障，其他眼部病变可见青光眼、角膜混浊、葡萄膜畸形、进行性视力下降。

2.神经系统症状：智力低下、言语障碍，IQ测定常在50分以下，10%患儿可出现精神发育异常，多数患儿会表现为易激惹、脾气暴躁或出现强迫性动作，50%以上的患者在18岁以后会出现癫痫，约9%的患儿在婴幼儿期会出现高热、惊厥。

3.肾脏病变：其轻重程度差别较大，出生时常无症状，随着年龄增加会逐渐出现并恶化，多表现为范科尼综合征（肾小管功能异常），主要表现为近曲小管功能缺陷，出现蛋白尿、氨基酸尿、有机酸尿、糖尿、高氯性酸中毒，严重时累及肾小球，导致肾功能不全，还可出现继发性醛固酮增多症相关的临床症状。

4.骨骼畸形：表现为关节过屈、髋关节脱臼、佝偻病、关节肿胀、骨质疏松、病理性骨折和身材矮小，体重低于正常同龄人。

5.全身肌张力低下，腱反射减弱或消失，一般3岁以后运动系统发育迟缓，步态异常会逐渐明显。

6.其他表现：隐睾症、脐疝、牙釉质发育不全、表皮囊肿及出血倾向等。

【临床分期】　本病分为3期

1.婴儿期　主要为眼及中枢神经系统症状。

2.幼儿及儿童期　范科尼综合征较明显（肾小管病变

为主，肾小球基本正常），即肾小管性酸中毒、氨基酸尿、蛋白尿、低磷酸血症性佝偻病。

3.晚期（成年人期） 代谢异常消失而表现为肾功能不全，肾小球病变明显，出现玻璃样变、纤维化、基底膜增厚、足突融合、多灶性肾小管萎缩和间质纤维化。

**【诊断和鉴别诊断】** 眼脑肾综合征虽有较强的临床表现异质性，但根据先天性白内障、精神运动发育迟缓和肾小管酸中毒等典型临床表现，可以作出临床诊断。当临床症状不典型时，需做详细的血尿生化分析来协助诊断，另外 *OCRL* 基因检测有助于确诊。

眼脑肾综合征需与登特病2型和先天性感染相鉴别。登特病2型发病也与 *OCRL* 基因突变有关，主要表现为近端肾小管功能障碍，但很少同时有眼、脑受累表现。先天性感染多指风疹、巨细胞、弓形虫、单纯疱疹病毒等感染，也可有眼、脑、肾多器官损害，但眼脑肾综合征患儿的病毒检测均为阴性。

**【治疗要点】** 眼脑肾综合征作为一种遗传性疾病，目前尚无特异性治疗方法，主要为对症治疗，如白内障摘除术、控制青光眼、康复锻炼、抗癫痫，纠正肾小管酸中毒、补充碳酸氢盐、磷、钾和水，预防骨病等一系列对症治疗。

**【预后】** 该病患者生存年龄一般不超过40岁，患者早期可死于肾衰竭及肌张力减低或感染性疾病，最常见的死亡原因是呼吸系统疾病、癫痫发作和睡眠时突然死亡，患者生活质量的高低主要取决于智力的发展和肾病。

（王晓琴）

## 参 考 文 献

余自华，李政，2017. 良性家族性血尿研究进展. 中华实用儿科临床杂志，32（5）：321-323.

张宏文，丁洁，2011. 先天性肾病综合征的治疗进展. 实用儿科临床杂志，26（5）：373-374.

Alport综合征诊疗共识专家组，2018. Alport综合征诊断和治疗专家推荐意见. 中华肾脏病杂志，34（3）：227-231.

# 第七章

# 新生儿泌尿系统常见疾病

## 第一节 新生儿急性肾损伤

急性肾损伤（acute kidney injury，AKI）是新生儿重症监护病房最常见的危重症之一，发病率为6%～24%，病死率为25%～50%。研究表明AKI是导致新生儿残疾和死亡的独立危险因素，早期诊断和及时干预是新生儿AKI治疗的关键。

【病因】 根据解剖特点，将AKI的病因分为肾前性、肾性和肾后性3大类。

1.肾前性 凡是能使心搏出量减少或血容量不足的临床因素，均可引起肾血流灌注不足导致肾前性AKI。

（1）新生儿窒息：窒息可导致多器官损伤，其中以肾损伤的发生率最高，是引起新生儿AKI最常见的原因。肾缺血/再灌注是引起AKI的一个重要过程，其中包括2个重要因素，一个是血管因素，发生窒息时全身各器官缺氧、缺血，心排血量减少，肾灌注不足以致肾小球滤过率（GFR）下降，同时缺氧引起酸中毒使血管活性物质释放增多或活性增强，肾血管收缩，导致GFR进一步下降；另一个是肾小管因素，肾单位的缺血、缺氧使出球小动脉痉挛，进一步发展，可使肾小管缺血、坏死及梗阻，使本身发育不成熟的肾单位进一步受损，窒息程度越重，AKI发生率越高。

（2）感染：新生儿受宫内、宫外环境影响，易感染，与其他致AKI因素相比，败血症引起的AKI病死率更高。

（3）低血容量：腹泻、呕吐等导致的AKI可随着血容量的恢复，肾功能在一定时间内可恢复。另外围生期出血、低血压、心力衰竭、先天性心脏病、重症贫血均是新生儿发生AKI的病因。

2.肾性　各种病因引起的肾前性AKI如不及时处理，均可引起肾实质损伤。

（1）肾缺氧：窒息缺氧严重或持续时间延长可致不同程度的肾实质损害。其他如新生儿呼吸窘迫综合征、PPHN等均可导致肾缺氧的发生。

（2）肾缺血：如急性失血、感染性休克、肾静脉或肾动脉血栓形成、肾皮质坏死、肾梗死、DIC等。

（3）肾中毒：包括肾毒性药物，如解热镇痛药及某些抗生素；易致肾损害的药物，有报道称，吲哚美辛在胎龄小于32周的新生儿中使用后AKI发生率达24.4%；各种致肾毒害产物，如血红蛋白尿、肌球蛋白尿、过氧化物尿症、尿酸盐肾病等。

（4）各种肾病：先天性肾发育异常如肾发育不全、肾囊性病、先天性肾病综合征、先天性梅毒等。

3.肾后性　又称梗阻性肾衰竭，常见于各种先天性尿道畸形，如后尿道瓣膜、尿道憩室、输尿管狭窄及其他先天性尿道畸形等。另外，各种原因引起的泌尿系统结石，也是导致AKI不可忽视的一类原因。

【临床表现】　新生儿AKI缺乏特异性的临床表现，患儿可出现拒乳、呕吐、苍白、脉搏细弱等全身症状。尿量减少［少尿：尿量＜25ml/d或1ml/（kg·h）］甚至无尿［尿量＜15ml/d或0.5ml/（kg·h）］将进一步引发电解质紊乱、酸碱失衡、水潴留，最常见的是高钾血症、低钠血症及代谢性酸中毒。体内蛋白质代谢产物因肾排泄障碍、蛋白质分解旺盛，引发血中非蛋白氮含量增加，出现氮质血症的中毒症状。补液过多时（出现水肿、体重增加）可导致高血压、心力衰竭、肺水肿、脑水肿和惊厥。

【辅助检查】

1.尿液相关检查包括尿常规、尿渗透压、尿比重、尿钠、尿肌酐。尿量少而比重低，尿中可有较多蛋白质和管型。

2.血清钾、血清镁、血磷、血肌酐、尿素氮增高，而血清钠、氯降低，血清钙也常降低。

3.ECG出现高钾表现：P波低平，QRS增宽，ST段下移，T波高尖，可伴有心律失常。

4.必要时可做腹部B超、CT、肾扫描等检查以明确有无肾静脉血栓、肾畸形等器质性改变。

5.近年来发现多种AKI的生物标志物，其敏感度高于血肌酐值，检测这些生物标志物可获得有关AKI部位及病因的信息。同时，部分标志物有助于判断AKI的预后。目前已经得到证实的有中性粒细胞明胶酶相关脂质运载蛋白（NGAL）、胱抑素C、肾损伤分子-1（KIM-1）、白细胞介素-18（IL-18）等。

肾前性和肾性肾衰竭的实验室鉴别参数见表7-1。

表7-1　新生儿肾前性和肾性肾衰竭的实验室鉴别

| 项目 | 肾前性 | 肾性 |
| --- | --- | --- |
| 尿常规 | 正常 | 异常 |
| 尿渗透压（mOsm/kg $H_2O$） | ＞350 | ＜300 |
| 尿/血渗透压 | ≥1.2 | 1.0左右 |
| 尿素氮/血肌酐（mg/mg） | ≥10 | 同步升高 |
| 尿/血肌酐（mg/mg） | ＞20 | ＜10 |
| 尿/血尿素氮（mg/mg） | ＞20 | ＜10 |
| 尿钠（mmol/L） | ＞20 | ＞25 |
| FENa（%） | ＜2.5 | ＞3.0 |

注：FENa（尿钠排泄分数）（%）=（尿钠/尿肌酐）×（血浆肌酐/血浆钠）×100

【诊断】　2002年急性透析质量倡议小组（acute dialysis quality intiative，ADQI）提出用AKI取代ARF的概念，并制订了RIFLE分级诊断标准，即风险（risk）、损伤（injury）、衰竭（failure）、丧失（loss）和末期肾病（end stage renal disease，ESRD）。2005年急性肾损伤网络（AKIN）制订的共识将AKI定义为：病程在3个月以内的肾功能或结构异常，包括血、尿、组织检测或影像学方面的肾损伤标志物异常，并将AKI分为1、2、3期（表7-2），分别对应RIFLE标准的风险、损伤和衰竭。2012年，改善全球肾脏病预后组织（Kidney Disease：Improving Global Outcomes，KDIGO）在AKIN定义的基础上重新定义了AKI的诊断，即48h内血肌酐增高≥0.3mg/dl（26.5μmol/L）；或血肌酐较基础值升高＞50%，且已知或经推断发生在7天内；或持续6h尿量＜0.5ml/（kg·h）（排除梗阻性肾病或脱水状态）。2012年Jetton和Askenazi提出了更适用于新生儿的"新生儿改良的KDIGO标准"，将新生儿血肌酐的基础值定义为"评估前血肌酐的最低值"，将血肌酐≥2.5mg/dl（221μmol/L）定义为肾功能损害3级。根据新的AKI共识，AKI的诊断仍然基于血肌酐和尿量的检测，但是血肌酐检测在新生儿期受许多因素影响。新生儿血肌酐在出生后48～72h反映的是母体血肌酐水平，随后在出生后1周内逐渐下降，下降速率与胎龄相关；一些早产、极低出生体重儿由于肾小管发育不成熟，使新生儿肌酐清除率不能如实反映GFR。尿量作为AKI诊断的指标在新生儿期应用也存在一定局限性。早产儿存在生理性利尿前期，与AKI的少尿表现从临床难以区分。目前多认为以尿量为标准诊断新生儿AKI时，应提高尿量的界值，即1.5ml/（kg·h）。

表7-2　AKI的分级标准

| 分期 | 血清肌酐标准 | 尿量标准 |
|---|---|---|
| 1期 | 绝对升高≥0.3mg/d 或相对升高≥50% | ＜0.5ml/（kg·h）（时间＞6h） |
| 2期 | 相对升高＞200%～300% | ＜0.5ml/（kg·h）（时间＞12h） |
| 3期 | 相对升高＞300%或在≥4.0mg/dl 基础上再急性升高≥0.5mg/dl | 少尿［＜0.3ml/（kg·h）］×24h 或无尿×12h |

**【治疗要点】** AKI治疗的重点包括去除病因，保持水电解质平衡，维持内环境稳定，供应充足热量，减少肾的负担等。

1.早期防治　重点是去除病因和对症治疗。纠正低血容量和（或）低血压等肾前性因素。准确记录出入液体量，每天测量体重1～2次。如无充血性心力衰竭，可给予等渗盐水20ml/kg，2h内静脉输入，如无尿可给呋塞米1～2mg/kg。多巴胺3～5μg/（kg·min）与呋塞米联合应用可增加GFR，促进肾小管中钠的再吸收，效果更佳。若为肾后性因素引起AKI，应以解除梗阻为主。

2.少尿或无尿期的治疗

（1）严格限制入液量：24h总入液量＝前天尿量＋不显性失水量＋异常损失量－内生水量。不显性失水量为20～30ml/（kg·d），内生水量为10～20ml/（kg·d）。治疗期间应保持体重不增或每天降低10～20g，血清钠应维持在130mmol/L左右，体重增加或血钠下降均是水过多的标志。

（2）保持电解质平衡

1）控制钠的摄入量：完全无尿，不必补钾；如为缺钠性低钠血症，则可用高渗盐水（3%NaCl，按1.2ml/kg计算）或补充碳酸氢钠。

2）处理高血钾：当血钾＞6.5mmol/L，ECG有高钾表现时，应即刻治疗，①停止一切钾的摄入；②10%葡萄糖酸钙0.5～1.0ml/kg，稀释后静脉注射；③5%碳酸氢钠3～5ml/kg，静脉注射；④25%葡萄糖溶液2ml/kg，每3g葡萄糖加1U胰岛素，静脉注射。

3）纠正酸中毒：pH＜7.25或血清碳酸氢盐＜15mmol/L，需给予5%碳酸氢钠2～3ml/kg，静脉注射或按实际碱缺失×0.3×体重（kg）计算，于3～12h分次输入。

4）维持钙磷平衡：血磷＞2.24mmol/L，应限制磷的摄入；血钙＜1.87mmol/L，给予10%葡萄糖酸钙1～2ml/kg，静脉注射。

（3）供应热量及营养：充足的营养可减少蛋白的分解

和酮体的形成。

1）热量不应少于167.4kJ（40kcal）/（kg·d），主要以糖和脂肪形式给予。

2）可给予促进蛋白合成的药物，如苯丙酸诺龙12.5mg，肌内注射，每周1～2次。

（4）对症处理：当水潴留引起高血压时，应限制水和钠的摄入并给利尿剂和降压药。若合并感染，需选用对细菌敏感且对肾无毒的药物。另外需抗惊厥、抗心力衰竭，以及治疗DIC等。

（5）肾替代疗法：新生儿常用的肾替代疗法包括腹膜透析和持续性血液滤过。以上措施无效，并有以下情况时可考虑应用腹膜透析：①重度水钠潴留及少尿，伴心力衰竭或肺水肿者。②严重的代谢性酸中毒（pH＜7.15）。③持续性高血钾，经上述措施无效者。④持续氮质血症及少尿＞2天，BUN＞22.42mmol/L（60mg/dl），或每天上升11.21mmol/L（＞30mg/dl）。腹膜透析设备和操作相对简单。

持续性血液滤过主要应用于除上述情况外，伴有如下情况患者：①心肺功能不稳定者；②严重的凝血性疾病者；③由于外科手术或外伤而不能行腹膜透析者。

3.利尿期　此时肾功能仍不能迅速恢复，前3～4天仍按少尿期原则处理，以不脱水为原则，严密监测血生化指标，根据变化及时调整治疗。

【预后】　AKI患儿的病死率取决于多种条件，如器官衰竭程度、缺氧缺血性脑病、严重感染、是否存在畸形等，而并非单纯取决于肾本身的状况。肾功能损害的严重程度与窒息、缺氧缺血性脑病的严重程度及低Apgar评分显著相关。

（李　沫　魏克伦）

## 第二节　新生儿慢性肾衰竭

慢性肾衰竭（CRF）是指由多种肾病引起的慢性肾功

能减退，是多种泌尿系统疾病进行性发展的最终结局。先天性肾和尿路发育异常是导致慢性肾衰竭的重要原因，及早发现和诊断严重先天性泌尿系统畸形有助于防治并减少慢性肾衰竭的发生。因先天性泌尿系统畸形率男童高于女童，所以该病男性发病率较女性高。

【病因】 新生儿期出现慢性肾衰竭原因主要有以下3种：①胎儿在宫内时已存在不可逆的肾损害；②围生期出现肾的严重破坏，以至于肾功能无法恢复而出现慢性肾衰竭；③先天性肾和尿路发育异常，其中肾发育不全伴双侧膀胱输尿管反流或尿路阻塞性疾病，是先天性慢性肾衰竭最常见的病因。另外，双侧肾动静脉栓塞及严重的急性肾小管坏死导致肾皮质坏死均可引发慢性肾衰竭。

【临床表现】 该病缺乏特异性的临床表现，患儿可出现贫血、肾性骨病、生长迟缓等临床表现。贫血多表现为正细胞正色素性，贫血的主要原因是促红细胞生成素（EPO）不足，其他因素有缺铁、叶酸缺乏、红细胞寿命短、出血等；肾是参与机体骨代谢的重要器官之一，CRF时肾排泌磷的能力下降，磷在体内蓄积，引起高磷血症，随着病情进展而加重，肠道中磷吸收增加，钙、磷代谢紊乱，PTH分泌增多，导致肾性骨病；新生儿期生长不理想是最常见的临床表现，肾性骨营养不良是生长迟缓的主要原因，此外，长期贫血、酸中毒、营养缺乏也可导致生长迟缓。患儿也可出现血压增高，而高血压又会加速肾功能恶化并危及心、脑等重要器官。

【辅助检查】 辅助检查选择基本同急性肾损伤。

1.尿液相关检查包括尿常规、尿渗透压、尿比重、尿钠、尿肌酐。尿量少而比重低，尿中可有较多蛋白质和管型。

2.血清钾、镁、磷，以及血肌酐、尿素氮增高，而血清钠、氯降低，血清钙也常降低。

3.ECG出现高钾表现，如P波低平、QRS增宽、ST段下移、T波高尖，可伴有心律失常的发生。

4.必要时可做腹部B超、CT、肾扫描等检查以明确有无肾静脉血栓、肾畸形等器质性改变。

**【治疗】**

1.能量的需求　大多数新生儿存在恶心、呕吐，而无法进食，临床可选用鼻饲喂养以保证能量供给。此类患儿每天能量摄入量需达到150～180 kcal/kg，其发育才可能正常或接近正常同龄新生儿。因此，可能需要在肠内营养的基础上格外进行静脉营养补充。

2.维持内环境稳定　可在饮食中加入碳酸氢钠，使血浆碳酸氢钠浓度维持在22～24mmol/L。存在低钠血症时可适当补充氯化钠，但需注意血压及液体量的监测。注意给予低磷饮食，及时补充钙和维生素D，适当补充维生素和微量元素。

3.肾替代治疗　是终末期肾衰竭患者唯一有效的治疗手段。具体治疗方法见"新生儿急性肾损伤"章节。

（李　沫　张英慧）

# 第三节　新生儿肾积水

肾积水可发生在胎儿出生后的各个年龄段，发生率为0.13%～0.16%，本病多见于男性，病变位置多见于左侧，双侧病变发生的概率为10%～40%。新生儿肾积水的原因有盂管交界部异常、膀胱输尿管连接处异常（如膀胱输尿管反流、巨输尿管症）、膀胱输尿管异常（如后尿道瓣膜、尿道闭锁）及梨状腹综合征、肿瘤等，其中先天性肾盂输尿管交界处梗阻（ureteropelvicjunction obstruction，UPJO）是引起新生儿肾积水最常见的原因。UPJO为尿液从肾盂流入近端输尿管障碍，进而导致集合系统扩张，并可能引起肾功能损害的一种泌尿系统畸形，总发生率为1∶1500，男女发病比例为2∶1。严重的肾积水可导致肾集合系统扩张，造成肾髓质血管的伸长和肾实质受压缺血，肾组织逐渐萎缩及硬化，以致肾功能不可完全逆转。年龄越小，梗阻程度越重，肾积水就越重，危害就越大，因此其早期诊断、合理治疗十分必要。

【病理改变】　对于先天性肾盂输尿管交界处梗阻患儿，盂管狭窄段在光镜下可见管腔内上皮细胞变化不明显，管壁肌层平滑肌细胞排列紊乱，管壁内胶原纤维明显增生。电镜下示肌层纵切面管壁内肌丝增多，密斑增多，平滑肌细胞排列紊乱，部分平滑肌细胞退变。横切面细胞间胶原纤维增多，平滑肌细胞被纤维组织包绕，巨噬细胞吞噬活跃，胞质中有大量吞噬体，巨噬细胞周围有较多胶原纤维增生。

【诊断要点】

1.临床表现　新生儿期肾积水缺乏特异性的临床症状，患儿多以胃肠道不适及腹部肿块前来就诊，较大的患儿则更多地表现为间歇性腰腹痛、血尿、尿路感染等，偶见肾破裂，重度肾积水的患儿可有高血压和尿毒症。

2.辅助检查

（1）新生儿肾积水在妊娠后期行B超检查多能发现。对于新生儿肾积水的分级诊断，不同的学者有不同的标准，但有相似之处。按肾盂、肾盏扩张的程度，1986年Grignon等将其分为五级：1级为肾盂扩张（＜1.0cm）；2级为肾盂扩张（1.0～1.5cm），肾盏不扩张；3级为肾盂明显扩张（＞1.5cm），肾盏轻度扩张；4级为肾盂明显扩张（＞1.5cm），肾盏中度扩张；5级为肾盏重度扩张并肾皮质变薄。胎儿泌尿外科协会（SFU）制订的分度方法，目前应用最为广泛：0级为肾盂无分离；Ⅰ级为肾盂轻度分离；Ⅱ级为肾盂轻度扩张，一个或几个肾盏扩张；Ⅲ级为所有肾盏扩张；Ⅳ级为肾盏扩张，肾实质变薄。Ⅳ级肾积水可分为ⅣA（节段性肾实质变薄）及ⅣB（弥散性肾实质变薄）两个亚级。

（2）X线检查诊断技术：主要包括静脉尿路造影（IVU）、顺行肾盂造影、逆行肾盂造影。其中IVU较为常用，它能清晰显示肾盂肾盏的大小、形态、密度及梗阻部位，并粗略估计肾小球滤过功能，对明确诊断肾积水，同时对积水后肾功能的判断有极大帮助。

（3）磁共振泌尿系水成像（MRU）诊断：MRU是直接利用尿路内的尿液信号成像的尿路造影新技术。其作为近年来颇受重视的诊断尿路疾病的新方法，具有非侵袭性，无肾功能依赖性，能较好的显示尿路解剖情况等特点。对婴幼儿，特别是肾功能差的新生儿和严重肾积水者的评估尤为适用。

（4）肾图和利尿性肾图：利尿性肾图可以鉴别梗阻性和非梗阻性肾积水，评估肾功能。肾未完全发育成熟会减少放射性示踪剂的摄取，肾图和利尿性肾图检查可以在新生儿出生后6～8周进行，但若患儿有严重肾积水和肾皮质变薄可提前进行。

【治疗要点】　基本的治疗原则是预防肾损害和因梗阻及反流造成的慢性肾衰竭，避免不必要的侵入性检查和外科手术。

1.产前干预及早期治疗：随着产前超声的普及，更多的新生儿肾积水在围生期被检出。胎儿干预治疗的选择包括开放性胎儿手术经皮膀胱－羊膜旁路置换术和后尿道瓣膜激光消融的胎儿镜检查手术等，连续的尿电解质测定也用于评估肾损害的表现。当出现羊水过少、肾功能恶化时，需要考虑在胎儿期加以干预。但目前产前治疗技术仍需进一步探索。

2.对于产前超声怀疑有肾积水的胎儿，建议出生后1～3周做超声复查并有选择地应用IVU、SPECT、MRU、利尿肾动态显像等方法进行进一步检查。目前大多学者认为大部分新生儿轻、中度肾积水不需要手术治疗，随访观察发现，在治疗过程中可自行好转。

3.抗生素：对于有胎儿产前肾积水的新生儿，发生尿路感染概率较正常者增高。中、重度肾积水患儿伴有或不伴有输尿管扩张者在观察期间可给予抗生素预防感染。对于轻度肾积水，由于其尿路感染的概率较低，可不给予抗生素。

4.手术治疗：出生前确诊的患儿中有50%肾盂积水不能自行消退。但手术治疗新生儿肾积水，目前尚存在争论。一般认为新生儿期肾积水不建议手术治疗，除非出现影响生长发育、呼吸、喂养的情况，或出现全肾功能损害或部分肾功能损害等情况，或肾积水破裂，或巨大肾积水超声随访明显加重。

（李　沫　魏　兵）

## 第四节　多囊性肾病

多囊性肾病（polycystic kidney disease，PKD）是一种先天性肾病，表现为肾增大且失去正常肾组织结构，取而代之的是大小不等、数量不一的囊腔，像一串葡萄，受累肾形态异常。PKD可分为常染色体显性多囊肾病（autosomal dominant polycystic kidney disease，ADPKD）和常染色体隐性多囊肾病（autosomal recessive polycystic kidney disease，ARPKD），两者均可在任何年龄阶段发病。其中，ADPKD较为常见，新生儿发病率为1/1000～1/500。ARPKD较为罕见，其发生率约占新生儿总数的1/10 000，常在出生前和新生儿期由超声显示双肾回声异常识别出来，患儿大多在早年死亡。

【发病机制】　基因突变是引起ADPKD的主要因素，目前已经被成功定位和克隆的是*PKD1*和*PKD2*基因。关于PKD的具体发病机制主要存在以下3种学说：①二次打击学说，即体细胞等位基因突变学说；②纤毛致病学说；③螺旋区间的相互作用假说。研究显示，*PKD1*基因突变患者囊肿出现的时间相对较早，且囊肿增大更严重。受*PKD2*基因突变影响的患者症状较轻，如肾囊肿较少，高血压发病迟缓和生存期较长等，预后相对较好。对于*PKD3*基因突变是否可引起ADPKD仍存在争议。

【病理改变】　PKD的病理改变主要包括以下几方面：①肾小管上皮细胞持续增生且凋亡异常；②来源于肾单位的原尿及囊壁细胞分泌的液体进入囊腔，引起囊肿进行性增大；③低分子糖蛋白、纤维蛋白及胶原蛋白含量增多，改变基膜顺应性，导致肾小管容易扩张，形成囊肿。

【临床表现】　ADPKD患者的临床症状和体征大多出现在成年期，部分病例可在儿童期起病，早期常无典型症状，部分可出现血尿、轻微蛋白尿、低比重尿，临床主要表现为腰肋区疼痛、腹部包块，患者可出现高血压及肾功能损害。除肾囊肿进展外，管状器官内囊肿形成是其特征，尤其是肝、胃肠道、心血管。

ARPKD患者在新生儿期或产前的典型临床表现是与肾或肺发育不全相关的症状，主要包括腹部包块和不同程度的呼吸窘迫。有50%的病例可以在产前确诊。高血压发生较早且较严重。虽然很多病例在显微镜下已能见到肝损伤，但超过50%的患儿在新生儿期缺乏肝病的临床表现。另外有一小部分患儿不在新生儿期或婴儿期发病，而是在儿童期甚至成年期发病，通常会表现为以先天性肝纤维化为主的肝病变而不是肾病变。

【诊断要点】

1. 家族史　约60%的PKD患者具有常染色体显性遗传病特征。

2. 影像学检查

（1）超声：肾超声是最常用的检查手段。ADPKD的高危患者，在发现双肾囊肿的情况下即可诊断为ADPKD。但对于儿童患者，超声检查漏诊率较高，因此即使检查结果呈阴性，也不能完全排除ADPKD。ARPKD的典型超声表现为增大的、强回声的肾。

（2）磁共振成像（MRI）：可以分辨直径约2mm的囊肿，可用于可疑患者或需要明确排除疾病时。对于直径＜1cm的囊肿，MRI比超声灵敏度更高。$T_2$加权的MRI尤其适用于生成充满囊液的肾囊肿，单纯性囊肿和复杂性囊肿可通过$T_1$加权和$T_2$加权的MRI成像鉴别。

（3）CT：与MRI相比，CT有相似的分辨率和可靠性，并且较MRI需要的时间更少。在评估复杂的肾囊肿及肾结石时较超声更有优势。但由于其存在电离辐射、使用造影剂等缺点，一般不用于儿童。

3. 基因检查　在上述检查不能确诊时，基因检查有助于疾病诊断。基因检查主要包括基因连锁分析、变性高效液相色谱分析、基因突变直接检测等方法。但由于导致

PKD的基因具有复杂性，仍有15%的疑似病例未检测到致病基因。

【治疗要点】　PDK的治疗尚无特效药物，目前主要是针对其并发症治疗。治疗原则主要致力于控制远期并发症，延缓肝肾病变的进展。

1.对于ARPKD患者，新生儿期可出现呼吸窘迫、水电解质紊乱、少尿、急性肾损伤和高血压等急性并发症。临床需积极给予呼吸支持，纠正内环境紊乱，减少肾损伤，临床上可选择ACEI来控制血压，但很多患者需要联合应用几种降压药来控制。

2.一般治疗：对于ADPKD患者需加强教育，坚持健康饮食和生活方式，控制蛋白质和盐的摄入。避免食巧克力，以及饮咖啡、浓茶及含咖啡因的饮料。

3.高血压：PKD患者最主要的并发症是高血压，也是肾功能减退的预兆。其中ARPKD患者高血压发生较早也比较严重。使用ACEI和ARB阻断RAAS是目前治疗的首选治疗方法。

4.感染：ADPKD患者易发生感染，以尿路感染居多，病菌以革兰氏阴性菌为主，其中以大肠埃希菌最为多见，而革兰氏阳性菌则以溶血葡萄球菌多见。

5.肾结石：也是ADPKD患者常见并发症之一。在保守治疗无效后或结石引发严重并发症时，多采用手术治疗，主要有体外冲击波碎石术、输尿管软镜或微创经皮肾镜碎石术等方式。

6.外科治疗：对于肾功能不全或伴有其他并发症如高血压和疼痛的ADPKD患者可行囊肿去顶减压治疗。

7.其他：终末期ADPKD患者可以行活体肾移植。基因治疗是最理想的治疗方法，目前仍处于临床动物实验阶段。

【预后】　对于ADPKD患者50%可出现肾功能不全，随年龄增长逐渐出现肾衰竭，需开始肾替代治疗。部分患者可死于心脑血管并发症。ARPKD患儿在新生儿期的病死率为30%左右，主要由严重的肺发育不良引起。新生儿期后患儿的10年生存率约为80%，其中一部分发展为进行性肾功能不全，10岁以前进展为终末期肾病的＞30%，另有20%～30%在青春期进入终末期肾病。总体来说，在成人期前，肾的存活率只有42%左右。

（李 沫 魏 兵）

## 参 考 文 献

曹永胜，彭博，刘项，等，2017. 经腹腹腔镜肾盂成形术治疗小儿肾盂输尿管连接处梗阻32例临床分析. 安徽医药，21（7）：1237-1240.

丁国栋，2017. 微创经皮肾碎石术治疗多囊肾合并上尿路结石. 现代诊断与治疗，28（3）：417-419.

邵肖梅，叶鸿瑁，丘小汕，2011. 实用新生儿学. 第4版. 北京：人民卫生出版社：669-673.

史政洲，姜大朋，2019. 先天性肾积水发生发展的分子生物学机制. 国际泌尿系统杂志，39（1）：182-186

郜子健，夏庆华，2015. 多囊肾的研究进展. 泌尿外科杂志（电子版），7（4）：55-57.

王颖颖，曹云，2018. 新生儿急性肾损伤诊断及生物标记物研究进展. 中华围产医学杂志，（21）9：626-631.

习林云，何大维，成彦遐，等，2018. 腹腔镜下肾盂成形术治疗小儿肾盂输尿管连接部梗阻所致巨大肾积水及术后引流方式的研究. 中国微创外科杂志，18（1）：15-19.

中华医学会小儿外科分会泌尿外科学组，2018. 先天性肾盂输尿管交界处梗阻诊疗专家共识. 中华小儿外科杂志，39（11）：804-810

周涛，钱素云，2013. 肾脏替代疗法在小儿急性肾损伤的应用. 中国小儿急救医学，20（4）：348-351.

Bellomo R，Ronco C，Kellum JA，et al，2004. Acute renal failuredefinition，outcome measures，animal models，fluid therapyand information technology needs：the Second InternationalConsensus Conference of the Acute Dialysis Quality Initiative（ADQI）Group. Crit Care，8（4）：R204-R212.

Carney EF，2017. Polycystic kidney disease：MicroRNA-17：a new drug target for ADPKD. Nat Rev Nephrol，13（5）：260.

Goto M，Hoxha N，Osman R，et al，2010. The renin-angiotensin systemand hypertension in autosomal recessive polycystic kidney disease. Pediatr Nephrol，25（12）：2449-2457.

Grignon A，Filion R，Filiatrault D，et al，1986. Urinary tract dilation in utero：classification and clinical applications. Radiology，160：645-648.

Guay-Woodford LM，Desmond RA，2003. Autosomal recessive polycystickidney disease：the clinical experience in North America. Pediatrics，111（5 Pt 1）：1072-1080.

Jetton JG，Askenazi DJ，2012. Update on acute kidney injury in theneonate. Curr Opin Pediatr，24（2）：191-196.

Karlo J，Bhat BV，KonerBc，et al，2014. Evaluation of renal function in term babies with perinatal asphyxia. Indian JPediatr，81（3）：243-247.

Keays MA，Guerra LA，Mihilt J，et al，2008. Reliability assessment of society for Fetal Urology ultrasound grading system for hydronephrcsis. J Urel，180：1680-1682.

Modem V，Thompson M，Gollhofer D，et al，2014. Timing of continuous renal replacement therapy and morality in critically ill children. CritCare Med，42（4）：943-953.

Momtaz HE，Sabzehei MK，Rasuli B，et al，2014. The main etiologies of acutekidney injury in the newborns hospitalized in the neonatal intensive careunit. J Clin Neonatol，3（2）：99-102.

Paul BM，Consugar MB，Ryan LM，et al，2014. Evidence of a third ADPKD locus is not supported by re-analysis of designated PKD3 families. Kidney Int，85（2）：383-392.

Reddy BV，Chapman AB，2017. The spectrum of autosomal dominant polycystic kidney disease in children and adolescents. Pediatr Nephrol，32（1）：31-42.

Rennie JM，2009. 罗伯顿新生儿学. 刘锦纷，译. 北京大学医学出版社：1025.

Ronco C，Levin A，Warnoek DG，et al，2007. Improving outcomes fromacute kidney injury（AKI）：Report on an initiative. Int J Artif Organs，30：373-376.

SwinfordRD，Portman PJ，2004. Measurement and treatment of elevated blood pressure in the pediatric padiatric patient with chronicrenal disease. Adv Chronic Kidney Dis，11（2）：143-161.

Waller S，Ridout D，Cantor T，et al，2005. Differences Between "intact" PTH and 1-8 PTHassays in chronic renal failure and dialysis. Pediatr Nephrol，20（2）：197-199.

Wein AJ，Kavoussi LR，Partin Aw，et al，2016. Campbellwalsh Urology. 11th ed. Philadelphia：Elsevier：3058.

# 第八章

## 泌尿外科常见疾病

### 第一节 包 茎

包茎指包皮口狭窄或包皮与阴茎头粘连，包皮不能上翻外露阴茎头，分为先天性和继发性两种。新生儿出生后一般都有生理性包茎，是包皮内板和龟头轻度粘连所致，随着年龄增长，自然勃起和家长辅助后推包皮，超过90%的男孩在3～4岁时可以上翻包皮显露阴茎头。继发性包茎也称病理性包茎，多因为包皮口反复感染或损伤，造成阴茎头包皮炎，包皮口逐渐形成瘢痕，失去弹性（图8-1），并发生挛缩，且常伴有尿道口狭窄。

【临床表现】 包茎或包皮过长，在包皮下经常发现黄豆粒大小的包皮垢聚集，可诱发包皮龟头炎。急性发作时，包皮红肿，包皮口可有脓性分泌物溢出。包皮口狭窄，可表现为排尿困难、尿线细、排尿时间延长、包皮膨胀。长期排尿困难可导致上尿路扩张、膀胱输尿管反流、反复尿路感染等并发症。

【诊断要点】

1.包皮不能上翻，龟头不能外露。

2.包皮口狭窄，细如针尖，排尿迟缓，排尿时包皮膨胀，包皮下常有包皮垢聚集。

3.包皮口瘢痕挛缩，勃起时不适或疼痛。

4.常发生包皮龟头炎，包皮红肿疼痛，包皮口有脓性分泌物。

5.长期排尿困难，导致尿路梗阻、肾功能损伤等并发症。

【鉴别诊断】　隐匿阴茎多见于肥胖患儿，阴茎外观短小，阴茎体埋藏于耻骨下脂肪。

【治疗】　绝大多数先天性包茎不必手术，可待粘连自行分离或反复试行上翻包皮，露出尿道口即可，经常清洗，保持清洁。

【手术指征】　包皮口狭窄，反复发作的包皮龟头炎；青春期阴茎头仍未能完全显露，病理性包茎；包皮明显过长，阴茎勃起时阴茎头无法显露。

【术式】　包皮环切（环扎）术（图8-2）。

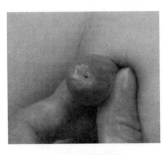 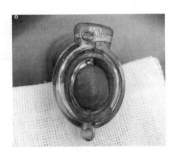

图8-1　瘢痕包茎　　　　　　图8-2　包皮环扎

【术后并发症】　出血，感染，切口裂开，包皮不对称，内板龟头粘连，尿道口粘连、狭窄，龟头、尿道口损伤，干燥性龟头炎，包皮口再狭窄，包皮环脱落过早等。

嵌顿性包茎：是指包皮口狭窄，上翻后未能及时复位，包皮口紧勒在冠状沟部，引起包皮和龟头静脉及淋巴循环受阻，使包皮狭窄环越来越紧，无法复位，严重时引起阴茎头坏死。

【治疗】　尽早手法复位，如手法复位未果，可做包皮背侧切开，包皮回复，或直接行包皮环切术。

（高莉娟）

# 第二节　隐匿阴茎

【诊断要点】　隐匿阴茎是一种阴茎体发育正常，但先天显露异常的一类疾病（图8-3），主要表现为阴茎体外观短小，阴茎体埋藏在皮下，包皮呈鸟嘴样包裹阴茎，与阴茎体不附着。向阴茎根部推阴茎皮肤，可触及正常阴茎体。查体时应注意有无尿道上裂、尿道下裂、隐睾、性别发育异常、小阴茎。

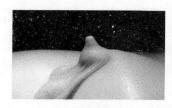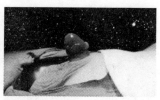

图8-3　隐匿阴茎术前、术后

【鉴别诊断】

1.埋藏阴茎　多以肥胖患儿居多。

2.蹼状阴茎　阴茎与阴囊之间失去正常阴茎阴囊角。

3.小阴茎　阴茎的外观结构正常，但阴茎海绵体细小，阴茎长度小于正常阴茎长度平均值2.5个标准差以上，常合并内分泌异常。

【手术指征】　对隐匿阴茎的治疗和手术年龄，目前仍存在很大争议。但如果包皮口狭窄，上翻包皮困难；反复包皮感染，尿路感染；排尿困难；或严重的心理负担可以考虑手术治疗。如果包皮口宽敞，上翻包皮时龟头可以显露，可不必进行手术。注意因肥胖导致阴茎隐匿者，一般不建议手术。

【治疗】　主要有Shiraki术式、Johnston术式及Devine术式，以及以其为基础的改良术式。其治疗要点是：①彻底切除束缚阴茎海绵体的纤维索带组织；②阴茎根部皮下组织和海绵体白膜固定，以免阴茎体回缩；③包皮重新覆盖阴茎体，减少臃肿、赘皮，使术后阴茎外观自然。

（高莉娟）

## 第三节　尿道口囊肿

**【诊断要点】** 尿道口囊肿是中缝囊肿的一种，其确切发病原因不详，但普遍认为与胚胎期男性生殖器的发育缺陷有关。临床表现多为尿道口旁灰白色或黄白色半透明囊性包块，直径在数毫米，随年龄增长缓慢增大或短时间内迅速增大。患儿常无自觉症状。

**【治疗原则】** 以手术切除为主。

（高莉娟）

## 第四节　尿道下裂

尿道下裂是一种比较多见的先天性畸形，国外报道在出生男婴中发病率为3.2%，或每300名男孩中有1例（图8-4，图8-5）。由于胚胎发育期间前尿道发育不全，尿道开口未达到正常位置，而开口于正常尿道口近端至会阴部中线任何位置。尿道下裂常伴有其他畸形，如隐睾、性别畸形等。

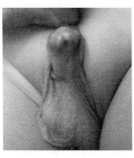 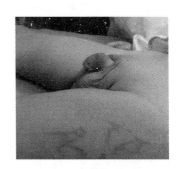

图8-4　尿道下裂正面外观　　　图8-5　尿道下裂侧面观

根据尿道开口可分为阴茎头型、阴茎体型、阴茎阴囊型及会阴型。

【病因】

1.胚胎学因素　胚胎期由于内分泌的异常或其他原因导致尿道沟融合不全时，即形成尿道下裂。

2.遗传因素　尿道下裂的发生有明显的家族遗传倾向。

3.内分泌因素　若睾酮产生不足或睾酮转化成双氢睾酮的过程出现异常均可导致生殖器畸形。

【诊断要点】

1.尿道开口异位，即尿道开口异位于正常尿道口近端到会阴部尿道的任何部位。阴茎短小，扁平。

2.阴茎下弯，即阴茎向腹侧弯曲。

3.包皮分布异常，背侧包皮堆积，腹侧包皮V形缺如。

尿道下裂最常见的伴发畸形为腹股沟斜疝、隐睾、先天性心脏病、肛门直肠畸形等。

【鉴别诊断】　如尿道下裂合并隐睾时，要注意有无性别畸形，体检时注意患者的形体、性征发育，以及有无阴道。需做染色体检查，必要时行腹腔镜性腺探查，内分泌评估等。

1.肾上腺皮质增生症（女性假两性畸形）　阴蒂肥大如尿道下裂的阴茎，尿生殖窦残留，开口前方与尿道相通，后方与子宫相通，染色体核型为46,XX，尿17-酮、17-羟孕酮高。

2.真两性畸形　外观酷似尿道下裂合并隐睾，尿17-酮正常，染色体核型50%为46,XX，30%为46,XX/46,XY嵌合体，20%为46,XY。

3.男性假两性畸形　染色体核型46,XY，外生殖器外观可全似男或全似女。

4.混合性腺发育不全　常见染色体核型为45,XO/46,XY。其表现为一侧性腺是正常睾丸，另一侧是原始条索状性腺。60%的患者出生时表现为男性化不全，小阴茎或伴尿道下裂，外生殖器对雄激素刺激敏感。

【治疗】　手术年龄一般在1岁以后，可减轻对小儿心理的影响和家长的焦虑。其治疗主要包括阴茎下弯矫正和尿道成形两个步骤，可一期或分期完成手术。

尿道下裂矫治方法繁多，已发表的手术方法达300余种，至今尚无一种方法为金标准来解决所有问题。术式选择需要个体化。一般根据阴茎是否下弯采用相应术式，如果无阴茎下弯一般采用尿道口前移术（MAGPI）、加盖岛状皮瓣术（ONLAY）、尿道板纵切卷管（TIP）等；如果阴茎下弯可采用横裁包皮瓣卷管法；重度尿道下裂、长段尿道缺损可分期手术。对于多次手术，阴茎局部无足够修复组织的病例，可采用游离移植物代尿道方法，如口腔黏膜、膀胱黏膜等。

【常见术后并发症】　尿瘘，尿道狭窄，尿道憩室，龟头裂开，龟头挛缩等。

【治愈标准】　阴茎下弯矫正，尿道口于龟头正位，包皮分布均匀，没有赘皮，外观自然，同正常男性一样站立排尿，尿流呈柱状。成年后可进行正常性生活。

（高莉娟）

# 第五节　膀胱外翻与尿道上裂

膀胱外翻和尿道上裂是一种少见的中线畸形，是由于腹部和骨盆向腹侧中线融合异常所致，统称为外翻-上裂联合症。其表现从最轻的龟头型尿道上裂到完全的泄殖腔外翻。泄殖腔外翻常合并其他多个系统的器官畸形。膀胱外翻一般同时合并尿道上裂、耻骨联合分离和肛门偏前。

## 一、膀胱外翻

【诊断要点】　膀胱外翻畸形复杂，包括骨骼肌肉、泌尿系统、男女生殖系统及直肠肛门等多种畸形。临床上分完全性和不完全性膀胱外翻两种，以前者多见。

完全性膀胱外翻表现为下腹壁、膀胱前壁和尿道背壁部缺损，分离的耻骨之间三角筋膜缺损由外翻膀胱占据，其上极是脐，脐的位置较低，低于两髂嵴连线，脐与肛门之间距离缩短，常伴与两侧耻骨联合分离。从腹壁上可以直接看到外翻的膀胱后壁和膀胱三角区。膀胱黏膜绯红，异常敏感，易出血，可见尿液从输尿口有节律地喷射出来。不完全性膀胱外翻的腹壁缺损较小，膀胱黏膜突出不多，少部分患儿耻骨联合未分离。

【治疗】　膀胱外翻是小儿泌尿外科最复杂的手术之一，其目的是保护肾、控制排尿、修复腹壁及外生殖器，最终获得足够的膀胱容量，满意的排尿控制能力。新生儿一期手术，尤其是3天内行膀胱关闭术、膀胱颈成形术和尿道上裂修复术，不采用骨盆截骨术即可关闭耻骨联合分离，但风险大。近年来，手术方法不断改善，修复成功率不断提高。现代分期功能性膀胱外翻修复是应用较为广泛的一种手术，即新生儿期完成膀胱关闭术，2岁以内完成尿道上裂修复术，5岁以前，膀胱达到合适的容量，完成膀胱颈重建术和输尿管再植术。

## 二、尿道上裂

尿道上裂多与膀胱外翻并存，单纯尿道上裂少见。男女比例为（4～8）：1。

【临床表现】

（1）男性：阴茎短上翘，阴茎头扁平，自尿道口到阴茎顶部为被覆黏膜的尿道沟，阴囊小，有时对裂，可分为阴茎头型、阴茎体型及完全型三种。

（2）女性：阴蒂对裂，阴唇分开，间距大，尿道外口常位于耻骨联合的下方，或是耻骨联合分离。常伴有肛门直肠异常，如会阴短平，肛门前移等。

【治疗】　传统的膀胱功能修复手术后，2岁内完成尿道上裂术。但近期有证据显示尿道上裂修复后可增加膀胱容量，现在尿道上裂术可提前至6个月内完成。

【并发症】　近期主要为膀胱再次裂开，远期主要为控制排尿和生育能力问题。

（高莉娟）

# 第六节　腹股沟斜疝

小儿腹股沟斜疝是小儿外科最常见的疾病之一，多在1岁以内发生，男女比例为（3～10）∶1，60%为右侧。腹内压增高是疝发生的专业诱因，如剧烈哭闹、长期剧烈咳嗽、便秘、排尿困难等。

**【临床表现及诊断要点】** 腹股沟可复性包块。通常在哭闹、用力、跑跳后出现，平卧、安静时消失。查体：腹股沟或阴囊处可触及质软肿块，透光试验呈阴性。用手轻轻挤压，肿块即可还纳入腹腔，手指按压内环口，患儿咳嗽时有冲击感。超声可辅助诊断。

**【鉴别诊断】**

1.鞘膜积液　阴囊内囊性肿块，透光试验呈阳性。B超可协助诊断。

2.隐睾　腹股沟斜疝也可同时伴有隐睾，可在腹股沟区或阴囊上方触及肿物，但较小，质较韧，边界清楚，挤压有坠胀感。阴囊发育较对侧差，阴囊内不能触及睾丸。

3.睾丸肿瘤　阴囊内有肿块，多无疼痛。肿物多为实质性，有沉重感，不能还纳。B超和CT检查可以帮助确诊。

**【治疗】** 因发生嵌顿疝的可能性较大，所以腹股沟疝一经诊断后，应尽早进行手术治疗，且手术治疗不受年龄限制。腹腔镜手术有疝囊内环口镜下结扎可靠，术中精索损伤小，可同时行对侧探查等优势。

钳闭性腹股沟疝是指腹腔脏器进入疝囊后因内环口嵌顿而不能自行复位，如不及时处置，可发生较窄性肠梗阻，危及生命。

**【临床表现】** 腹股沟或阴囊出现疼痛性包块，如果疝内容物为肠管，患儿常出现恶心，呕吐，腹胀加重，停止排气等肠梗阻症状。如果嵌顿时间较长，可发生绞窄性肠坏死、男孩精索受压时间过长、睾丸缺血坏死、女孩疝入卵巢坏死。

【鉴别诊断】　阴囊急症（参考本章第十节）。

【治疗】

1.手法复位　除外以下5种情况：①钳闭时间超过12h；②试行手法复位失败；③女孩钳闭疝多为卵巢或输卵管，大多不易复位；④新生儿无法估计疝钳闭时间；⑤全身情况差，或已有血便等绞窄征象者。

2.急诊手术　凡手法复位失败或不宜手法复位者，均应行急诊手术。

（高莉娟）

# 第七节　鞘膜积液

睾丸鞘膜腔内含有少量浆液，使睾丸在鞘膜腔内有一定的滑动范围，如果鞘膜腔内的液体过多，就形成鞘膜积液。常见鞘膜积液有以下三种。

1.睾丸鞘膜积液　液体聚集在睾丸固有鞘膜囊内。

2.精索鞘膜积液　精索部遗留的腹腔鞘突囊内积聚液体。

3.交通性鞘膜积液　腹腔与精索睾丸鞘膜囊相通的鞘突管较粗，腹腔液可自由流动。

【诊断要点】

1.睾丸鞘膜积液　在阴囊内有囊性肿块，向腹股沟管外环逐渐减少，肿物张力较高时，睾丸不易触及。

2.精索鞘膜积液　肿块只限于精索部位，体积不大，为卵圆形，透光试验呈阳性，睾丸界线清楚。

3.交通性鞘膜积液　阴囊内肿物呈囊性，可随体位变化。

【鉴别诊断】　腹股沟疝（参考本章第六节）、睾丸肿瘤（参考本章第十九节）等。

【手术方式】　鞘突高位结扎术。

（高莉娟）

# 第八节　隐　睾

隐睾是指睾丸未能按照正常的发育过程，从腰部腹膜后下降至阴囊，而是停留于下降途中的任何部位，多伴有附睾畸形、疝气、鞘膜积液等。

【诊断要点】　隐睾包括睾丸下降不全、异位睾丸和睾丸缺如。睾丸下降不全分为腹腔型和非腹腔型。前者指睾丸位于腹腔内肾下极至腹股沟内环口上方，后者指睾丸位于腹股沟内环口下方位置，但尚未下降至阴囊内。

体检：阴囊一侧或两侧发育不全，阴囊内睾丸缺如。腹股沟部可触及睾丸样包块，不能推入阴囊。若睾丸在腹腔内、缺如或发育不良，则难以触及。耻骨前、会阴部、阴茎根部、股部也需要仔细检查，除外异位睾丸。

【治疗】　隐睾一旦确诊，6个月后即可进行手术，一般最晚不能超过2岁。腹腔镜诊治未触及睾丸更具优势。高位隐睾根据情况行一期或分期Folwer-Stephen术。

【术后并发症】　近期睾丸回缩、萎缩，远期第二性征及外生殖器发育异常，甚至恶变。

（高莉娟）

# 第九节　精索静脉曲张

精索静脉曲张是指精索的静脉回流受阻引起血液瘀滞，导致蔓状静脉丛伸长、扩张和迂曲。其多发生在青春期男孩，发病率约为16%，主要发生在左侧，可分为原发性和继发性两种。

【原因】　原发性精索静脉曲张的原因为左侧精索静脉几乎垂直进入肾静脉，血流阻力增加，左侧精索内静脉下段于乙状结肠后面受压，左侧肾静脉通过腹主动脉和肠系膜上动脉之间，形成胡桃夹现象，进一步加重静脉回流阻力。继发性精索静脉曲张一般由腹膜后肿瘤、肾肿瘤、巨大肾积水等引起，临床少见。精索静脉曲张可影响睾丸发育及成年后的生育能力。

【诊断要点】 该病多发生在青春期男孩，大多数没有症状仅在体检时发现，常被忽视，或因左阴囊肿大就诊时发现。部分患儿有阴囊皮肤坠胀感，尤其在站立时或行走过久时症状加重，少数有睾丸疼痛明显。

1.查体　患侧阴囊低于健侧，曲张的静脉如蚯蚓团，平卧或轻轻按压可缩小或消失。分3级：Ⅰ级，触诊不明显，但Valsalva动作可出现；Ⅱ级，平卧时不明显，站立位时可触及扩张迂曲的血管；Ⅲ级，曲张静脉如蚯蚓团，触诊及望诊都十分明显，平卧时不消失。

2.辅助检查　超声分3级：Ⅰ级，精索静脉内血流瘀滞，但无自发反流；Ⅱ级，精索静脉内间歇反流；Ⅲ级，精索静脉存在持续反流。

【手术指征】 睾丸体积较对侧小2ml或20%；精液检查异常；超声3级反流；睾丸质地变软；疼痛；家长和患儿焦虑；阴囊外观异常。以上指征强度逐渐减弱。

【手术方法】 经腹股沟后腹膜高位精索血管结扎术，经腹腔镜下手术，经腹膜外腹腔镜下手术和显微外科手术。

【术后并发症】 睾丸鞘膜积液，精索静脉曲张复发和睾丸萎缩。

（高莉娟）

# 第十节　阴囊急症

阴囊急症是一组以阴囊红肿、疼痛为主要表现的疾病，其中睾丸附件扭转、睾丸扭转、附睾炎多发。

## 一、睾丸附件扭转

睾丸附件扭转居小儿阴囊急症首位，占阴囊急症的60%～70%，学龄期儿童好发。

【临床症状】 起病前可能有剧烈活动或阴囊外伤史，部分为睡眠中发生。突发阴囊疼痛，阴囊逐渐红肿、触痛。无明显全身症状。

【诊断要点】 早期阴囊肿胀不明显，可在睾丸上极或附睾之间扪及触痛小结节，部分患儿透过阴囊皮肤可见蓝色斑点，即"蓝斑症"。阴囊抬高试验疼痛无明显加重，提睾反射多可引出，睾丸位置正常，精索一般不肿胀。彩色多普勒检查见睾丸轴向正常，血流正常或增加，附睾肿大及鞘膜腔积液（图8-6）。

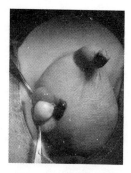

图8-6 睾丸附件扭转

【鉴别诊断】 睾丸扭转。

【治疗】 表现为阴囊红肿的阴囊急症时，应手术探查，尤其是不能除外睾丸扭转时，应早期探查，提高被误诊的睾丸扭转的挽救率，切除附件，引流鞘膜腔内渗液，能够缓解症状、缩短病程。也有学者认为睾丸附件扭转可自愈，提出保守治疗，但一定要密切随访。

## 二、睾丸扭转

【病因】 尚不清楚，解剖异常可能是其一因素，但许多睾丸并无解剖异常。突然剧烈变换体位可能引发睾丸扭转，但有些扭转是在睡眠中发生的。睾丸扭转分为鞘膜外型和鞘膜内型。

【临床表现】 绝大多数表现为急性发作，阴囊肿痛，向腹部或腹股沟部放散。少数患者可有全身症状，如恶心、呕吐等。

【诊断要点】 早期阴囊尚未明显肿胀，睾丸位置抬高，触痛明显，纵轴由原来的斜向位转为水平位。精索增粗，腹股沟红肿压痛。病程较长者，阴囊壁红肿明显，阴囊内容物位置判断困难。彩色多普勒示睾丸肿胀、动脉血流信号减少或消失（图8-7）。

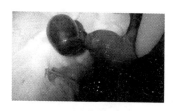

图8-7 睾丸扭转

【鉴别诊断】

1.睾丸附件扭转。

2.急性阑尾炎：右侧睾丸扭转时，疼痛可向右下腹放散，症状和体征类似急性阑尾炎，注意查体，彩色多普勒可协助诊断。

【治疗】 尽早进行睾丸探查手术，同时对侧睾丸行固定手术。

（高莉娟）

# 第十一节 肾盂输尿管连接部梗阻

先天性肾盂输尿管连接部梗阻（ureteropelvic junction obstruction，UPJO）为尿液从肾盂流入近端输尿管障碍，进而导致集合系统扩张，并可能引起肾功能损害的一种泌尿系统畸形。总发生率为1：1500，男女比例为2：1。

【病因】

1.肾盂输尿管连接部（ureteropelvic junction，UPJ）固有梗阻 ①UPJ扭曲或折叠；②高位UPJ；③UPJ瓣膜；④UPJ息肉。

2.肾盂输尿管连接部外来梗阻 一般由供应肾下极动脉血管压迫UPJ所致。

3.UPJ继发梗阻 严重的膀胱输尿管反流造成输尿管扭曲，导致UPJ处梗阻。

【临床表现】

1.可没有任何症状。

2.肿块：腹部包块多为首发症状。

3.腰腹部间歇性疼痛：较大的儿童可明确指出疼痛部位，部分患儿可伴有消化道症状。很少部分患儿会因尿路感染或因血尿检查发现，肾积水有时会合并肾结石的发生。

4.血尿：肾髓质破裂或外伤或合并尿路感染、结石可引起血尿。

5.高血压：肾受压缺血，反射性引起肾素分泌增加。

6.尿路感染：发生率低于5%。

7.部分患儿可能伴有其他器官发育畸形，或出现生长发育迟缓。个别发生高血压、肾破裂、尿毒症等。

**【诊断要点】**

1.B超 有肾盂集合系统分离。

2.静脉尿路造影（IVU） 可同时显示患侧和健侧全尿路的形态功能情况。

3.CTU 检查时间短，成像质量高，可多维度成像，并可做三维重建。

4.磁共振尿路水成像（MRU） 无辐射风险，但检查时间长，对软组织和液体的成像较好，成像质量不如CTU。

5.逆行肾盂造影 可显示肾盂、输尿管形态及输尿管走行、具体狭窄部位。逆行肾盂造影是有创检查，仅用于疑难病例。

6.分肾功能测定 较准确地评价分肾功能，在利尿情况下评价梗阻的原因是机械性还是动力性的。35%肾单位丢失是肾积水安全警戒线。

**【治疗】**

1.产前治疗 告知父母UPJ梗阻总体预后较好，极少需要宫内干预，如果需要，则需在宫内干预治疗经验丰富的医学中心进行。

2.预防性使用抗生素 女性、未行包皮环切的男性患儿、未预防性使用抗生素、高级别肾积水肾盂及输尿管扩张积水和膀胱输尿管反流为尿路感染发生的独立风险因素。系统回顾表明，在降低产前诊断肾积水患儿尿路感染风险方面，预防性使用抗生素不一定优于随访观察。

3.手术治疗

（1）手术指征

1）存在肾积水相关临床症状（疼痛、尿路感染）。

2）初次评价肾积水分肾功能＜35%～40%，并且半衰期（$t_{1/2}$）＞20min。

3）梗阻性肾图并且分肾功能＞40%，超声随访，积水加重，或积水持续并伴有肾实质变薄，分肾功能下降＞5%～10%。

4）严重双肾积水，孤立肾积水，需要更积极治疗。

（2）术式：离断式肾盂成形术（Anderson-Hynes术）可通过开放、腹腔镜、腹膜后腔镜、机器人等方法完成。

（高莉娟）

# 第十二节　肾、输尿管重复畸形

肾、输尿管重复畸形是具有上肾和下肾两个单位，具有两套相互独立的肾盂肾盏系统，分别由两根输尿管各自引流其所连肾的尿流，称为重复输尿管。重复肾及输尿管可为单侧，亦可为双侧，男女比例为1∶1.6。根据两根输尿管是否相连，可分为完全性重复和不完全性重复两种。重复肾的上下肾段之间的表面有一浅沟，为上下肾的分界线，上肾段常有肾积水和感染，或肾发育不全及其所连的输尿管异位开口或异位输尿管囊肿。

【临床症状】　60%无明显症状，男性常无症状。反复发作尿路感染的病例应考虑此病。输尿管异位，50%女性有尿失禁，表现为有正常排尿，但持续滴尿。也可出现腹痛等急症，需要与神经性膀胱尿失禁鉴别。

输尿管囊肿是女婴先天性下尿路梗阻中最常见的原因，主要表现为尿路感染、排尿障碍、尿线中断、血尿、结石等。有时女孩排尿时可见囊肿脱出尿道口，应与尿道黏膜脱垂相鉴别。

【诊断要点】

1.超声检查　病变初筛及随访的首选方法。

2.CTU及MRU成像　可清晰显示整个尿路形态及输尿管异位开口的位置。

3.放射性核素扫描　评价分肾功能。

4.排尿性膀胱尿道造影（VCUG）　观察膀胱颈开放情况，输尿管囊肿，有无膀胱输尿管反流及尿道出口梗阻情况。

5.膀胱镜检查　观察输尿管囊肿，以及输尿管开口数量、形态与位置。

【治疗原则】　治疗目的在于消除感染、梗阻和反流，保护患肾功能，维持正常的排尿功能，应遵循个体化治疗原则。

1.输尿管囊肿

（1）无症状的输尿管囊肿可观察并定期随访，如果囊肿增大、合并尿路感染及梗阻需要手术治疗。

（2）与输尿管囊肿相对应的半肾，若功能良好，应考虑保留半肾，多采用膀胱镜下囊肿切口减压术。如果囊肿相对应的半肾无功能，可考虑行半肾切除。

（3）如果输尿管囊肿切开减压后仍有梗阻或出现反流，应考虑行输尿管再植术，或上下输尿管共鞘同时再植术。

2.输尿管开口异位

（1）异位开口输尿管引流的肾如果肾功能基本丧失，可行上半肾输尿管切除术。

（2）如果上肾功能尚好，可考虑保留上肾，行输尿管-输尿管端侧吻合术，或输尿管膀胱再植术。

（高莉娟）

# 第十三节　先天性肾发育异常

## 一、肾数目异常

1.双肾不发育　男性为主，Potter综合征，50%的患儿合并心血管和肠道系统的畸形。40%的婴儿是死产，即使出生时存活，也因肺发育不良，很难超过48h。如果出生后第一个24h后无尿，又无扩张的膀胱，提示肾不发育。

2.单侧肾不发育　又称先天性单侧肾缺如或孤立肾。发病率接近1/1500，男女比例是1.8∶1，有家族倾向，50%以上的患儿有同侧输尿管缺如，或常伴输尿管闭锁，无输尿管完全正常的病例。临床上可无任何症状，可终生不被发现。

3.附加肾　是指在体内有2个正常肾以外的第三个有功能的肾。它有独立的收集系统、血液供应方式和肾被膜，非常罕见。

## 二、肾发育不全

肾发育不全是指整个肾或肾某一段肾小球及导管分化正常，仅肾单位数目减少，肾外形正常，但体积小于正常的50%以上，无性别差异。肾发育不全可无症状。

## 三、肾囊性疾病与肾发育不良

1.婴儿型多囊肾　多有Potter综合征面容和羊水过少的病史，肾异常肿大，严重的腹部膨隆可导致难产，新生儿少尿，逐渐发生肾衰竭。超声和静脉尿路造影是主要的检查方法。本病无治愈方法，主要是对症治疗。

2.成人型多囊肾　发生率为0.1%～0.5%。病变为双侧性，早期囊肿较小，后期显著增大，肾表面和切面布满大小不等的囊肿，只残留少量肾实质。大多数在40岁后出现症状，多合并肝囊肿。本病无治愈办法，主要是对症治疗，可行肾透析或肾移植。

3.单纯性肾囊肿　多见于50岁以上的成年人，发病率高达50%，儿童罕见。单纯性肾囊肿多为孤立和单侧发病，也可为多发或双侧发病。囊肿起源于肾实质，不与肾盂、肾盏相通，囊肿大小不一，直径在2～10cm。临床表现可有腹胀痛、血尿、尿路感染、高血压等。无症状者无须治疗，囊肿直径＞4cm，可经皮囊肿穿刺，抽出囊液再注入硬化剂。巨大囊肿可行去顶术或肾部分切除术。

4.髓质海绵肾　较常见，发病率为1/5000～1/200，男性多见。髓质海绵肾多为双侧，肾大小正常或略大，病变限于肾锥体部，乳头部集合管扩张，并形成无数大小不等的囊腔，直径为1mm～1cm，切面外观似海绵。本病多无症状，若有症状可发生于任何年龄。临床表现有反复血尿、尿路感染、肾绞痛等。腹部X线片可见不同数目的小结石，静脉尿路造影显示髓质明显增大，造影剂充盈小囊肿呈花束样或葡萄串样。无症状和无并发症这无须治疗，鼓励多饮水，如有尿路感染和结石需对症治疗。

5.肾发育不良（多房性肾囊性变）　肾失去正常形态，被大小不等的多个囊肿结构代替，外观可像一堆葡萄，看不到正常肾组织，常伴有患侧输尿管闭锁。本病无家族倾向，无性别差异，多为单侧发病。腹部肿块是本病最常见的症状，产前B超诊断准确率高，出生后多数肾囊肿随年龄增长而逐渐缩小，甚至消失而无须手术切除。多数单侧不合并其他畸形。患儿因健侧肾发育良好而预后良好，但因可能出现尿路感染、高血压等情况仍需要定期随访观察（图8-8）。

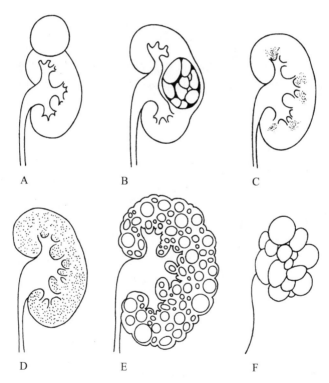

**图8-8　肾囊性疾病与肾发育不良**

A.单纯性肾囊肿；B.肾多房性囊肿；C.髓质海绵肾；D.婴儿型多囊肾；E.成人型多囊肾；F.多房性肾囊性变（原图源自：实用小儿泌尿外科学2006）

（高莉娟）

# 第十四节　后尿道瓣膜

后尿道瓣膜是男孩先天性下尿路梗阻中最常见的疾病。每8000～25 000名男婴就有1例后尿道瓣膜患儿。胎儿期超声检查可发现双侧严重肾积水或囊性变，膀胱大且不排空，后尿道拉长扩张，羊水少，部分伴有肾发育不良和肺发育不良。其病理特点为膀胱出口梗阻影响双侧肾，造成上尿路扩张、积水、感染，甚至肾纤维化和终末期肾病。

【临床表现】　由于年龄和后尿道瓣膜梗阻的程度不同，临床表现各异。

1.胎儿期　产前超生的普遍应用，如发现胎儿双肾严重积水或囊性变、膀胱过度充盈、排空不良、后尿道拉长扩张、羊水减少，提示下尿路梗阻，很可能伴有肾发育不良和肺发育不良。

2.新生儿期　排尿滴沥、费力、膀胱尿潴留，可触及胀大的膀胱，或有尿性腹水。

3.婴儿期　尿路感染，败血症，生长发育迟缓。

4.学龄期　因排尿异常就诊，排尿困难，射程近，尿线细，也有的表现为尿失禁、遗尿等症状。

【诊断要点】

1.超声　查看整个尿路的形态，如肾盂、肾盏、输尿管扩张情况，膀胱壁增厚，有小梁小室，残余尿增加，后尿道扩张。

2.肾核素扫描　了解分肾功能，也便于术前、术后对照。

3.静脉尿路造影　观察肾浓缩功能差及肾输尿管积水、膀胱形态，有时可见扩张的后尿道。

4.排尿性膀胱尿道造影　是诊断该病的金标准，可见后尿道延长、扩张。

5.CT　多层次观察泌尿系统形态和功能评价。

6.MRU　显示泌尿系形态和功能评价。

7.尿液动力学检查　评估膀胱出口梗阻患者的预后。

【治疗方法】　治疗原则是尽快解除梗阻，保持引流通畅。一侧重度膀胱输尿管反流合并肾发育不良或合并脐尿管未闭、巨大膀胱憩室、尿性腹水，多预后良好。

1.留置导尿是最简单直接有效的方法，但不适合长期应用。

2.尿道镜下行后尿道瓣膜切开术。

3.如果尿路感染难以控制，患者营养不良，肾功能差，可行膀胱造瘘。

4.以上治疗无效，膀胱顺应性差，膀胱安全容量降低者，可行膀胱扩大术。

【预后】　一侧重度膀胱输尿管反流合并肾发育不良或合并脐尿管未闭、巨大膀胱憩室、尿性腹水，多预后良好。

1.由于下尿路梗阻，可有不同程度的肾发育异常，也可继发膀胱功能障碍，尽管梗阻解除，仍有相当的患儿在多年后出现终末期肾病。

2.尿道瓣膜切开后仍有尿失禁或排尿困难，上尿路扩张无好转，考虑膀胱功能异常。

3.经过系统治疗，膀胱顺应性差，膀胱容量减少，可行膀胱扩大术。

（高莉娟）

# 第十五节　脐尿管异常

在胚胎发育过程中，膀胱自脐部沿前腹壁下降时，有一细管连接脐部与膀胱顶部，即脐尿管。脐尿管退化成为脐正中韧带，如果脐尿管完全不闭锁，则脐有管道与膀胱相通，称脐尿管瘘。如果脐尿管两端闭锁，中间有管腔残存则形成脐尿管囊肿。

## 一、脐尿管瘘

【诊断要点】　脐部有尿液漏出是主要临床症状，脐部漏尿程度由瘘管大小而定，通常随腹压改变而变化。瘘管细小时，脐部瘘口由皮肤黏膜覆盖，经瘘口注入泛影葡胺或排尿性膀胱尿道造影可显示瘘管。从导尿管向膀胱注入亚甲蓝，可见脐部有蓝色尿液溢出。

## 二、脐尿管囊肿

【诊断要点】 最常发生在脐尿管下端接近膀胱处，有时与膀胱间有细小的管道相通，不时排出囊内容物入膀胱。

【临床表现】 下腹部正中的深部有囊性肿物，应考虑到脐尿管囊肿的可能性，应与阑尾脓肿、卵巢囊肿等进行鉴别诊断。

【治疗】 手术切除。

（高莉娟）

# 第十六节　小阴唇粘连与阴道子宫积液

## 一、小阴唇粘连

小阴唇粘连是指两个小阴唇的内侧在中线相互黏着，一般在小阴唇的前方和阴蒂下方有一个小孔，尿液可经此孔排出。除了个别出现排尿困难、反复尿路感染，很少有其他症状。外阴检查见不到正常的阴道口。本病多认为与局部炎症和雌激素不足有关。

【治疗】 一般可在无麻醉下用蚊式钳的钳尖小心插入阴蒂下方的小孔，将钳子向下轻柔地撑开，显露尿道口，然后涂以油性软膏，保持外阴部清洁。

## 二、阴道子宫积液

阴道子宫积液是指子宫和阴道内潴留大量的液体，是一种罕见的先天性生殖道疾病，大多于新生儿时期出现。

【原因】 处女膜闭锁、阴道远端闭锁、阴道隔膜、阴道隔膜伴尿生殖窦畸形或尿生殖窦畸形伴肛门直肠畸形。

【诊断要点】 主要症状为阴道口与阴唇的外突和下腹部肿块，肿块可压迫尿道，表现为排尿困难，且导尿后肿物不消失。穿刺可抽得澄清黏液样液体，肛诊发现直肠前有囊性肿物占据整个盆腔。

**【治疗】**

1.处女膜闭锁：可行处女膜切开。

2.阴道隔膜低位者可经会阴切除，高位者行经腹会阴手术。

3.尿生殖窦畸形的也需要经腹会阴手术。

（高莉娟）

# 第十七节　性别发育异常

性别发育异常（DSD）是由于先天性的染色体、性腺、性别解剖结构发育出现异常，是疾病谱广泛，并使性别改变且临床表现各异的一组疾病。DSD是一个需要多学科团队（MDT）协作，进行内分泌、心理、伦理学等综合评估，外科手术干预，终身随访及心理干预的复杂疾病。

**【分类】** 根据患者的核型分为三大类，即46,XXDSD、46,XYDSD、性染色体DSD。

**【临床表现】**

1.新生儿　生殖器外观模糊，女性阴蒂肥大，后阴唇融合，腹股沟或阴唇包块；男性小阴茎，双侧隐睾，或单侧隐睾伴有尿道下裂，有家族史。生殖器外观和核型不一致。

2.大龄儿童　女孩腹股沟斜疝，青春期延迟或不完全，女孩原发闭经或男性化，男孩乳腺发育，周期性血尿等。

**【辅助检查】**

1.实验室检查　染色体核型，SRY基因测定。新生儿生殖器外观模糊，需立即行血清学检测除外失盐型CAH。明确下丘脑–垂体–性腺轴是否有异常。可以检测血ACTH、AMH、17-羟孕酮、皮质醇、醛固酮、睾酮、雌二醇、FSH、LH等，行HCG、GnRH刺激试验等。

2.影像学检查　超声探查子宫、卵巢、睾丸、肾上腺。生殖道造影，腹腔镜性腺活检等。

【治疗】　性别分配仍是目前DSD处理中最具挑战性的项目，要在有经验的MDT中心进行评估，重视患儿及家长的意见。要慎重考虑诊断、幼儿时期性特征、内外生殖器情况、手术方案选择、终身激素替代和潜在的性功能、生育能力、性腺恶变、个人认知、良好的社会心理等因素。

若选择做女性，行睾丸切除，尽可能保留卵巢组织，术后行HCG刺激试验，确定睾丸组织是否完全切除，同时行女性外生殖器成形术。若选择做男性，行睾丸固定，尿道下裂矫形术，切除米勒管结构。

远期内分泌治疗，定期心理门诊随访，监测性腺是否有恶变、青春期激素骨骼发育等情况。

（高莉娟）

# 第十八节　泌尿系结石

小儿泌尿系统结石的发病率低于成年人，仅占2%～3%。其病因多与患儿本身的代谢、先天泌尿生殖系统畸形、地域环境、饮食习惯、遗传因素等有关。

【临床表现】

1.肾结石　可单发或多发，可长期无明显症状，也可突然发病，表现为肾绞痛，伴有肉眼血尿或镜下血尿。如继发感染，则可出现持续性或反复性脓尿。

2.输尿管结石　阵发性绞痛并向下腹、腹股沟会阴放射，痛后出现血尿。

3.膀胱结石　多来源于上尿路，主要表现为膀胱刺激症状，如尿频、尿急、尿痛；也可有血尿、放射性疼痛、尿失禁、尿潴留。

4.尿道结石　多发生于后尿道，结石一般来自上尿路，引起尿痛及尿路梗阻，如结石嵌顿于前尿道，可于阴茎根部或阴囊中线处触及结石。

5.外源性物质导致的泌尿系统结石　一般为双侧上尿路梗阻，出现腹痛、尿闭、呕吐、高血压、电解质紊乱等急性肾损伤相关症状。

【辅助检查】

1. B超　首选筛查结石的影像学检查，可见强回声的大小不等的光点或光团，

2. X线检查　可显示阳性结石，但因为儿童阴性结石的可能性较大，所以泌尿系X线检查不能作为尿路结石的排除手段。

3. CT检查　能够发现阴性和阳性结石，是诊断泌尿系结石的金标准，但扫描层间距过大，会遗漏较小的结石。

4. IVP　可以发现阳性结石，还可以通过充盈缺损发现部分阴性结石，了解肾功能，发现泌尿系统畸形。

【鉴别诊断】

1. 急性阑尾炎　右侧输尿管结石引起的肾绞痛常有右下腹痛、呕吐等症状，临床表现类似急性阑尾炎。

2. 卵巢囊肿蒂扭转　女性尿路结石出现肾绞痛时应与该病鉴别。

【治疗】　治疗原则为明确病因，选择合适方法去除结石，解除梗阻，控制尿路感染，保护肾功能。一般小于5mm的结石，且未引起梗阻者，可观察或内科保守治疗，如增加水分的摄入、减少动物蛋白的摄入、限制钠盐和草酸盐的摄入、限制豆制品的摄入、鼓励高纤维食品的摄入等。大于5mm的结石，且反复引起感染、梗阻或腹痛者，应考虑外科治疗，如：①体外冲击波碎石术；②经皮肾镜取石术或碎石术；③输尿管镜取石或碎石术；④下尿路结石的取石或碎石术；⑤开放性手术治疗，如膀胱切开取石术、肾盂切开取石术、输尿管切开取石术。

（高莉娟）

# 第十九节　泌尿系肿瘤

泌尿系肿瘤包括肾肿瘤，肾实质腺瘤，肾盂肿瘤，肾母细胞瘤，肾囊肿，输尿管肿瘤，肾囊肿，膀胱肿瘤，前列腺肿瘤，阴茎肿瘤，尿道肿瘤，睾丸肿瘤等。本节主要介绍常见的肾母细胞瘤和睾丸肿瘤。

## 一、肾母细胞瘤

肾母细胞瘤又称Wilms瘤，是小儿最常见的恶性肾肿瘤，占所有儿童恶性肿瘤的6%。随着手术、化疗和放疗等综合治疗手段的实施，总体生存率已达85%以上。

【临床表现】

1.腹部包块　最常见，多为偶然发现，位于上腹，中等硬度，无触痛，早期可有一定活动度。肿瘤过大时，可有全身症状、食欲欠佳、消瘦，甚至贫血和恶病质等。

2.腹痛　1/3患儿可出现腹痛、腹胀，如肿瘤破裂可导致急腹症。

3.血尿　大多由外伤引起，或与肿瘤侵入肾盂有关。

4.高血压　可能与肿瘤细胞产生肾素，或肾动脉受压造成高肾素-血管紧张素有关。

5.转移症状　肺转移患儿可出现呼吸系统症状；肝转移可引起上腹疼痛；下腔静脉有瘤栓梗阻时可有腹壁静脉曲张、精索静脉曲张或腹水；脑转移可有颅内压增高、头痛、呕吐等症状。

【辅助检查】

1.血液检查、尿常规　包括肝肾功能、电解质、乳酸脱氢酶等。

2.肿瘤标志物　肾母细胞瘤目前缺乏特异性肿瘤指标，一些指标，如NSE可以用于鉴别肿瘤破裂或肾神经母细胞瘤，AFP可予以鉴别畸胎瘤型肾母细胞瘤。

3.腹部影像学检查

（1）腹部超声：初步判断肿瘤位置、大小、与周围组织关系、肿物的囊性或实性，也可明确对侧肾和肝是否受累，了解肾静脉、腔静脉有无瘤栓。

（2）CT、MRI：有助于判断肿瘤的性质，以及与周围组织、器官和大血管的关系。头部、胸部CT判断是否有转移。

（3）胸部CT：可以很好地判断肺内转移病灶情况。

（4）骨扫描：判断是否有骨转移。

（5）活检：如果临床上考虑为肾母细胞瘤1期或2期，根据北美地区COG经验，术前穿刺活检会提升肿瘤分期，因此并不推荐进行常规穿刺活检，可直接手术切除；以欧洲为主的SIOP推荐进行术前化疗，虽然认为穿刺活检并不会影响肿瘤分期，但也不作为常规操作。对于一些临床上难以确定的病变，可以进行穿刺活检。

（6）骨髓穿刺：有助于和神经母细胞瘤相鉴别。

**【鉴别诊断】**

1.神经母细胞瘤　病情进展较快，包块形态不规则，质地坚硬，不活动。超声显示肾外实质性肿物，CT和MRI显示身外肿物及向周围侵袭情况。尿VMA检查，骨髓穿刺可鉴别。

2.腹膜后畸胎瘤　病情进展较慢，超声显示为肾外肿瘤，其中部分为囊性变。腹部X线片可见肿物内有骨骼、牙齿影像。CT和MRI可见肾外肿物，常为囊性、实质性相混合。

**【临床分期】**

1.COG分期

（1）Ⅰ期：肿瘤局限于肾内，可完整切除，肾被膜完整，术前瘤体无破裂或活检，肾窦血管未受侵犯，切缘阴性，淋巴结阴性。

（2）Ⅱ期：可完整切除，切缘阴性，肿瘤局部浸润（肾被膜、肾窦），肾窦血管侵犯，切缘阴性，如果血管瘤栓，能随瘤栓一并切除则考虑为Ⅱ期。

（3）Ⅲ期：腹盆腔淋巴结受累，肿瘤穿透腹膜表面或腹膜种植，肉眼或镜下残留，肿瘤侵犯重要器官，肉眼无法完整切除，术前或术中肿瘤破裂，术前活检，肿瘤分块切除。

（4）Ⅳ期：血行转移（肺、肝、骨、脑），腹盆腔外淋巴结转移。

（5）Ⅴ期：双侧肾母细胞瘤。

2.SIOP分期

Ⅰ期：肿瘤局限于肾或肾周纤维假包膜内，未侵犯外膜，可完整切除，切缘呈阴性；肿瘤组织可突入肾盂系统，但周围血管壁未受累；肾内血管可受累；经皮穿刺活检；肾周脂肪/肾窦可出现坏死。

Ⅱ期：肿瘤延伸至肾或肾周纤维假包膜外，侵犯肾周脂肪，可完整切除，切缘呈阴性；肿瘤侵犯肾窦血管、淋巴管，可完整切除；肿瘤侵犯邻近脏器或下腔静脉，但可完整切除，可穿刺活检。

Ⅲ期：肿瘤无法完整切除，切缘残留（肉眼或镜下残留）；腹部淋巴结受累；术前肿瘤破裂；肿瘤侵犯腹膜组织；腹膜种植转移；血管或输尿管切缘有瘤栓残留，分块切除；术前活检；如果化疗后淋巴结或切缘坏死，认定为Ⅲ期。

Ⅳ期：血行转移（肺、肝、骨、脑），腹、盆腔外淋巴结转移。

Ⅴ期：双肾母细胞瘤每侧按照以上标准分别分期。

【病理分类】

1.不良组织学类型（UH）　间变的肾母细胞瘤，肾恶性横纹肌样瘤和肾透明细胞肉瘤。

2.良好组织学类型（FH）　无间变的肾母细胞瘤和其他小儿高级分化的肾肿瘤，包括囊性部分分化性肾母细胞瘤。

【治疗】　治疗原则是以手术、化疗和放疗相结合的综合治疗，术前完善评估，根治性肾切除包括肾周筋膜内的所有组织，肿瘤靠近肾上极时尽可能保留肾上腺，显露范围内的输尿管尽量切除。处理肾静脉前要仔细触摸肾静脉和下腔静脉内有无瘤栓，以免瘤栓脱落。

因COG和SIOP的治疗各有优点和缺点，术后根据病理和患者的具体情况制订合理治疗方案，提高其生存率。

## 二、睾丸肿瘤

原发性睾丸肿瘤是指起源于生殖细胞和非生殖细胞的肿瘤，占小儿实体肿瘤的2%左右。睾丸肿瘤多见于婴幼儿期、青年期（15～35岁）及50岁以上者。按睾丸肿瘤组织类型，病理分型如下。

1.生殖细胞来源　①卵黄囊瘤；②胚胎性癌；③畸胎瘤；④性腺胚（母）细胞瘤；⑤其他（精原细胞瘤、绒毛膜癌等）。

2.非生殖细胞来源　性索-间质肿瘤。

【临床表现】　一般为阴囊内无痛性包块，边界清楚，无触痛，睾丸重量增加，有沉重感，多为实质性，透光实验阴性。间质细胞瘤有性早熟现象。恶性肿瘤晚期可浸润性生长侵犯被膜，转移至腹股沟淋巴结、淋巴结肿大。最常见的远处转移部位是肺和肝，脑转移罕见。

【诊断要点】

1.血常规　除外淋巴瘤或白血病等可侵犯一侧睾丸，明确是原发性肿瘤还是继发性肿瘤。

2.血AFP　明显升高提示睾丸恶性肿瘤（卵黄囊瘤）可能性大，也是术后随访的重要指标。

3.超声　区分肿物的囊实性，界限，血流，腹膜后转移和腹腔内脏器情况。

4.胸部X线检查　发现纵隔淋巴结和肺部是否有转移。

5.阴囊X线检查　在睾丸良性肿瘤的诊断方面有重要价值，X线片见钙化影，提示畸胎瘤，基本可除外卵黄囊瘤。

6.CT扫描　可以发现肿大的腹膜后淋巴结。

【鉴别诊断】

1.鞘膜积液　阴囊无痛性肿块，囊性，边界清楚，透光试验呈阳性，超声提示为囊性肿物。

2.腹股沟斜疝　根据病史，阴囊为可复性肿物，透光试验呈阴性，超声提示肿物为肠管。

3.睾丸炎症　阴囊红肿疼痛，血AFP呈阴性，超声提示睾丸均匀增大，血供增多，睾丸内未见肿物。

【治疗】　手术切除睾丸肿瘤，并根据术中组织快速冷冻病理检查辨别肿瘤良恶性。如为良性肿瘤，行保留正常组织的肿瘤剜除术；如为无正常睾丸组织的良性肿瘤，则行高位精索睾丸切除术。如为恶性肿瘤，需行高位精索睾丸切除术；如有腹膜后淋巴结转移者，需同时加行淋巴结清扫。

（高莉娟　未标注图片均来自大连市儿童医院泌尿外科）

## 参 考 文 献

中华医学会小儿外科分会泌尿外科学组，2018. 先天性肾盂输尿管交界处梗阻诊疗专家共识. 中华小儿外科杂志，39（11）：804-810.

# 第九章

# 泌尿系统疾病常用
# 操作技术

## 第一节　肾活检术

肾活检术通常情况下称肾穿刺。由于肾病的种类繁多，病因及发病机制复杂，许多肾病的临床表现与肾的组织学改变并不完全一致。为了明确疾病的病因病理，进一步确诊患者所患的具体病种，这时就需要做肾穿刺活检术。

【适应证】

1.肾病综合征：当肾病综合征的病因不明时，考虑是否继发于全身性疾病。

2.肾小球肾炎肾功能减退较快者，需要肾活检以确定其肾损害的病理类型。

3.急进性肾炎综合征：肾活检可发现炎症及免疫沉积物的形态及其程度，这对急进性肾炎的早期诊断和治疗非常重要。

4.血尿患者经过完善相关检查排除非肾小球性血尿后，仍未诊断者可考虑做肾活检。对于持续性血尿无临床表现及血尿伴有蛋白尿，24h尿蛋白定量大于1g者应做肾活检。

5.单纯蛋白尿持续时间较长而无任何症状者，采用肾活检可明确其病理类型，以利于用药及判断预后。

6.狼疮性肾炎、肾性高血压、急性肾衰竭、慢性肾衰竭不明原因者可进行肾活检以帮助诊断。

**【禁忌证】**

1. 绝对禁忌证　①有出血倾向；②重度高血压；③精神病或不配合操作者；④孤立肾；⑤小肾。

2. 相对禁忌证　①动性肾盂肾炎、肾结核、肾盂积水或积脓，肾脓肿或肾周围脓肿；②肾肿瘤或肾动脉瘤；③多囊肾或肾大囊肿；④肾位置过高（深吸气时肾下极也不达第12肋肋下）或游走肾；⑤慢性肾衰竭；⑥过度肥胖；⑦重度腹水；⑧心力衰竭、严重贫血、低血容量。

**【操作步骤】**

1. 摆好患者体位，患者俯卧于B超或X线检查床上，双上臂搂抱枕于头下，下腹垫枕头，以支撑、固定肾，易于穿刺。针对年纪较小且无法配合的患儿，术前予以静脉推注苯巴比妥液（5～10mg/kg）镇静。

2. 确定穿刺点，可参考背部体表解剖位置定位，也可在X线下定位（需静脉肾盂造影），但最多的是在B超下定位，以确保穿刺点选在右肾下极。

3. 消毒麻醉：穿刺部位用聚维酮碘溶液、乙醇溶液充分消毒后铺洞巾，用2%利多卡因溶液5ml从皮内、皮下逐层麻醉至肾被膜外。

4. 取出标本：在超声引导下，安装穿刺架，将穿刺针经皮肤表面的进针点缓慢刺入，待针尖到达肾包膜且穿过肾周围脂肪囊筋膜层后，嘱咐患儿屏住呼吸，在不同部位进行肾组织切取，拔出穿刺针，无菌纱布压迫穿刺点，再用无菌纱布覆盖，以胶带固定，对患儿腹部加压包扎后将其送回病房（穿刺针的选择：5岁以下儿童，肾活检针选择18G；5～10岁，肾活检针选择16G或18G；10岁以上，肾活检针选择16G）。

5. 标本处理：以锐利刀片将标本平均分成3份，其中送光镜检查的一份固定于4%多聚甲醛溶液中，送电镜检查的一份固定于2%戊二醛溶液中，另一份置于盛有生理盐水的小瓶中密封，再迅速放入液氮瓶中送免疫病理检查。

**【术后处理】**

1. 术后绝对卧床24h，鼓励患者多饮水。

2.术后血压、24h心电监测，查尿常规3次，观察有无持续性肉眼血尿，有无穿刺部位疼痛或血压下降。

3.肾穿刺术后当天止血治疗。

4.术后48h复查肾B超了解有无肾周血肿。

**【并发症】**

1.血尿 镜下血尿发生率为100%，常于术后第1～5天消失。

2.肾周血肿 发生率为60%～90%，无临床症状，1～2周自行吸收。

3.腰痛 发生率为17%～60%，多于1周后消失。

4.动静脉瘘 发生率为15%～19%，多需要行肾动脉造影确诊。

5.损伤其他器官 多因穿刺点不当或进针过深损伤器官。

6.感染 发生率较低，多见于消毒不严或肾周已存在感染。

7.死亡 发生率为0～0.1%，多由严重大出血及感染引起。

（师小娟）

# 第二节 腹膜透析

## 一、腹膜透析的定义及概述

腹膜透析（peritoneal dialysis，PD）是利用患者自身腹膜的半透膜特性，通过弥散和对流的原理，规律、定时地向腹腔内灌入透析液，并将废液排出体外，以清除体内潴留的代谢产物、纠正电解质和酸碱失衡、超滤过多水分的肾脏替代治疗方法。

腹膜透析是治疗终末期肾病的有效治疗方法，具有操作简便、对中分子物质清除充分，较好地保存残余肾功能、对心脑血管功能影响小等特点，可居家使用，且费用低于血液透析，在终末期肾病患者中应用广泛，是ESRD儿童首选的肾脏替代治疗方式。

腹膜透析方式包括持续非卧床腹膜透析（CAPD）和各种模式的自动腹膜透析（APD）。CAPD和APD都能够为ESRD的儿童和婴儿提供有效、持久的透析。

## 二、腹膜透析的适应证和禁忌证

1.适应证　①慢性肾衰竭；②急性肾衰竭或急性肾损伤；③中毒性疾病；④其他：充血性心力衰竭；急性胰腺炎；肝性脑病、高胆红素血症等肝病的辅助治疗；经腹腔给药和营养支持。

2.禁忌证

（1）绝对禁忌证：① 慢性持续性或反复发作性腹腔感染或腹腔内肿瘤广泛腹膜转移；② 严重的皮肤病、腹壁广泛感染或腹部大面积烧伤患者无合适部位置入腹膜透析导管；③ 难以纠正的机械性问题，如外科难以修补的疝、脐突出、腹裂、膀胱外翻等会影响腹膜透析有效性或增加感染的风险；④ 严重腹膜缺损或腹膜无功能。

（2）相对禁忌证：① 腹腔内有新鲜异物；② 腹部大手术3天内；③ 腹腔有局限性炎性病灶；④ 炎症性或缺血性肠病或反复发作的憩室炎；⑤ 肠梗阻；⑥ 严重的全身性血管病变；⑦ 腹内巨大肿瘤及巨大多囊肾者；⑧ 高分解代谢；⑨ 硬化性腹膜炎；⑩ 极度肥胖；⑪ 严重营养不良；⑫ 严重肺功能不全；⑬ 其他，如不能耐受腹膜透析、不合作或缺乏合适的看护者。

## 三、腹膜透析导管的置入

1.导管选择

（1）儿童和婴幼儿腹膜透析导管应按年龄、身高、体重选择，插入腹腔内透析导管长度约相当于患儿脐至耻骨联合的距离。

（2）双涤纶套（cuff）儿童型腹膜透析导管适用于大多数的患儿；体重<3kg的婴儿需用单涤纶套透析导管；6岁以上、体重>30kg的儿童，可以应用成人型腹膜透析导管。

（3）目前广泛使用的是Tenckhoff双涤纶套直管。为减少注入腹膜透析液疼痛及腹膜透析液流出梗阻等问题，可选用弯曲Tenckhoff腹膜透析导管。婴幼儿可使用鹅颈导管并将导管外出口定位在胸前，降低婴幼儿导管相关感染的发生率。

2.皮肤出口位置　皮肤外出口应避开腰带位置，出口的方向应朝下，以减少出口感染及降低透析导管相关的腹膜炎风险。对于婴幼儿皮肤外出口应在尿裤区外，开口直接向上。

3.手术前准备

（1）对有便秘的儿童，在手术前应服用缓泻剂。

（2）术前排空膀胱。

（3）在手术前1h和术后6～12h静脉给予预防性第一代头孢类抗生素。

（4）检测患儿及看护者的鼻腔、咽部是否有金黄色葡萄球菌携带。

4.手术术式　①解剖法置管；②腹腔镜法置管。具体内容见泌尿外科相关章节。

5.手术中应注意

（1）儿童腹膜薄、脆、嫩，为降低腹膜透析液外漏，应特别注意采用腹膜荷包缝合，使深部涤纶套固定在腹膜，但切勿过分牵拉腹膜造成腹膜撕裂。

（2）儿童大网膜相对较长，大网膜包裹腹膜透析导管所致的导管阻塞较成年人更易发生。部分大网膜切除可降低日后透析导管阻塞的发生，尤其是婴儿，有必要切除部分大网膜。

6.置管后开始腹膜透析的时机　①建议在置管后2～6周开始透析；②置管后2周内开始透析。

## 四、处方

1.CAPD的最初处方

（1）置管后2～6周开始CAPD。

1）腹膜透析溶液：尽可能采用最低浓度（1.5%）的葡萄糖透析液。

2）灌入容量：以体表面积（BSA）计算，刚开始交换时为300～500ml/m²（婴儿为200ml/m²），7～14天后缓慢增加灌入容量，白天增至800～1000ml/m²，夜间增加至1000～1200ml/m²；婴儿的最终交换灌入量不超过50ml/kg；如患儿主诉不适，则不再增加灌入容量。

3）交换次数：开始时每天交换12～24次；随着灌入量增加，减少交换次数至每天5～10次，并维持全天交换容量在4000～5000ml/m²，根据残余肾功能和尿量，有时每天可交换3～5次。

4）留腹时间：白天交换3次，每次留腹4～6h；夜间交换1次，留腹6～9h。

（2）置管后2周内开始CAPD。

1）第1周

灌入容量：300ml/m²或10ml/kg（婴儿为200ml/m²）。

交换次数：每天12～24次。

在透析液留腹期间，保持仰卧位，避免哭闹、咳嗽或用力。仔细观察外出口有无渗漏。

2）第2～4周

灌入容量：缓慢增加至白天800～1000ml/m²，夜间1000～1200ml/m²，婴儿的最终交换灌入量不超过50ml/kg。如患儿主诉不适，则不再增加灌入容量。

交换次数：随着灌入量增加，减少交换次数，由每天8～12次降至每天4次，并维持全天交换容量为4000～5000ml/m²。

2. CAPD处方的调整

（1）增加溶质清除

1）在未达到最大量前可增加灌入容量：首先增加2次交换液的容量，然后再增加全部4次交换液容量。每次交换量白天不超过1200ml/m²，夜间不超过1400ml/m²或50ml/kg。

2）在白天增加额外的交换。

3）考虑采用持续循环腹膜透析（CCPD）。

（2）增加过滤作用

1）使用高浓度葡萄糖透析液：首先将高浓度葡萄糖透析液用于最长的一次交换，通常选择在夜间；然后，将高浓度葡萄糖透析液用于其他交换中；尽可能选择最低浓度的葡萄糖透析液，因葡萄糖的吸收会导致渗透梯度的减少或消失加快，超滤量减少，同时葡萄糖的吸收可能导致高血糖、高胰岛素血症、高脂血症、高血压、体质量增加等代谢性并发症。

2）在最长的一次交换使用艾考糊精腹膜透析液。

3）增加额外的交换次数（减少留腹时间）。

4）如果未达到最大灌入量，可考虑增加灌入容量。

3. APD 的模式

（1）夜间间歇性腹膜透析（NIPD）：指夜间数次快速交换和白天干腹状态的腹膜透析模式。NIPD模式的溶质清除不如CCPD充分，因为白天无透析液留腹。NIPD适用于有一定残余肾功能或有机械问题（如渗流漏、疝）的患儿。

（2）持续循环腹膜透析（CCPD）：指夜间数次快速交换和白天留腹状态的腹膜透析模式。

（3）潮式腹膜透析（TPD）：指每次换液仅交换部分透析液（通常为50%～75%）的APD模式。推荐用于高腹膜转运特性的患儿发生超滤问题时，或最大溶质清除受限于整夜交换时。

（4）持续性优化腹膜透析（COPD）：指夜间快速交换、白天长留腹，并在中午一次额外交换或在放学后、夜间透析之前一次交换的APD模式。此次额外交换可以用手动CAPD，也可以使用自动透析机的一种"剪切状态"的功能。COPD用于需要最大溶质清除，特别是当患儿出现尿毒症症状时。

4. APD 的初始处方

（1）当有一定残余肾功能时可以NIPD模式开始。

（2）如果已很少或已无残余肾功能，可开始用CCPD并以1/2灌入容量白天留腹。

（3）灌入容量：900 ～ 1100ml/m$^2$。

（4）交换次数：每夜交换5 ～ 10次。

（5）每夜透析时间：8 ～ 12h。

（6）透析溶液：依据患儿超滤需要，使用1.5%和2.5%葡萄糖透析液。

5. APD透析处方的调整

（1）根据临床症状、营养状态和透析充分性的评估，当患儿不能达到溶质清除目标值时，应进行透析处方调整。

（2）如果需要增加透析液量，应优化NIPD模式，增加灌入容量至最大量1400ml/m$^2$，并将整夜循环时间增加至最长12h。

（3）如果NIPD不能达到理想效果，应选择CCPD模式。通常加上白天留腹对于增加全天腹膜小分子溶质清除是经济有效的方法，但可能导致净液体重吸收增加，超滤减少，特别是在高转运和高平均转运状态的患儿。

（4）COPD在白天额外增加一次交换，是改善溶质清除和超滤的有效方式。

### 五、腹膜透析导管的护理

1.鼓励患儿术后早期下床活动，以减少腹膜透析液引流不畅。

2.术后2周内应特别注意导管固定，否则可导致出口处损伤和愈合不良。应使用敷料或胶布固定导管，在进行各项操作时注意不要牵扯导管。

3.导管与外接管应紧密连接，避免脱落。

4.在出口完全愈合之前，应用透气性良好的无菌纱布覆盖，通常待伤口拆线时再进行清洁换药，但遇渗液、出汗较多、感染或卫生条件不良时，应加强换药。换药应由受过训练的专业人员严格按照无菌要求操作。

5.进行出口处护理时应戴帽子和口罩，操作前常规洗手。在进行导管及外接短管护理时不可接触剪刀等锐利物品。

6.在最初2 ～ 3周，换药时避免使用聚维酮碘和过氧化氢；每周肝素生理盐水冲管1次；婴儿推荐每天进行腹膜透析导管冲洗。

7.出口完全愈合后，定期使用生理盐水清洗隧道出口，再用含碘消毒液消毒隧道出口皮肤，最后用无菌纱布覆盖。对于无感染的出口，也可不用生理盐水清洗，但每周至少应消毒1次。

8.无论在伤口感染期或愈合期均不应行盆浴和游泳。淋浴时应注意保护出口处，淋浴完毕后出口处应及时清洗、消毒。

9.碘伏帽一次性使用，无须使用消毒剂，不可用聚维酮碘液直接消毒短管。

10.外接短管使用6个月必须更换，如有破损或开关失灵时应立即更换。如果患者在家庭透析时出现导管或外接短管损伤或渗液，应嘱其终止透析，夹闭管路，并立即到腹膜透析中心就诊处理。

## 六、腹膜透析相关并发症及处理

1.腹膜炎的治疗

（1）一旦考虑腹膜透析相关性腹膜炎，在留取标本送检后即应开始经验性抗感染治疗。

（2）引流液浑浊者，可采用1.5%腹膜透析液冲洗腹腔数次以减轻腹痛症状。

（3）为避免纤维蛋白凝块的形成，可在腹膜透析液中加入肝素（500U/L）。

（4）初始治疗时抗生素的选择：腹膜炎时首选腹腔内给药，通常联合应用第一代头孢菌素（如头孢唑林）和第三代头孢菌素（如头孢他啶），对既往有耐甲氧西林金黄色葡萄球菌（MRSA）感染者或MRSA携带者，近期有出口处或隧道感染者、明显发热或明显腹痛者或年龄＜2岁的患儿，需考虑联合应用糖肽类抗生素（如万古霉素）和头孢他啶。由于考虑到氨基糖苷类药物的肾毒性和耳毒性，不推荐在儿童中使用。儿童腹膜炎以革兰氏阳性菌感染居多，主要包括凝固酶阴性葡萄球菌或金黄色葡萄球菌，其次为链球菌或肠球菌，革兰氏阴性菌感染以假单胞菌较常见，而真菌性腹膜炎在儿童中较为少见。

（5）抗生素经腹腔给药剂量

1）持续腹腔内给药方案：对急性期腹膜炎患儿，特别是APD患儿，需延长每次膜透析液的留腹时间至3～6h，并予以负荷剂量抗生素以达到最好的治疗效果。待症状缓解且引流液转清后（一般在治疗48h内），可恢复至原透析方案并给予维持剂量抗生素治疗。

2）间歇性（每天1次）腹腔内给药方案：CAPD患儿夜间腹膜透析液留腹或APD患儿日间腹膜透析液留腹（留腹时间＞6h）时予以腹腔内抗生素治疗。

3）腹膜炎时推荐的每次透析液交换量为1100ml/m²，若交换量偏小，则应相应增加抗生素的浓度。

4）糖肽类抗生素：间歇性给药（每天1次）效果较好，但需监测药物浓度。推荐用药后3～5天监测药物浓度，若万古霉素浓度＜12mg/L或替考拉宁浓度＜8mg/L，需重复给药。

（6）革兰氏阳性菌腹膜炎的治疗

1）停用第三代头孢菌素。

2）甲氧西林敏感葡萄球菌腹膜炎继续使用第一代头孢菌素。

3）甲氧西林耐药葡萄球菌腹膜炎使用糖肽类抗生素。

4）肠球菌或链球菌腹膜炎需换用氨苄西林。

5）若治疗4天后仍无改善者，需重新检测引流液，若患儿合并有出口处或隧道感染，需考虑拔除透析导管。

6）金黄色葡萄球菌腹膜炎治疗疗程3周，其他革兰氏阳性菌腹膜炎治疗疗程为2周。

（7）革兰氏阴性菌腹膜炎的治疗

1）停用第一代头孢菌素或糖肽类抗生素，继续使用第三代头孢菌素。

2）根据药敏试验和患儿病情，考虑是否加用另一抗生素。

3）假单胞菌腹膜炎治疗疗程为3周，其他革兰氏阴性菌腹膜炎治疗疗程为2周。

4）若治疗4天后仍无改善者，需考虑拔除透析导管。

（8）培养呈阴性腹膜炎的治疗

1）培养呈阴性（72h）而治疗有效者，继续原治疗，疗程共2周。

2）治疗无效者：重新检测引流液的细胞计数和分类、革兰氏染色和病原菌培养，若检测仍为阴性，需考虑拔除透析导管。

（9）真菌性腹膜炎的治疗

1）推荐尽早拔除透析导管以降低病死率。

2）氟康唑腹腔内给药和口服氟胞嘧啶联合治疗，或两性霉素 B 1mg/（kg·d）静脉给药。

3）拔除透析导管且治疗有效者，治疗疗程＞2周。

4）保留透析导管且治疗有效者，治疗疗程为4～6周。

5）未拔除透析导管而治疗3天仍无改善者，需尽快拔除透析导管。

（10）疗效评估

1）治疗72h临床改善（包括腹痛缓解、无发热、引流液转清），考虑治疗有效。

2）治疗失败的措施：评估是否合并有隧道感染或结核感染；凝固酶阴性葡萄球菌感染者加用利福平口服；考虑拔除透析导管。

（11）透析导管的拔除和重置

1）拔除指征：复发性金黄色葡萄球菌腹膜炎合并隧道感染者；复发性假单胞菌腹膜炎；真菌性腹膜炎；适当抗生素治疗72～96h后无效者；出口处或隧道感染治疗1个月无效者。

2）透析导管的重置：推荐导管拔除后2～3周重置透析导管。

2.出口处和（或）隧道感染的治疗

（1）若持续有分泌物，推荐每天更换敷料1～2次。

（2）不推荐使用含乙醇的消毒剂和聚维酮碘溶液进行局部消毒。

（3）通常需等待培养结果方开始使用抗生素，但感染严重者可先予以口服第一代头孢菌素或环丙沙星（需年龄＞12岁）进行经验性治疗。

（4）对葡萄球菌感染患儿，可口服第一代头孢菌素或耐青霉素酶青霉素。避免使用糖肽类抗生素以防止耐药菌的产生。

（5）对革兰氏阴性菌感染患儿，若年龄＞12岁，可予以环丙沙星口服治疗，其他患儿需头孢菌素腹腔内给药。

（6）持续抗生素治疗至症状完全缓解后1周。

（7）经2～4周治疗后症状无改善者，需予以相应处理，如除去透析导管涤纶套、重置透析导管等。

（8）及时诊断和治疗金黄色葡萄球菌携带者：若患儿或看护者鼻腔携带金黄色葡萄球菌，需予以莫匹罗星涂鼻腔和出口处。

3.非感染性并发症的处理

（1）透析液渗漏：在新置管尚未透析患者，可考虑延缓透析1～3周；对已开始腹膜透析的患者，可考虑暂时行血液透析或减少透析液交换量以减轻腹压；对反复发生透析液渗漏的患儿需考虑外科修补或透析导管拔除。

（2）透析液引流不畅：针对不同原因需采取不同措施，如使用含肝素的液体进行冲洗以缓解血凝块和纤维蛋白凝块、改变体位以增加引流量、外科手术以减少大网膜包裹现象。

（3）疝：一般均需在透析治疗前行外科修补术治疗，术后需避免便秘和提重物等，同时需减少透析液交换量至少1周。

（4）腹膜功能衰竭：需停止腹膜透析而接受血液透析治疗。

## 七、健康宣教

1.透析环境：房间光线要充足，操作前用乙醇擦拭操作台面、湿扫地面；在透析时不能有宠物在场或在放置透析物品的房间里；房间内要有紫外线灯管，每天操作前、结束后消毒45min；操作时要关闭门窗、电风扇、空调。

2.腹透操作的注意事项

（1）换药时操作者和患儿一定都要戴好口罩；要注意规范洗手，保持手的卫生。

（2）出口有结痂不要强行揭掉，待其自行脱落。结痂较厚，可用生理盐水将结痂处软化，再慢慢脱落。

（3）患儿可淋浴，不能坐浴，沐浴时用洗澡保护袋保护出口处，浴后需要立即换药。

（4）操作时尽量减少对管子的牵拉，结束后用腰带固定好腹透导管。如出口处红、肿、痛，有分泌物，可能出口处感染，请及时联系腹透中心。

3.饮食指导：给予易消化、高热量，富含B族维生素饮食，宜低钾饮食（如藕粉、面筋、猪血、鸡蛋、苹果、西瓜、南瓜、粉丝等），少食高钾食物（如香蕉、榴莲、龙眼、硬壳果及干果、橘子、柚子、土豆、蘑菇、黄豆等），优质蛋白饮食，多用优质蛋白、动物蛋白（如瘦肉、鱼肉、鸡蛋、鸡肉、牛奶、少量的豆制品），少用非优质蛋白（如谷类、大米等植物蛋白），避免食用过多的糖及甜食。

4.用药指导：按时、按量服用药物，不得自行停药、改药。

5.心理护理

（1）家长方面：由于患儿病程比较长，家长对腹膜透析是治疗慢性肾衰竭的方法有所了解，但是家长对术后长期治疗的效果及巨大的费用有较大的心理负担。手术前向家长进行耐心的解释工作，讲解腹透的相关知识及其重要意义，以配合治疗和护理工作。

（2）患儿方面：长期的疾病折磨，致患儿产生悲观、消极、失望的心理状态，心理护理相当重要。要多与患儿沟通、交流，关心和体贴他们，向他们讲述有关资料及介绍一些年龄相仿的腹透患儿和家庭相互认识，并相互传授透析心得，以减少患儿的恐惧心理，树立战胜疾病的信心，积极配合治疗，保持乐观的心态。

6.病情观察：每天记录引流液的色、质、量情况，定时监测血压并记录。如有发热、引流液浑浊、血压异常等情况及时就医。

7.异常情况的处理

（1）发生腹膜炎：腹膜炎的表现有腹痛、发热、寒战、引流液像淘米水样等，应立即停止腹膜透析，及时就医。

（2）导管破损或者脱落：立即停止腹膜透析，用蓝夹子在破损处的上方夹闭管路，及时就医。

（3）6寸短管或钛接头处松脱或渗漏，夹闭腹透管，用2～3层纱布包裹腹膜透析管，用蓝夹子夹在纱布包裹上方，及时就医。

8.定期门诊随访和评估，如有异常情况及时联系腹膜透析中心。

（吕雅楠）

# 第三节　血液净化

血液净化是指把患者的血液引出体外，并通过一种净化装置去除其中某些致病物质，从而净化血液，达到治疗疾病目的。血液净化技术在肾病中应用广泛，如各种原因导致的急慢性肾损伤、肾病综合征导致的液体超负荷、溶血尿毒症、肝肾综合征、严重的酸碱失衡及电解质紊乱等。血液净化可分为两类，一类是间断血液净化，包括血液透析（HD）、血液滤过（HF）、血液透析滤过（HDF）、血液灌流（HP）、血浆置换（PE）、免疫吸附（IA）；还有一类是连续性肾替代疗法（CRRT），也称连续性血液净化（CBP），包括连续性静脉静脉血液透析（CVVHD）、连续性静脉静脉血液滤过（CVVH）、连续性静脉静脉血液透析滤过（CVVHDF）、连续性缓慢超滤（SCUF）、高容量血液滤过（HVHF）。

## 【原理】

1.弥散　利用半透膜两侧溶质的浓度梯度差使溶质从浓度高的一侧向浓度低的一侧做跨膜转运，逐渐达到膜两侧溶质浓度相等的现象称为弥散，如尿素氮、肌酐、钾离子、钙离子等小分子通过此种方式进行交换。

2.对流　通过膜两侧的压力梯度即跨膜压（TMP）的作用，使溶质由压力高的一侧向压力低的一侧跨膜移动称为对流，如水分、炎性介质等中大分子的清除以对流方式为主。

3.吸附　溶质分子通过正负电荷的相互作用或范德瓦耳斯力同半透膜发生吸附作用，称为吸附，如内毒素、细胞因子、与蛋白结合力高的有毒物质等通过吸附清除。

【血液滤器】　根据治疗方式不同，要选择不同的滤器，如血液透析时使用透析器，血液滤过治疗时使用滤过器，血浆置换时使用血浆分离器等；所有的滤器在考虑治疗效果的基础上还应选用生物相容性好的滤器，以减少治疗过程中因滤器所产生的不良反应（表9-1）。

表9-1　血液滤器与患儿体重的关系

| 体重（kg） | <3 | 4～20 | 20～30 | 30～40 | >40 |
|---|---|---|---|---|---|
| 膜面积（m²） | 0.1 | 0.2～0.4 | 0.4～0.8 | 0.8～1 | 1.2 |

【血管通路】　建立和维持一个有效的血管通路是血液净化治疗能否有效和顺利进行的关键。

（一）临时性血管通路

1.适应证

（1）各种原因（急性肾衰竭、慢性肾衰竭急性发作、中毒等）需要紧急进行血液净化治疗的。

（2）内瘘成熟前或内瘘感染需要临时通路过渡的。

（3）腹膜透析、肾移植因病情需要临时血液透析治疗的。

（4）其他各种原因需要临时进行血液净化治疗的。

2.禁忌证　无绝对禁忌证。相对禁忌证包括：① 广泛腔静脉系统血栓；② 穿刺部位感染；③ 凝血功能障碍；④ 患儿无法配合。

3.导管型号选择　导管型号＝6＋0.1×体重。临时血管通路与体重关系见表9-2。

表9-2　临时血管通路与体重关系

| 体重（kg） | 型号 | 穿刺位置 | 血流量（红端） |
|---|---|---|---|
| ＜5 | 16～18G单腔 | 右颈内静脉＋股静脉 | 50ml/min |
| 5～15 | 6.5～8F双腔 | 右颈内静脉或股静脉 | 75ml/min |
| ＞15～30 | ＞8～9F双腔 | 右颈内静脉或股静脉 | 160 ml/min |
| ＞30 | ＞9～11.5F双腔 | 右颈内静脉或股静脉 | 300 ml/min |

4.穿刺部位及步骤　通常采用Seldinger法。

（1）穿刺部位：首选颈内静脉、股静脉，锁骨下静脉儿童较少用。

（2）穿刺步骤：以颈内静脉讲述。

1）患者平卧，去枕，头后仰，头转向穿刺对侧，必要时肩后垫高，头低位15°～30°。

2）常规消毒铺巾，局部用1%普鲁卡因溶液浸润麻醉。

3）以胸锁乳突肌三角顶点环状软骨水平定位，此点较高，且偏离颈动脉，较为安全，肝素生理盐水的注射器接上穿刺针，左手示指定位，右手持针，进针方向与胸锁乳突肌锁骨头内侧缘平行，针尖对准乳头，指向骶尾外侧，针轴与额平面成45°～60°。

4）进针深度一般是2～3cm，以针尖不超过锁骨为度，否则易穿破胸膜或其他血管，抽到血后，减小针与额平面的角度，当血液回抽和注入十分通畅时，注意固定好穿刺针。

5）从穿刺针内插入导引钢丝，退出穿刺针，压迫穿刺点，需用静脉扩张器的导管，可插入静脉扩张器扩张皮下组织或静脉。

6）将导管套在导引钢丝的外面，导引钢丝必须伸出导管尾端，用左手抓住导引钢丝，右手将导管与钢丝一起插入，导管进入静脉后，边进导管，边退钢丝。导管进入深度如下：①身高＜100cm，导管进入深度为身高/10-1；②身高＞100cm，导管进入深度为身高/10-2。退出钢丝，回抽血液顺畅，用肝素生理盐水冲管，固定导管，覆盖敷料，导管接血液净化管路。

（3）颈内静脉穿刺较股静脉穿刺有较少感染、活动不易受限，血流量较高等优点，但具有穿刺技术难度较高、并发症较多的缺点；目前建议可在超声引导下进行穿刺操作。

### （二）长期血管通路

1. 适应证

（1）肢体血管条件差，尤其是体重低于10kg，无法建立自体动静脉内瘘，且不能行腹膜透析的患儿。

（2）心功能差不能耐受动静脉内瘘分流的患儿。

（3）部分腹膜透析，因各种原因暂停腹膜透析，或短期行肾移植因病情需要用血液透析治疗过渡，可选择长期导管为血管通路。

（4）病情较重，或合并有其他系统严重疾病，预期生命有限的患儿。

（5）受医疗条件限制，缺少经验丰富的外科医生行内瘘手术的患儿。

2. 禁忌证　无绝对禁忌证。相对禁忌证包括：①广泛腔静脉系统血栓；②穿刺部位感染；③凝血功能障碍；④患儿无法配合；⑤穿刺部位血管解剖异常或严重狭窄。

3. 穿刺部位及步骤　多以颈内静脉为穿刺部位。具体穿刺步骤如下。

（1）患者平卧，去枕，头后仰，头转向穿刺对侧，必要时肩后垫高，头低位成15°～30°。

（2）常规消毒铺巾，局部用1%普鲁卡因溶液浸润麻醉。

（3）以胸锁乳突肌三角顶点环状软骨水平定位，此点较高，且偏离颈动脉，较为安全，肝素生理盐水的注射器接上穿刺针，左手示指定位，右手持针，进针方向与胸锁乳突肌锁骨头内侧缘平行穿刺，针尖对准乳头，指向骶尾外侧，针轴与额平面成45°～60°。

（4）进针深度一般是2～3cm，以针尖不超过锁骨为度，否则易穿破胸膜或其他血管，抽到血后，减小针与额平面的角度，当血液回抽和注入十分通畅时，注意固定好穿刺针。

（5）从穿刺针内插入导引钢丝，退出穿刺针，压迫穿刺点，以右锁骨中外1/3处下方2cm为导管皮下隧道出口，2%利多卡因溶液局部麻醉至穿刺点，手术刀片切开此处皮下组织建立皮下隧道。

（6）将带cuff的长期血透导管引入皮下隧道，沿金属软导丝将扩皮器送入，扩张皮下组织后退出，沿金属软导丝置入撕脱鞘，退出内芯和金属软导丝。

（7）用肝素生理盐水冲管，缝合皮肤，包扎固定导管；按压穿刺点1h，预防出血。

### （三）自体动静脉内瘘

**1. 适应证**

（1）慢性肾衰竭肾小球滤过率<25ml/（min·1.73m$^2$）或血肌酐>352μmol/L。

（2）预测6个月内需要血液透析者。

**2. 禁忌证**

（1）四肢近端大静脉或中心静脉存在严重狭窄、明显血栓或因邻近病变影响静脉回流。

（2）患儿前臂ALLEN试验为阳性者禁止行前臂动静脉内瘘。

（3）循环不稳定，穿刺部位感染，凝血异常，预期生存期小于3个月者为相对禁忌证。

**3. 穿刺步骤**　以头静脉-桡动脉为例。

（1）患儿平卧，术肢外展手术台上，选择动静脉血管直径≥2mm，常规消毒，利多卡因溶液局部麻醉。

（2）在头静脉与桡动脉之间纵行切开皮肤，分离动静脉，切断结扎头静脉远心端，在近心端注射2%肝素生理盐水10～20ml，判断血流是否通畅，静脉夹阻断头静脉近心端；用血管夹阻断桡动脉的近心端及远心端，在动脉壁做一个4～6mm纵切口，生理盐水冲洗干净。

（3）用7-0或8-0无创血管吻合线做连续性外翻吻合

或间断吻合。

（4）放开血管夹，观察血流是否通畅，是否有渗血，确定内瘘通畅后止血缝合皮肤，无菌纱布包扎。

（5）8～12周内瘘成熟后可应用。

**（四）并发症**

①出血、血肿；②误穿动脉；③血胸、气胸、心脏压塞；④血栓、血管狭窄；⑤心律失常；⑥空气栓塞；⑦神经损伤；⑧导管功能障碍或置管失败；⑨感染；⑩动脉瘤形成，静脉瘤样扩张。

**【抗凝】**

**（一）凝血状态评估**

1.极高危出血倾向　有活动性出血（颅内、消化道、腹腔、胸腔、心包等）。

2.高危出血倾向　活动性出血停止或手术、创伤＜3天。

3.中危出血倾向　活动性出血停止或手术、创伤＞3天，＜7天。

4.低危出血倾向　活动性出血停止或手术、创伤＞7天。

**（二）抗凝剂种类**

1.全身抗凝法

（1）普通肝素：首剂量为30～70U/kg，治疗前5～15min静脉注射，维持剂量为5～30U/（kg·h），监测APTT为正常值的1.5～2倍，或ACT为140～180s。

（2）低分子量肝素：首剂量为15～20U/kg，静脉注射，维持量为5～10U/（kg·h），监测抗活化凝血因子Ⅹa在0.25～0.35U/ml。

2.局部抗凝法

（1）枸橼酸钠

在动脉端输注4%枸橼酸钠液，初始速度（ml/h）＝血流速（ml/min）×1.2-1.5。

在静脉端或第三腔泵入钙泵，10%葡萄糖酸钙溶液初始速度（ml/h）＝枸橼酸泵速（ml/h）×6.1%；或5%氯化钙溶液初始速度（ml/h）＝枸橼酸泵速（ml/h）×4%。

监测体内钙离子浓度为1.0～1.2mmol/L，体外钙离子浓度为0.2～0.4mmol/L。

（2）普通肝素＋鱼精蛋白：在动脉端泵入普通肝素，剂量（mg/h）＝0.003×血流量（ml/min）×60，静脉端以鱼精蛋白1mg：普通肝素100U比例进行输注；监测滤器前血液APTT＞250s，外周血APTT＜180s。

3.无抗凝法　治疗过程中每1小时用生理盐水100ml冲洗管路。

4.其他抗凝剂　如阿加曲班、磺达肝癸钠等，儿童应用非常少。

### （三）抗凝策略的选择

抗凝策略的选择见表9-3。

表9-3　抗凝策略的选择

| 出凝血风险分层 | 抗凝策略 |
| --- | --- |
| 极高危或者高危出血风险 | 首选局部枸橼酸盐抗凝，其次无抗凝 |
| 中危出血风险 | 首选局部枸橼酸盐抗凝，其次选肝素-鱼精蛋白抗凝，最后无抗凝 |
| 出血或血栓形成风险较低或无 | 局部枸橼酸盐抗凝<br>肝素、低分子量肝素抗凝 |
| 较高血栓形成风险 | 肝素、低分子量肝素抗凝 |

### 【参数设置】

1.血流量　3～5ml/min，婴幼儿20～50ml/min，年龄较大的儿童50～100ml/min。

2.置换液泵速　25～35ml/h。

3.透析液泵速　15～20ml/h。

4.超滤　1～2ml/（kg·h）。

5.预充　若体外循环血量＞全身10%时可用血浆、白蛋白、万汶或全血预充。

6.回血方式　可根据患儿情况采用全回血、部分回血、不回血。

【治疗模式选择】　根据治疗目的选择合适的治疗模式（表9-4）。

表9-4　各种模式对炎症因子的清除

| 物质 | 细分 | 分子 | 血液透析 | 血液滤过 | 血液灌流 | 血浆置换 | 双重滤过 |
|---|---|---|---|---|---|---|---|
| 蛋白 | LDL/HDL | 大分子 | | | | | 双重滤过 |
| | 免疫球蛋白 | | | | | | |
| | 蛋白复合物 | | | | | | |
| | 白蛋白 | | | | | | |
| | 内毒素 | 中分子 | | 血液滤过 | 血液灌流 | 血浆置换 | |
| | 细胞因子 | | | | | | |
| | 炎症介质 | | | | | | |
| 化学毒素 | | | | | | | |
| 胆红素 | | | | | | | |
| 维生素 | | | | | | | |
| 尿素、肌酐 | | 小分子 | 血液透析 | | | | |
| 电解质 | | | | | | | |
| 水分 | | | | | | | |

【并发症】

1.急性并发症　低血压、高血压、透析失衡综合征、肌肉痉挛、透析器反应、出凝血功能异常。

2.慢性并发症　贫血、感染、心血管系统并发症、营养不良、生长发育迟缓。

【血液透析】

（一）适应证和禁忌证

1.适应证

（1）少尿或无尿2天以上。

（2）出现尿毒症症状，尤其是神经症状。

（3）严重水钠潴留或有充血性心力衰竭、肺水肿、脑水肿。

（4）血尿素氮（BUN）＞37.5mmol/L或每天增速＞9mmol/L，血肌酐（BUN）＞620μmol/L。

（5）难以纠正的酸中毒或代谢紊乱。

（6）高钾血症，血钾＞6.5mmol/L。

（7）急性中毒。

（8）慢性肾衰竭时肾小球滤过率（GFR）＜15ml/（min·1.73m²）或肌酐清除率（Ccr）未降至15ml/（min·1.73m²），但出现高钾血症、代谢性酸中毒、神经系统并发症。

2.禁忌证　无绝对禁忌证；相对禁忌证包括严重感染、休克、出血、疾病终末期、不能配合、监护人拒绝等。

**（二）透析液成分**

透析液pH维持在7.2～7.35，具体成分见表9-5。

表9-5　透析液成分

| 成　分 | 浓　度 |
| --- | --- |
| 钠 | 135～145 mmol/L |
| 钾 | 0～3 mmol/L |
| 钙 | 1.25～1.75 mmol/L |
| 镁 | 0.25～0.75 mmol/L |
| 氯 | 98～112 mmol/L |
| 碳酸氢盐 | 20～35 mmol/L |

**（三）透析方法**

1.首次透析　通过调节血流量和透析时间限制尿素氮不应超过30%～40%，时间不超过3h，超滤量不超过体重的3%～5%，最初3天可连续进行，以后根据病情间隔1～3天进行1次，透析液流量为500ml/min，婴幼儿减至250ml/min。

2.维持性透析　每周2～3次透析治疗，一般每次透析时间为3～4h，为达到充分透析，可增加每次透析时间。

**（四）透析步骤**

1.治疗前完善肝炎、梅毒、艾滋病检测，患儿一般状态，包括合并症、体重、尿量、血压等。

2.选择合适血液透析器及透析管路，首次透析应选择面积小的透析器。

3.建立血管通路。

4.选择合适的抗凝方案。

5.开机，安装透析器及管路，按要求预充。

6.选择治疗参数。

（1）根据离子情况选择合适透析液成分。

（2）设定透析液流量。

（3）设定透析液温度，一般为36.5℃。

（4）根据患儿容量情况设定超滤及超滤速度。

7.治疗过程中每小时监测体温、心率、脉搏、血压、出入量，必要时监测出凝血、血气分析、血常规、肝肾功等，治疗结束后应监测体重。

8.治疗结束后，回血，下机。

**【连续血液净化】**

**（一）适应证和禁忌证**

1.适应证　急性肾损伤、慢性肾衰竭、严重脓毒症、多器官衰竭、中毒、急性肝衰竭、严重酸中毒及离子紊乱等。

2.禁忌证　无法建立血管通路、无法获得相应的滤器及管路、严重凝血功能障碍、疾病终末期等。

**（二）置换液成分**

置换液有改良Ports方案、林格乳酸配方和Kaplan配方，但临床常用改良Ports方案，具体成分见表9-6。

表9-6　改良Ports方案置换液成分

| 成　分 | 剂　量 |
| --- | --- |
| 0.9%氯化钠溶液 | 3000 ml |
| 5%葡萄糖溶液 | 1000 ml |
| 5%碳酸氢钠溶液 | 250 ml |
| 10%氯化钙溶液 | 10 ml |
| 50%硫酸镁溶液 | 1.6 ml |
| 10%氯化钾溶液 | 0～4 ml/L |

注：根据血糖、离子情况调整上述相关配比

（三）治疗步骤

1.根据治疗目的确定连续血液净化治疗模式。

2.评估患儿出凝血状态，确定抗凝方案。

3.建立血管通路。

4.打开血液净化机器、选择合适的管路及滤器，按要求安装。

5.预冲管路，按要求以生理盐水＋肝素配成5000～20 000U/L浓度的肝素盐水2L预冲管路，并浸泡30min。上机前，再次用生理盐水500ml预冲管路；当体外循环血量＞10%，或休克时用万汶或血浆、白蛋白、全血预充入管路。

6.设置治疗参数：血液流速为3～5ml/（kg·min），置换液为25～35ml/（kg·h），透析液为25～35ml/（kg·h），超滤液为0～5ml/（kg·h）。根据出入量进行调整。

7.连接引血端与回血端，开始治疗。

8.治疗过程中每小时监测体温、心率、脉搏、血压、出入量，4～6h监测出凝血、血气分析等，每天监测血常规、血生化及肝肾功能。

9.治疗结束时按病情采用全部回血、部分回血或不回血。

【血液灌流】

（一）适应证和禁忌证

1.适应证　慢性肾衰竭的辅助治疗，中毒，其他如脓毒症、风湿免疫性疾病等。

2.禁忌证　出血、休克、血小板计数＜$70 \times 10^9$/L、心力衰竭。

（二）治疗步骤

1.评估患儿出凝血状态，确定抗凝方案。

2.建立血管通路。

3.打开血液净化机器、选择合适的管路及灌流器，按要求安装，预冲管路。

4.治疗开始前给予普通肝素0.5～1.0mg/kg静脉注射，后以0.2～0.5mg/（kg·h）持续静脉给药，治疗结束前

30min停止给药，为预防过敏可以给予地塞米松0.3～0.5mg/kg。

5.设置治疗参数：血液流量为3～5ml/（kg·min），治疗时间为2～3h，根据病情给予1～3次/天。

6.连接引血端与回血端，开始治疗，治疗过程中每小时监测体温、心率、脉搏、血压，出凝血、血气分析1～2次，每天监测血常规及生化肝肾功能。

7.治疗结束时将静脉端朝下采用空气或生理盐水回血。

## 【血浆置换】

### （一）适应证和禁忌证

1.适应证

（1）肾部疾病：抗肾小球基底膜疾病、急进性肾小球肾炎、ANCA阳性的系统性小血管炎、难治性局灶性肾小球硬化症、溶血尿毒症等。

（2）非肾部疾病：自身免疫性溶血、血栓性血小板减少症等血液系统疾病，重症肌无力等神经系统疾病，系统性红斑狼疮等结缔组织病，中毒，肝衰竭等。

2.禁忌证　对血浆、血浆分离器等过敏、难以纠正的休克、颅内出血、不能配合等。

### （二）治疗步骤

1.确定血浆置换总量：一般为新鲜冰冻血浆和（或）白蛋白；血浆量（EPV）计算公式 $EPV = 65 \times$ 体重（kg）$\times$（1-HCT）或40～50ml/kg。

2.建立血管通路。

3.打开血液净化机器，选择合适的管路及血浆分离器，按要求安装，预冲管路。

4.评估患儿出凝血状态，确定抗凝方案，治疗开始前酌情给予普通肝素0.5～1.0mg/kg静脉注射，后以0.2～0.5mg/（kg·h）持续静脉给药，治疗结束前30min停止给药，为预防过敏可以给予地塞米松0.3～0.5mg/kg。

5.设置治疗参数：血液流量为3～5ml/（kg·min），治疗时间为2～3h，一般置换1.2～1.5个血浆量，间隔1～3天给予1次治疗。

6.连接引血端与回血端，开始治疗后，治疗过程中每小时监测体温、心率、脉搏、血压，出凝血、血气分析1～2次，每天监测血常规、血生化及肝肾功能。

7.治疗结束后酌情回血。

（商丽娜）

# 第四节　导　尿　术

## 一、导尿术

导尿术（catheterization）是指在严格无菌操作下，用导尿管经尿道插入膀胱引流尿液的方法。导尿技术易引起医源性感染，如在导尿过程中因操作不当可造成膀胱、尿道黏膜的损伤；使用的导尿物品如被污染；操作过程中若违反无菌原则等均可引发泌尿系统的感染。因此为患儿导尿时必须严格遵守无菌技术操作原则及操作规程。

【目的】

1.为尿潴留患儿引流出尿液，以减轻痛苦。

2.协助临床诊断：如留取未受污染的尿标本作细菌培养；测量膀胱容量、压力及检查残余尿液；进行尿道或膀胱造影等。

3.为膀胱肿瘤患儿进行膀胱化疗。

【操作前准备】

1.评估患儿并向家长做好告知

（1）评估：患儿的年龄、临床诊断、导尿的目的、目前意识状态、生命体征、合作程度、心理状况、生活自理能力、膀胱充盈度、会阴部皮肤黏膜情况及清洁度。

（2）告知：向患儿及家长告知有关导尿术的目的、方法、注意事项和配合要点。根据患儿的自理能力，嘱其清洁外阴。

2.患儿准备

（1）患儿及家长了解导尿的目的、意义、过程、注意事项及配合操作的要点。

（2）清洁外阴，做好导尿的准备。若患儿无自理能力，应协助其进行外阴清洁。

3.环境准备 酌情关闭门窗，围帘或屏风遮挡患儿。保持合适的室温，光线应充足或有足够的照明。

4.护士准备 着装整洁，修剪指甲，洗手，戴口罩。

5.用物准备

（1）治疗车上层：一次性导尿包（为生产厂商提供的灭菌导尿用物包，包括初步消毒用物（小方盘、内盛数个消毒液棉球袋、镊子、纱布、手套）和再次消毒及导尿用物（手套、孔巾、弯盘、气囊导尿管、内盛4个消毒液棉球袋、2把镊子、自带无菌液体的10ml注射器、润滑油棉球袋、标本瓶、纱布、集尿袋、方盘、外包治疗巾），以及手消毒液、弯盘、1套一次性垫巾或小橡胶单和治疗巾、浴巾。

导尿管的种类：一般分为单腔导尿管（用于一次性导尿）、双腔导尿管（用于留置导尿）、三腔导尿管（用于膀胱冲洗或向膀胱内滴药）三种。其中双腔导尿管和三腔导尿管均有一个气囊，以达到将尿管头端固定在膀胱内防止脱落的目的。根据患儿情况选择大小合适的导尿管。

（2）治疗车下层：生活垃圾桶、医疗垃圾桶。

（3）其他：根据环境情况酌情准备屏风。

6.操作步骤 见表9-7。

表9-7 操作步骤及要点

| 步　　骤 | 要点与说明 |
| --- | --- |
| 1.核对 | |
| 携用物至患儿床旁，核对患儿床号、姓名、腕带 | 确认患儿 |
| 2.准备 | |
| （1）移床旁椅至操作同侧的床尾，将便盆放床尾床旁椅上，打开便盆巾 | 方便操作，节省时间、体力 |
| （2）松开床尾盖被，帮助患儿脱去对侧裤腿，盖在近侧腿部，并盖上浴巾，对侧腿用盖被遮盖 | 防止受凉 |
| 3.准备体位 | |
| 协助患儿取屈膝仰卧位，两腿略外展，暴露外阴 | 方便护士操作 |

| 步　　骤 | 要点与说明 |
| --- | --- |
| 4.垫巾<br>将小橡胶单和治疗巾垫于患儿臀下，弯盘置于近外阴处，消毒双手，核对检查并打开导尿包，取出初步消毒用物，操作者一只手戴上手套，将消毒液棉球倒入小方盘内 | 保护床单不被污染<br>保证操作的无菌性，预防感染的发生 |
| 5.根据男性患儿和女性患儿尿道的解剖特点进行消毒、导尿 | 根据评估结果，选择合适的导尿管（表9-8） |
| （1）女性患儿 | |
| 1）初步消毒：操作者戴手套，一手持镊子，夹取消毒液棉球，初步消毒阴阜、大阴唇，另一戴手套的手分开大阴唇，消毒小阴唇和尿道口；污棉球置弯盘内；消毒完毕脱下手套置弯盘内，将弯盘及小方盘移至床尾处 | 每个棉球限用一次<br>平镊不可接触肛门区域<br>消毒顺序是由外向内、自上而下 |
| 2）打开导尿包：用洗手消毒液消毒双手后，将导尿包放在患儿两腿之间，按无菌技术操作原则打开治疗巾 | 嘱患儿勿动肢体，保持安置的体位，避免无菌区域污染 |
| 3）戴无菌手套，铺孔巾：取出无菌手套，按无菌技术操作原则戴好无菌手套，取出孔巾，铺在患者的外阴处并暴露会阴部 | 孔巾和治疗巾内层形成一连续无菌区，扩大无菌区域，有利于无菌操作，避免污染 |
| 4）整理用物，润滑尿管：按操作顺序整理好用物，取出导尿管，用润滑液棉球润滑导尿管前段，根据需要将导尿管和集尿袋的引流管连接，取消毒棉球放于弯盘内 | 方便操作<br>润滑尿管可减轻尿管对黏膜的刺激和插管时的阻力 |
| 5）再次消毒：弯盘置于外阴处，一手分开并固定小阴唇，一手持镊子夹取消毒液棉球，分别消毒尿道口、两侧小阴唇、尿道口。污棉球、弯盘、镊子放床尾弯盘内 | 再次消毒顺序是内—外—内，自上而下，每个棉球限用一次，避免已消毒的部位再次污染<br>消毒尿道口时稍停片刻，充分发挥消毒液的消毒效果 |

| 步　骤 | 要点与说明 |
| --- | --- |
| 6）导尿：将方盘置于孔巾口旁，嘱患儿张口呼吸，用另一镊子夹持导尿管对准尿道口轻轻插入尿道（图9-1），见尿液流出再插入1cm左右，松开固定小阴唇的手，下移固定导尿管，将尿液引入集尿袋内 | 张口呼吸可使患儿肌肉和尿道括约肌松弛，有助于插管<br>插管时，动作要轻柔，避免损伤尿道黏膜 |
| （2）男性患儿 | |
| 1）初步消毒：操作者戴手套，一手持摄子，夹取消毒棉球进行初步消毒，依次为阴阜、阴茎、阴囊。另一戴手套的手取无菌纱布裹住阴茎将包皮向后推暴露尿道口，自尿道口向外向后旋转擦拭尿道口、龟头及冠状沟。污棉球、纱布置弯盘内；消毒完毕将小方盘、弯盘移至床尾，脱下手套 | 每个棉球限用一次<br>自阴茎根部向尿道口消毒<br>包皮和冠状沟易藏污垢，应注意仔细擦拭，预防感染 |
| 2）打开导尿包：用洗手消毒液消毒双手后，将导尿包放在患儿两腿之间，按无菌技术操作原则打开治疗巾 | 嘱患儿勿动肢体，保持安置的体位，避免无菌区域污染 |
| 3）戴无菌手套，铺孔巾：取出无菌手套，按无菌技术操作原则戴好无菌手套，取出孔巾，铺在患儿的外阴处并暴露阴茎 | 孔巾和治疗巾内层形成一连续无菌区，扩大无菌区域，以利于无菌操作，避免污染 |
| 4）整理用物，润滑尿管：按操作顺序整理好用物，取出导尿管，用润滑液棉球润滑导尿管前段，根据需要将导尿管和集尿袋的引流管连接，放于方盘内，取消毒液棉球放于弯盘内 | 方便操作<br>避免尿液污染环境 |
| 5）再次消毒：弯盘移至近外阴处，一手用纱布包住阴茎将包皮向后推，暴露尿道口。另一手持镊子夹消毒棉球再次消毒尿道口、龟头及冠状沟。污棉球、镊子放床尾弯盘内 | 由内向外，每个棉球限用一次，避免已消毒的部位再污染 |
| 6）导尿：一手继续持无菌纱布固定阴茎并提起，使之与腹壁成60°（图9-2），将方盘置于孔巾口旁，嘱患儿张口呼吸，用另一只镊子夹持导尿管对准尿道口轻轻插入尿道，见尿液流出再插入1～2cm，将尿液引入集尿袋内 | 使耻骨前弯消失，有利于插管<br>插管时，动作要轻柔，男性患儿尿道有3个狭窄，切忌用力过快过猛而损伤尿道黏膜 |

| 步　　骤 | 要点与说明 |
| --- | --- |
| 6.夹管、倒尿<br>将尿液引流入集尿袋内至适宜量 | 注意观察患儿的反应并询问其感觉 |
| 7.取标本<br>若需做尿培养，用无菌标本瓶接取中段尿液5ml，盖好瓶盖，放置合适处 | 避免碰洒或污染 |
| 8.操作后处理 | |
| （1）导尿完毕，轻轻拔出导尿管，撤下孔巾，擦净外阴，收拾导尿用物弃于医用垃圾桶内，撤出患儿臀下的小橡胶单和治疗巾放治疗车下层。脱去手套，用手消毒液消毒双手，协助患儿穿好裤子。整理床单位 | 使患儿舒适<br>保护患儿隐私 |
| （2）清理用物，测量尿量，尿标本贴标签后送检 | 标本及时送检，避免污染 |
| （3）消毒双手，记录 | 记录导尿的时间、导出尿量、患儿的情况及反应 |

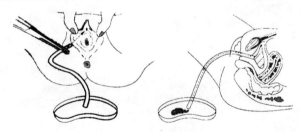

图9-1　女性患儿导尿

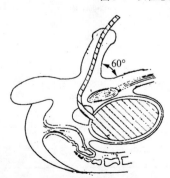

图9-2　男性患儿导尿

表9-8　儿童不同年龄导尿管的选择

| 年龄（岁） | 推荐导尿管型号 |
| --- | --- |
| 0～2 | 6 |
| 3～5 | 6～8 |
| 6～10 | 8～10 |
| 11～16 | 10～12 |

【注意事项】

1.严格执行查对制度和无菌技术操作原则。

2.在操作过程中注意保护患儿的隐私，并采取适当的保暖措施，防止患儿着凉。

3.对膀胱高度膨胀且极度虚弱的患儿，第一次放尿不得过多，大量放尿可使腹压突然下降，血液大量滞留在腹腔内，导致血压下降而虚脱，另外膀胱内压突然降低，还可导致膀胱黏膜急剧充血，发生血尿。

4.为女性患儿插尿管时，应仔细观察、辨认，避免误入阴道，如导尿管误入阴道，应更换无菌导尿管，然后重新插管。

【健康教育】

1.向患儿及家长讲解导尿的目的和意义。

2.教会患儿如何配合操作，减少污染。

3.介绍相关疾病的知识。

## 二、留置导尿管术

留置导尿管术（retention catheterization）是在导尿后，将导尿管保留在膀胱内，引流尿液的方法。

【目的】

1.抢救危重、休克患儿时正确记录每小时尿量、测量尿比重，以密切观察患儿的病情变化。

2.为手术患儿排空膀胱，使膀胱持续保持空虚状态，避免术中误伤。

3.某些泌尿系统疾病手术后留置导尿管，便于引流和冲洗，并减轻手术切口的张力，促进切口的愈合。

4.为尿失禁或会阴部有伤口的患儿引流尿液，保持会阴部清洁干燥。

5.为尿失禁患儿行膀胱功能训练。

**【操作前准备】**

1.评估患儿并向家长做好告知　同"导尿术"。

2.患儿准备

（1）患儿及家长了解留置导尿的目的、过程和注意事项，学会在活动时防止导尿管脱落的方法等，如患儿不能配合时，请他人协助维持适当的姿势。

（2）清洁外阴，做好导尿的准备。

3.环境准备　同"导尿术"。

4.护士准备　同"导尿术"。

5.用物准备　同"导尿术"。

6.操作步骤　见表9-9。

表9-9　操作步骤及要点

| 步　　骤 | 要点与说明 |
| --- | --- |
| 1.核对<br>携用物至患儿床旁，核对患儿床号、姓名、腕带 | 确认患儿 |
| 2.消毒、导尿<br>同导尿术初步消毒、再次消毒会阴部及尿道口，插入导尿管 | 严格按无菌操作进行，防止泌尿系统感染 |
| 3.固定<br>见尿液后再插入7～10cm。夹住导尿管尾端或连接集尿袋，连接注射器，根据导尿管上注明的气囊容积向气囊注入等量的无菌溶液，轻拉导尿管有阻力感即证实导尿管固定于膀胱内（图9-3） | 气囊导尿管：因导尿管前端有一气囊，向气囊注入一定量的液体后，气囊膨大可将导尿管头端固定于膀胱内，防止导尿管滑脱 |
| 4.固定集尿袋<br>导尿成功后，夹闭引流管，撤下孔巾，擦净外阴，用安全别针将集尿袋的引流管固定在床单上，集尿袋固定于床沿下，开放导尿管 | 集尿袋妥善地固定在低于膀胱的高度<br>别针固定要稳妥，既避免伤害患儿，又不能使引流管滑脱<br>引流管要留出足够的长度，防止因翻身牵拉，使尿管脱出<br>防止尿液逆流造成泌尿道感染 |

续表

| 步　骤 | 要点与说明 |
|---|---|
| 5.操作后处理 | |
| （1）整理导尿用物弃于医用垃圾桶内，撤出患儿臀下的小橡胶单和治疗巾置于治疗车下层，脱去手套 | |
| （2）协助患儿穿好裤子，取舒适卧位，整理床单位 | 使患儿舒适<br>保护患儿隐私 |
| （3）洗手，记录 | 记录留置导尿管的时间、患儿的反应等 |

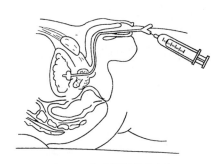

图9-3　气囊导尿管固定法

**【注意事项】**

1.同"导尿术"前6项。

2.气囊导尿管固定时要注意不能过度牵拉尿管，以防膨胀的气囊卡在尿道内口，压迫膀胱壁或尿道，导致黏膜组织的损伤。

**【健康教育】**

1.向患儿及家长解释留置导尿的目的和护理方法，并鼓励其主动参与护理。

2.向患儿及家长说明摄取足够的水分和进行适当的活动对预防泌尿道感染的重要性，以减少泌尿道感染的机会，同时也可预防尿路结石。

3.注意保持引流通畅，避免因导尿管受压、扭曲、堵塞等导致泌尿道感染。

4.在离床活动时，应将导尿管远端固定在大腿外侧，以防止导尿管脱出。集尿袋不得超过膀胱高度并避免挤压，防止尿液反流，进而导致感染。

**【留置导尿管患儿的护理】**

1.防止泌尿系统逆行感染的措施

（1）保持尿道口清洁：女性患儿用消毒棉球擦拭尿道口及外阴，男性患儿擦拭尿道口、龟头及包皮，每天1～2次。排便后及时清洗肛门及会阴部皮肤。

（2）集尿袋的更换：注意观察并及时排空集尿袋内尿液，并记录尿量。通常每周更换集尿袋1～2次，若有尿液性状、颜色改变，需及时更换。

（3）尿管的更换：定期更换导尿管，导尿管的更换频率通常需根据导尿管的材质决定，一般为1～4周更换1次。

2.留置尿管期间，若病情允许，应鼓励患儿多摄取水分（包括口服和静脉输液等），以达到冲洗尿道的目的。

3.训练膀胱反射功能，可采用间歇性夹管方式。夹闭导尿管，每3～4小时开放1次，使膀胱定时充盈和排空，促进膀胱功能的恢复。

4.注意患儿的主诉并观察尿液情况，发现尿液浑浊、沉淀、有结晶时，应及时处理，每周检查尿常规1次。

## 三、膀胱冲洗

膀胱冲洗（bladder irrigation）是利用三通的导尿管，将无菌溶液灌入到膀胱内，再用虹吸原理将灌入的液体引流出来的方法。

**【目的】**

1.对留置导尿的患儿，保持尿液引流通畅。

2.清洁膀胱：清除膀胱内的血凝块、黏液及细菌等，预防感染。

3.治疗某些膀胱疾病，如膀胱炎、膀胱肿瘤。

**【操作前准备】**

1.评估患儿并向家长做好告知　同"导尿术"。

2.患儿准备　患儿及家长了解膀胱冲洗的目的、过程和注意事项，学会在操作时如何配合。

3.环境准备　酌情用屏风遮挡。

4.护士准备　同"导尿术"。

5.用物准备　以密闭式膀胱冲洗术为例。

（1）治疗车上层：按导尿术准备的导尿用物，遵医嘱准备的冲洗液，无菌膀胱冲洗器1套，消毒液，无菌棉签，医嘱执行本，手消毒液。

（2）治疗车下层：便盆及便盆巾，生活垃圾桶、医用垃圾桶。

（3）其他：根据医嘱准备的药液，常用冲洗溶液有生理盐水、0.02%呋喃西林溶液等。灌入溶液的温度为38～40℃。

6.操作步骤　见表9-10。

表9-10　操作步骤及要点

| 步　　骤 | 要点与说明 |
| --- | --- |
| 1.核对<br>携用物至患儿床旁，核对患儿床号、确认患儿姓名、腕带等信息 | |
| 2.导尿、固定<br>按留置导尿术安置并固定导尿管 | |
| 3.排空膀胱 | 便于冲洗液顺利滴入膀胱，有利于药液与膀胱壁充分接触，并保持有效浓度，达到冲洗的目的 |
| 4.准备冲洗膀胱<br>（1）连接冲洗液体与膀胱冲洗器，将冲洗液倒挂于输液架上，排气后关闭导管<br>（2）分开导尿管与集尿袋引流管接头连接处，消毒导尿管尾端开口和引流管接头，将导尿管和引流管分别与"Y"形管的两个分管连接，"Y"形管的主管连接冲洗导管 | 膀胱冲洗装置类似静脉输液导管，其末端与"Y"形管的主管连接，"Y"形管的一个分管连接引流管，另一个分管连接导尿管。应用三腔管导尿时，可不用"Y"形管 |

续表

| 步　骤 | 要点与说明 |
|---|---|
| 5.冲洗膀胱 | |
| （1）关闭引流管，开放冲洗管，使溶液滴入膀胱，调节滴速。待患儿有尿意或滴入溶液200～300ml（成年人）后，关闭冲洗管，放开引流管，将冲洗液全部引流出来后，再关闭引流管（图9-4） | 瓶内液面距床面约60cm，以便产生一定的压力，使液体能够顺利滴入膀胱<br><br>滴速一般为60～80滴/分（成年人），滴速不宜过快，以免引起患儿强烈尿意，迫使冲洗液从导尿管侧溢出尿道外 |
| （2）根据需要反复冲洗 | 若患儿出现不适或有出血情况，立即停止冲洗，并与医生联系<br>在冲洗过程中，询问患儿感受，观察患儿的反应及引流液性状 |
| 6.冲洗后处理 | |
| （1）冲洗完毕，取下冲洗管，消毒导尿管口和引流接头并连接 | 减少外阴部细菌的数量 |
| （2）清洁外阴部，固定好导尿管 | 记录冲洗液名称、冲洗量、引流量、引流液性状、冲洗过程中患儿的反应等 |
| （3）协助患儿取舒适卧位，整理床单位，清理物品 | |
| （4）洗手，记录 | |

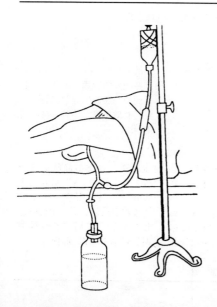

图9-4　膀胱冲洗术

【注意事项】

1.严格执行无菌技术操作。

2.避免用力回抽造成黏膜损伤。若引流的液体少于灌入的液体量，应考虑是否有血块或脓液阻塞，可增加冲洗次数或更换导尿管频率。

3.冲洗时嘱患儿深呼吸，尽量放松，以减少疼痛。若患儿出现腹痛、腹胀、膀胱剧烈收缩等情形，应暂停冲洗。

4.冲洗后如出血较多或血压下降，应立即报告医生予以处理，并注意准确记录冲洗液量及性状。

【健康教育】

1.向患儿及家长解释膀胱冲洗的目的和护理方法，并鼓励其主动配合。

2.向患儿及家长说明摄取足够水分的重要性，以产生足够的尿量冲洗尿路，达到预防感染发生的目的。

（金香玉）

# 第五节　膀胱镜应用

【适应证】

1.用其他检查方法不能明确诊断泌尿系统的病变性质、部位和范围，或邻近器官的肿瘤可能累及泌尿系统，可窥察内部情况者。

2.需要进行输尿管插管，以备逆行性尿路造影，或收集分肾尿液。

3.须经膀胱进行治疗操作，如取出异物、碎石、电灼、电切、输尿管膨出、取标本等。

【禁忌证】

1.泌尿生殖系有急性感染，女孩月经期。

2.包茎、尿道狭窄、尿道内结石嵌顿、无法插入膀胱镜者。

3.由于骨关节疾病，体位异常，不能进行检查。

（高莉娟）

# 第六节 腹腔镜在小儿泌尿外科的应用

随着腹腔镜技术在小儿外科各专业的广泛运用，加上成年人泌尿外科腹腔镜的迅速普及，促使小儿泌尿外科的腹腔镜水平不断提高。腹腔镜手术实现了最初设计的优势：伤口美观、大视野、恢复快。小儿泌尿外科手术以先天性畸形重建居多，比其他手术难度和精度要求更高。且传统小儿泌尿外科开放手术已非常成熟，要求腹腔镜手术必须在保证相同的治疗效果基础上，达到微创效果。腹腔镜技术提高同时，其设备也在更新。传统2D图像无立体感，现3D腔镜系统在逐步推广。

## 一、一些常见病的腹腔镜手术

1.鞘膜积液　腹腔镜下行患侧鞘状突高位结扎，同时发现对侧隐匿性鞘突未闭，同时行结扎手术。

2.隐睾　最早用于未触及睾丸的隐睾手术，现推广到可触及睾丸的睾丸固定术。优势：直视下充分松解腹膜后精缩血管、输精管，使睾丸能够无张力固定于阴囊内，有效减少睾丸回缩；不切开腹股沟管，保证其解剖完整性；切口小，术后恢复快。高位隐睾可行Fowler-stephens分期术。

3.性腺探查术　腹腔镜下探查性腺形态，米勒管残留等。

4.精索静脉曲张　腹腔镜下高位血管集束高位结扎术（Palomo术），保留精索动脉的单纯静脉结扎术（Ivanissev-ich术）。

## 二、腹腔镜在小儿上尿路疾病中的应用

1.肾盂输尿管连接部梗阻　腹腔镜下肾盂成形术的成功率已等同于甚至高于传统开放手术，同时腹腔镜下肾盂成形术还具有创伤小、恢复快的特点。腹腔镜下更清晰地明确肾盂输尿管连接部梗阻原因，确定肾盂下极位置，保留肾盂和输尿管周围小血管，保证重建肾盂输尿管连接部

血供。视野放大，有利于精确吻合，减少瘢痕形成。

2.肾切除　失去功能的肾良性病变，如先天性肾发育不良、尿路梗阻或反流导致的功能极差的肾切除，以及重复肾的半肾切除等。

3.肾肿瘤　儿童肾肿瘤以肾母细胞瘤为主，体积大、质地脆，经常伴有瘤病，分离范围广，切除后取出瘤体困难，腹腔镜手术困难，目前还存在很大争议。

### 三、膀胱输尿管连接部病变

膀胱输尿管反流或输尿管远端狭窄主要行腹腔镜下输尿管再植术，包括膀胱内途径的横跨三角区隧道式膀胱输尿管再植术（Cohen术）、膀胱外途径的输尿管膀胱吻合术及膀胱肌层切开包埋输尿管的Lich-Gregoir术。Lich-Gregoir术不破坏膀胱完整性，在腹腔内操作，空间大，技术简单。相较于Cohen术，Lich-Gregoir术的术后恢复快，痛苦少，住院时间及花费明显减少。

### 四、其他

腹腔镜在小儿泌尿外科的应用还包括肾上腺肿物切除、肾囊肿开窗、输尿管不同梗阻部位处理、前列腺囊切除、膀胱憩室切除、膀胱扩大术。

（高莉娟）

## 第七节　机器人辅助腹腔镜手术在小儿泌尿外科的应用

腹腔镜手术虽然比开放手术有非常明显的优势，也已广泛应用于外科各专业手术中，但长期做腹腔镜对外科医生的身体有一些影响，如对肩、肘，甚至手指关节和肌肉有损害。机器人辅助腹腔镜具有3D视野、15倍放大效果、7个自由度活动等，克服了传统腹腔镜手术的技术缺陷，使外科医生手术更舒适。但因机器人手术系统体积庞大，儿童腹腔空间较小，手术费用高昂等，其在小儿外科的应用受到一定限制。近几年机器人手术在儿童泌尿外科的应用有增长趋势。目前机器人辅助腹腔镜肾盂成形术、无功能重复肾输尿管切除术、输尿管膀胱再植术（Lich-Gregoir术）、前列腺囊切除术、膀胱横纹肌肉瘤切除术及尿失禁膀胱重建等都有报道。随着机器人的国产化和技术、设备不断改进，费用会逐渐降低，机器人在小儿泌尿外科的应用范围也会越来越广泛。

（高莉娟）

## 参 考 文 献

陈海华，董建英，2016. 儿科护士规范操作指南. 北京：中国医药科技出版社：277-280.

陈美香，2012. 腹膜透析标准操作规程. 北京：人民军医出版社：12，134，92-93，162-163，20-23.

金其庄，王玉柱，叶朝阳，等，2019. 中国血液透析用血管通路专家共识（第2版）. 中国血液净化，18（6）：365-381.

李小寒，尚少梅，2017. 基础护理学. 第6版. 北京：人民卫生出版社：331-338.

楼建华，2012. 儿科护理操作指南. 第2版. 上海：上海科学技术出版社：236-243.

沈颖，2013. 儿童血液净化标准操作规程. 北京：人民卫生出版社.

石宏斌，2019. 肾内科新医师手册. 第3版. 北京：化学工业出版社.

孙仁华，黄东胜，2015. 重症血液净化学. 杭州：浙江大学出版社.

王质刚，2016. 血液净化学. 第4版. 北京：北京科学技术出版社.

Devuyst O，Margetts PJ，Topley N，2010. The pathophysiolngy of the peritoneal membrane. J Am Soc Nephrol，21（7）：1077-1085.

KDIGO急性肾损伤的临床实践指南2017版. https://kdigo.org/wp-content/uploads/2016/10/KDIGO-2012-AKI-Guideline-English.pdf.

# 第十章

## 泌尿系统常用尿液检查

### 第一节　常用尿液检查

1.尿常规一般检查　见表10-1。

表10-1　尿常规一般检查的项目、检测方法及参考值

| 项目 | 检测方法 | 参考值 |
|---|---|---|
| 透明度 | 目测法 | 透明 |
| 颜色 | 目测法 | 浅黄色至深黄色 |
| 尿比重 | 干化学法 | 1.003～1.030<br>新生儿（1.002～1.004） |
| 蛋白 | 干化学法（邻苯三酚红钼络合显色法） | 阴性（定量＜150mg/24h） |
| 糖 | 干化学法 | 阴性 |
| 酸碱度 | 干化学法 | 5～8 |
| 白细胞 | 干化学法（镜检法） | 阴性（＜5个/HP） |
| 红细胞 | 干化学法（镜检法） | 阴性（＜3个/HP） |
| 管型 | 镜检法 | 无或少量透明管型 |
| 尿胆红素 | 干化学法 | 阴性 |
| 尿胆原 | 干化学法 | 阴性 |
| 亚硝酸盐 | 干化学法 | 阴性 |
| 酮体 | 干化学法 | 阴性 |
| 隐血 | 干化学法 | 阴性 |

2.尿生化一般检查 表10-2。

表10-2 尿生化一般检查项目和参考值

| 项　目 | 参考值 |
|---|---|
| 肌酸 | |
| 　婴儿 | ＜114 μmol/（kg·24h） |
| 　儿童 | 0 ～ 456 μmol/24h |
| 肌酐 | |
| 　婴儿 | 88 ～ 177 μmol/24h |
| 　儿童 | 71 ～ 195 μmol/24h |
| 尿素 | 250 ～ 600 mmol/24h |
| 尿酸 | 1.48 ～ 4.43 mmol/24h |
| 钙 | |
| 　婴儿 | ＜1.0 mmol/24h |
| 　儿童 | ＜0.2 mmol/（kg·24h） |
| 磷 | |
| 　婴儿 | ＜6.4 mmol/（kg·24h） |
| 　儿童 | 16 ～ 48 mmol |
| 钠 | 95 ～ 310 mmol/24h |
| 钾 | 35 ～ 90 mmol/24h |
| 氯 | 80 ～ 270 mmol/24h |
| 淀粉酶 | ＜64U |
| 尿 $\beta_2$ 微球蛋白 | 30 ～ 100 μg/L |
| 尿微量白蛋白 | 0 ～ 20 mg/L |
| 视黄醇结合蛋白 | 0 ～ 0.5 mg/L |
| N- 乙酰 -β-D 氨基葡萄糖苷酶 | 0 ～ 12 U/L |
| 尿钙/尿肌酐（mg） | |
| 　0 ～ 6个月 | ＜0.69 |
| 　7 ～ 12个月 | ＜0.49 |
| 　≥2岁 | ＜0.21 |

3. 尿培养 见表10-3。

表10-3 尿培养及数值

| 尿液标本收集方法 | 菌落计数/ml | 感染可能性 |
|---|---|---|
| 耻骨上膀胱穿刺 | $G^-$细菌任何数量 | ＞99% |
| | $G^+$细菌＞$1×10^3$ | ＞99% |
| 导尿管收集尿液 | ＞$1×10^5$ | 95% |
| | $1×（10^4～10^5）$ | 可能 |
| | $1×（10^3～10^4）$ | 可疑，重复尿检 |
| | ＜$1×10^3$ | 无 |
| 清洁尿 | | |
| 男童 | ＞$1×10^4$ | 可能诊断 |
| 女童 | 3次＞$1×10^5$ | 95% |
| | 2次＞$1×10^5$ | 90% |
| | 1次＞$1×10^5$ | 80% |
| | $5×10^4～1×10^5$ | 可疑，重复尿检 |
| | $1×10^4～5×10^4$ | 症状性：可疑，重复尿检 |
| | ＜$1×10^4$ | 无症状性：无 |

4. 不同年龄组儿童24h尿蛋白排泄值 见表10-4。

表10-4 不同年龄组儿童24h尿蛋白排泄值

| 年龄 | 尿蛋白浓度（mg/L） | 尿蛋白排泄量（mg/24h） |
|---|---|---|
| 新生儿 | 94～455 | 32（15～68） |
| 2～12个月 | 70～315 | 38（17～85） |
| ＞2～4岁 | 45～217 | 49（20～121） |
| ＞4～10岁 | 50～223 | 71（26～194） |
| ＞10～16岁 | 45～391 | 83（29～283） |

（孙东方）

# 第二节 儿童尿常规化验单解读

尿常规检查是医学检验的三大常规项目之一，也是反映机体健康状况的基本指标之一，它能够直接、迅速反映泌尿系统状态，以及及早发现泌尿系统疾病，同时可以协助诊断其他系统疾病。

目前尿常规检测方法有两种，一种是干化学法联合显微镜检测法；一种是全自动尿沉渣分析仪法。

## 一、干化学法联合显微镜检测法

干化学法主要是对尿液物理性状和尿液化学成分进行检测。尿液中各种相对的化学成分使尿多联试纸带上含特殊试剂的模块发生颜色变化，颜色深浅与尿液中相应物质的浓度成正比；干化学法尿分析仪通过转换系统将尿液中的各种化学成分数量以定性或半定量方式打印出结果。干化学法尿液分析仪常检测的内容包括尿比重、尿酸碱度、尿酮体、尿蛋白、尿胆红素和尿胆原、尿隐血（潜血）、尿白细胞、尿亚硝酸盐、尿维生素C，现将每一项的作用、参考值、临床意义及干扰因素介绍如下。

1. 尿比重　主要用于评估肾小管的浓缩、稀释功能。

正常参考值：1.015 ～ 1.025，婴幼儿尿比重偏低。

尿比重增高，常见于高热、脱水、糖尿病、急性肾小球肾炎、肾病综合征等患儿，也可见于正常人。

尿比重降低，见于急性肾小管坏死、慢性肾小球肾炎、慢性肾衰竭、肾小管间质性疾病、尿崩症等，也可见于正常人大量饮水后。

如果尿液中含有较多蛋白质、糖类或造影剂，都会导致尿比重增高。

2. 尿液酸碱度　受疾病、用药及饮食的影响。

正常参考值：正常新鲜尿呈弱酸性，pH约为6.5，范围在4.5 ～ 8.0。

尿pH增高（碱性尿），见于碱中毒、肾小管性酸中毒、尿潴留、膀胱炎、口服碳酸氢钠、应用利尿剂、多食蔬菜的素食为主者等。

尿pH降低，见于酸中毒、高热、痛风、糖尿病及口服维生素C等酸性药物、低钾性碱中毒、食入大量肉类等。

3. 尿酮体　尿液中的酮体包括丙酮、乙酰乙酸和β-羟丁酸，是体内脂肪代谢的中间产物。

正常参考值：阴性。

当体内糖分解代谢不足时，脂肪分解活跃但氧化不完全可产生大量酮体，从尿液中排出，形成酮尿。尿酮体阳性常见于以下疾病。

（1）糖尿病性酮尿：常伴有酮症酸中毒，是糖尿病性昏迷的前期指标。

（2）非糖尿病性酮尿：饥饿、严重呕吐、腹泻、高热、禁食等因糖代谢异常出现酮尿。

4.尿糖　血中的葡萄糖浓度超过10.08mmol/L（肾糖阈）时，部分近端小管上皮细胞对葡萄糖的吸收已达极限，葡萄糖就不能被全部重吸收，随尿排出而出现糖尿。或者血糖未升高，肾糖阈降低，也可导致尿液中出现大量葡萄糖。

正常参考值：阴性。

尿糖阳性常见于以下疾病。

（1）血糖增高性糖尿：常见于糖尿病及其他内分泌性疾病，如库欣综合征、甲状腺功能亢进、嗜铬细胞瘤等，也可见于胰腺炎、肝硬化等。

（2）血糖正常性糖尿：即肾性糖尿，常见于慢性肾炎、肾病综合征、间质性肾炎、家族性糖尿等。

（3）暂时性糖尿：大量进食碳水化合物或静脉输注葡萄糖后；颅脑外伤、脑出血等引起应激性糖尿；新生儿肾糖阈减低引起新生儿糖尿；尿液中含有较多维生素C、尿酸或服用随尿排出的药物，如异烟肼、水杨酸、阿司匹林等可以产生假性糖尿。

5.尿蛋白　由于肾小球基底膜断裂或电荷屏障改变，蛋白质漏出，超过肾小管重吸收能力而出现在尿液中，形成蛋白尿；肾小管重吸收功能障碍或血浆中某些低分子量蛋白质异常增多（如肌红蛋白、血红蛋白、免疫球蛋白轻链等）也可出现尿蛋白阳性。

正常参考值：阴性。

尿蛋白阳性常见原因如下。

（1）生理性蛋白尿：剧烈运动、发热、体位、精神紧张等可有暂时性蛋白尿，持续时间短，程度轻，去除诱因可消退。

（2）病理性蛋白尿：最常见于肾小球疾病，此外可见于肾小管间质性疾病及一些全身性疾病，如肾小球肾炎、肾病综合征、间质性肾炎、肾小管酸中毒、系统性红斑狼疮、糖尿病、多发性骨髓瘤等。

6.尿胆红素和尿胆原　各种原因导致胆红素代谢异常所致。

正常参考值：尿胆红素阴性，尿胆原阴性或弱阳性（表10-5）。

（1）尿胆红素阳性：见于肝细胞性黄疸和胆汁淤积性黄疸。

（2）尿胆原阳性：见于溶血性黄疸、肝细胞性黄疸。

表10-5　黄疸类型及数值

| 黄疸类型 | 尿胆红素 | 尿胆原 |
|---|---|---|
| 正常 | - | -或± |
| 溶血性黄疸 | - | ↑↑↑ |
| 肝细胞性黄疸 | ↑↑ | ↑ |
| 胆汁淤积性黄疸 | ↑↑↑ | - |

7.尿隐血（潜血）　尿液中的游离血红蛋白具有过氧化物酶的活性，可以催化试纸带上的色原体氧化出现呈色反应。

正常参考值：阴性。

临床多用于血尿的初筛，但是尿隐血阳性不等于血尿，血红蛋白尿、肌红蛋白尿或尿液中有防腐剂时可出现假阳性，浓缩尿、碱性尿或尿液中含有较多还原剂（维生素C），可出现假阴性。健康儿童尿液检查可以出现隐血阳性。血尿的确诊以尿沉渣定量检测为准。

8.尿白细胞（白细胞酯酶）　干化学法检测的尿白细胞

实际测定的是白细胞酯酶，它是中性粒细胞、嗜酸性粒细胞、嗜碱性粒细胞中含有的一种酶，可以水解吲哚酯为吲哚酸，和重氮盐发生呈色反应，酶的含量与试纸颜色深浅成正比。

正常参考值：阴性。

阳性常见于泌尿道感染，是诊断泌尿道感染有力的证据，也可见于急性肾小球肾炎、狼疮性肾炎等。

9.尿亚硝酸盐　正常人尿液中含有硝酸盐，可以被细菌（尤其是肠杆菌科细菌）还原为亚硝酸盐，与试纸发生呈色反应。

正常参考值：阴性。

泌尿道感染的病原菌主要为肠杆菌，如大肠埃希杆菌、变形杆菌等，因此可用于泌尿道感染的诊断，尤其是与尿白细胞（白细胞酯酶）联合检测，可明显提高泌尿道感染诊断的特异度和敏感度。晨尿检测可以提高检测的阳性率。

10.尿维生素C

正常参考值：阴性。

尿液中维生素C增高主要与饮食有关，摄入较多含有维生素C的蔬菜、水果等可导致尿液检查时维生素C增高，调整饮食复查即可，临床意义不大。

## 二、干化学法检测的不足

干化学法检测的尿液物理性状和化学成分时，下列因素的干扰会出现假阳性或假阴性结果，因此仅用于体检或患者初筛（表10-6）。

表10-6　出现假阳性或假阴性结果的干扰因素

| 检测项目 | 检测原理 | 敏感度 | 干扰因素 | |
| --- | --- | --- | --- | --- |
| | | | 假阳性 | 假阴性 |
| 酸碱度（pH） | 酸碱指示剂 | 4.0～9.0 | 细菌繁殖或$CO_2$丢失 | 试纸浸尿时间过长 |

续表

| 检测项目 | 检测原理 | 敏感度 | 干扰因素 | |
|---|---|---|---|---|
| | | | 假阳性 | 假阴性 |
| 蛋白（PRO） | pH指示剂指示蛋白质误差法 | 对白细胞敏感 | pH＞8，奎宁，磺胺嘧啶，聚维酮碘等 | pH＜3，高浓度青霉素，高盐，球蛋白等 |
| 葡萄糖（GLU） | 葡萄糖氧化酶法 | 200mg/L | 过氧化物，强氧化剂 | 高维生素C，乙酰乙酸，L-多巴代谢物 |
| 酮体（KET） | 亚硝基铁氰化钠法 | 乙酰乙酸50～100mg/L，丙酮400～700mg/L，β羟丁酸不反应 | 苯丙酮，L-多巴代谢物 | 陈旧尿，酮体以β羟丁酸为主 |
| 红细胞（BLD） | 过氧化酶法 | RBC濒于10μl | 肌红蛋白，易热性触酶，氧化剂和菌尿 | 维生素C，蛋白尿，糖尿 |
| 胆红素（BLI） | 偶氮法 | 5mg/L | 吩噻嗪类药物 | 维生素C，亚硝酸盐 |
| 尿胆原（UBG） | 偶氮法 | 10mg/L | 吩噻嗪类药物 | 重氮药物 |
| 亚硝酸盐 | 偶氮法 | 0.5～0.6mg/L | 陈旧尿，亚硝酸盐或偶氮剂污染 | 维生素C，尿量过多 |
| 白细胞（LEU） | 中性粒细胞脂酶法 | 25/μl | 胆红素，呋喃类药物 | 淋巴细胞、单核细胞为主，蛋白，庆大霉素 |
| 比重（SG） | 多聚电解质中$H^+$离子解离量与离子浓度相关 | 1.010～1.030 | 电解质性尿蛋白 | 碱性尿 |

### 三、尿沉渣定量分析

干化学法主要是对尿液物理特性和化学成分的检测，而对于尿液中有形成分的检测主要是尿沉渣定量分析，包括传统的显微镜法检测和目前广泛使用的尿沉渣自动分析仪，后者主要是综合利用流式细胞术和电阻抗法，对红细胞、白细胞、上皮细胞、管型等进行定量报告。

1.尿红细胞

正常参考值：玻片法0～3个/HP，定量检查0～15个/μl（不同厂家参考值不同）。

尿液中红细胞增多是血尿的诊断依据。依据尿红细胞形态不同，分为肾小球性血尿、混合性血尿和非肾小球性血尿。肾小球性血尿常见于各种肾小球性疾病，如肾小球肾炎、狼疮性肾炎、紫癜性肾炎、遗传性肾炎等，非肾小球性血尿常见于泌尿系统结石、泌尿道感染、多囊肾、泌尿系统肿瘤、创伤等。

尿比重过低，尿液稀释，或尿比重过高，尿液浓缩，红细胞被破坏，均可出现假阴性结果。

2.尿白细胞

正常参考值：玻片法0～5个/HP，定量检查0～11个/μl（不同厂家参考值不同）。

尿白细胞增高是诊断泌尿道感染的有力证据，但也可见于急性肾小球肾炎、狼疮性肾炎等。对于移植患儿，如果尿液中出现较多白细胞，应涂片染色，并在显微镜下区分。如为大量淋巴细胞，注意有无排异反应。

3.管型、结晶、上皮细胞、细菌　尿沉渣自动分析仪对于管型、结晶、上皮细胞、细菌等检测只能报告数量，具体是透明管型还是颗粒管型、蜡样管型，磷酸钙结晶还是尿酸钙结晶，以及是肾小管上皮细胞还是移行上皮细胞，均需要显微镜镜检予以明确。对于细菌数量，如果明显升高，必须完善清洁中段尿培养，以明确细菌种类。

### 四、显微镜检测法

显微镜检测法主要是对尿液中有形成分的定量检测。

1.尿液红细胞、白细胞的检测　　同尿沉渣定量分析，相差显微镜下出现变异性RBC率≥60%，或多形性RBC（尿RBC形态≥3种），或严重变形RBC（面包圈样、穿孔样、芽孢样）≥30%，为肾小球性血尿，≤30%为非肾小球性血尿。

2.管　型　　主要是在远端肾小管和集合管由Tamm-Horsfall糖蛋白和（或）各种细胞组成（表10-7）。

**表10-7　管型类型及临床意义**

| 管型类型 | 临床意义 |
| --- | --- |
| 透明 | 少量（正常） |
| 血红蛋白 | 血红蛋白尿 |
| 白细胞 | 急性肾盂肾炎、急性间质性肾炎、狼疮肾炎Ⅳ型、急性肾炎 |
| 肾小管上皮细胞 | 肾小管严重损伤（急性肾小管坏死、急性间质性肾炎），大量蛋白尿 |
| 粗颗粒 | 各种肾病 |
| 蜡样管型 | 肾衰竭和急进性肾炎 |
| 脂肪 | 肾病综合征 |

3.结晶　　尿液经离心沉淀后，在显微镜下观察到各种形态各异的结晶。结晶经常出现在新鲜尿液中并伴有较多红细胞者，要考虑结石的可能。

（1）易在碱性尿液中出现的结晶：磷酸钙、碳酸钙、尿酸钙结晶。

（2）易在酸性尿液中出现的结晶：尿酸、草酸钙、亮氨酸、胱氨酸、胆固醇、磺胺结晶等。

4.上皮细胞　　尿液中上皮细胞种类不同，临床意义不同。

（1）肾小管上皮细胞：多见于肾小管病变，肾移植可通过此观察有无排异反应。

（2）移行上皮细胞：在输尿管、膀胱、尿道有炎症时可以出现，当成年人大量出现时要注意移行上皮细胞癌。

（3）复层扁平上皮细胞：主要见于泌尿道炎症。

上述是目前我们临床常用的尿常规检查结果及其相关意义，对于尿常规结果正确解读的重要前提是要正确留取尿液标本，并按时送检。对于儿童最理想的尿常规检查标本是中段晨尿，留取尿液后2h内送检，而随机尿液的检查只适用于门急诊患儿的初筛。对于疾病的诊治，需要将尿常规结果与患儿临床表现紧密结合，同时强调反复、多次检查非常必要。

（韩　梅）

# 第十一章

# 小儿泌尿系统疾病常用药物

## 第一节 抗高血压药物

高血压是儿童肾病的并发症之一，目前适用于儿童的抗高血压药物包括血管紧张素转化酶抑制药（angiotensin converting enzyme inhibitor，ACEI）、α受体阻滞剂、β受体阻滞剂、钙离子通道阻滞剂、噻嗪类利尿剂。血管紧张素受体阻滞药（angiotensin receptor blocker，ARB）在儿童高血压中也有应用，但循证证据较少，应谨慎使用。利尿剂及β受体阻滞剂在儿童中有较长的应用历史，安全性和有效性更明确。ACEI及钙离子通道阻滞剂在儿童群体的短期研究中显示了较好的安全性和有效性。难治性高血压则需要使用可乐定等其他类型的抗高血压药物。

ACEI更适用于患有2型糖尿病的儿童，而β受体阻滞剂则应避免使用，以免加速糖尿病的进展。有蛋白尿者可考虑使用ACEI，必要时可以加用襻利尿剂。肾功能受损者应慎用ACEI，但现在有证据表明ACEI对治疗此类高血压有效。必要时可加用二氢吡啶类钙离子通道阻滞剂。

急性肾炎引起水钠潴留，继发高血压，此时的治疗应以限制水钠为主，可同时使用呋塞米，必要时可考虑添加抗高血压药物。

## 一、α受体阻滞剂

**哌唑嗪（Prazosin）**
**【适应证】**
1.高血压　口服。

1个月～11岁：初始剂量为每次10～15μg/kg，每天2～4次。首剂于睡前口服，之后可根据症状逐渐增加至500μg/（kg·d），分次服用。日极量为20mg。

12～17岁：初始剂量为每次500μg，每天2～3次，连续服用3～7天，之后增加到每次1mg，每天2～3次，继续服用3～7天，如有必要可逐渐增加剂量至20mg/d。

2.充血性心力衰竭 口服。

1个月～11岁：初始剂量为每次5μg/kg，每天2次。首剂于睡前口服，之后可根据症状逐渐增加至100μg/（kg·d），分次服用。

12～17岁：初始剂量为每次500μg，每天2～4次，首剂于睡前口服，之后增加到4mg/d，分次服用，维持剂量为4～20mg/d，分次服用。

【禁忌证】 有排尿性晕厥、直立性低血压等病史者禁用；机械性阻塞（如主动脉瓣狭窄）引起的充血性心力衰竭者禁用。

【注意事项】 肝肾功能受损者均需给予低剂量，之后根据临床表现调整剂量。首次服用后可能会引起低血压，应注意安全。

## 可乐定（Clonidine）

【适应证】 重度高血压 口服。

2～17岁：初始剂量为每次0.5～1μg/kg，每天3次，可根据临床症状逐渐增加剂量至25μg/（kg·d），分次服用，日极量为1.2mg。

【禁忌证】 二度或三度房室传导阻滞继发心动过缓者，以及病态窦房结综合征者禁用。

【注意事项】

1.肾功能受损者慎用。

2.长期用药由于液体潴留及血容量扩充，可产生耐药性，降压作用减弱，但加利尿剂可纠正。

3.治疗时突然停药或连续漏服数剂，可发生血压反跳性增高，多于12～48h出现，可持续数天，其中5%～20%的患者伴有神经紧张、胸痛、失眠、脸红、头痛、恶心、唾液增多、呕吐、手指颤动等症状。日剂量超过1.2mg或与β受体阻滞剂合用时，突然停药后发生反跳性高血压的概率增加。因此，药量需在1～2周逐渐减少，同时加以其他降压治疗。血压过高时可予以二氮嗪或α受体阻滞剂，或再用可乐定。若手术必须停药，应在术前4～6h停药，术中静脉滴注降压药，术后复用可乐定。

4.为保证控制夜间血压，每天末次服药宜在睡前。

## 二、β受体阻滞剂

β受体阻滞剂可以阻滞心脏、外周血管、支气管、胰腺及肝的β受体。此类药物在临床应用广泛，但在儿童中经验尚浅。药物自身理化性质的差别有助于选择适合的药物。例如，阿替洛尔和索他洛尔为水溶性β受体阻滞剂，不易进入血脑屏障，也不易引起睡眠障碍。水溶性药物主要由肾排泄，肾功能受损者需要减少药量。阿替洛尔可以维持较长的作用时间，每天只需给药1次。卡维地洛和卡贝洛尔有扩张小动脉的作用，可以降低外周血管阻力。虽然卡维地洛和卡贝洛尔对于α受体和β受体都有作用，但在高血压的治疗方面与其他β受体阻滞剂没有明显差别。

β受体阻滞剂可以减慢心率，抑制心肌收缩，禁用于二度或三度房室传导阻滞的儿童。β受体阻滞剂对于气道上的β受体有影响，可诱发哮喘。此类患儿应避免使用，如必须使用应选择对气管影响较小的阿替洛尔和美托洛尔。但要注意，它们只是有较高的心脏选择性而不是心脏特异性，因此还有可能引发气道不良反应。

β受体阻滞剂会影响碳水化合物的代谢，引起低血糖症或高血糖症，但糖尿病不是本类药物的禁忌证。

β受体阻滞剂可以减少心排血量，更改压力反射器的敏感度，阻滞外周肾上腺素受体，对于降低血压有明确疗效。

β受体阻滞剂还可以用来治疗甲状腺功能亢进，包括新生儿甲状腺功能亢进。普萘洛尔可以在4天内翻转临床症状。

### 普萘洛尔（Propranolol）

普萘洛尔为非选择性β受体阻滞剂。

**【适应证】**

1.高血压　口服。

新生儿：初始剂量为每次250μg/kg，每天3次，必要时可增加至每次2mg/kg，每天3次。

1个月～11岁：初始剂量为每次0.25～1mg/kg，每天3次，必要时可增加至5mg/（kg·d），分次服用，调整剂量时只能隔周增加剂量。

12～17岁：初始剂量为每次80mg，每天2次，必要时可增加至160～320mg/d，分次服用。调整剂量时只能隔周增加剂量。

2.心律失常　口服。

新生儿：每次250～500μg/kg，每天3次，根据临床证据调整剂量。

儿童：每次250～500μg/kg，每天3～4次，单剂极量为1mg/kg，日极量为160mg。

**【禁忌证】**　①支气管哮喘；②心源性休克；③心脏传导阻滞（二度或三度房室传导阻滞）；④重度或急性心力衰竭；⑤窦性心动过缓。

**【注意事项】**

1.肝、肾功能损害者需减量。

2.本品口服可空腹服用或与食物共进，后者可延缓肝内代谢，提高生物利用度。

3.β受体阻滞剂的耐受性个体差异大，用量必须个体化。首次用本品时需从小剂量开始，逐渐增加剂量并密切观察反应以免发生意外。

4.注意本品血药浓度不能完全预示药理效应，故应根据心率及血压等临床征象指导临床用药。

5.冠心病患者使用本品不宜骤停，否则可出现心绞痛、心肌梗死或室性心动过速。

6.甲状腺功能亢进患者应用本品时不可骤停，否则甲状腺功能亢进症状会加重。

7.长期应用本品者撤药须逐渐递减剂量，至少经过3天，一般为2周。

8.长期应用本品，少数患者可出现心力衰竭，若出现心力衰竭症状，可用洋地黄苷类和（或）利尿剂纠正，并逐渐递减剂量，最后停用。

9.本品可引起糖尿病患者血糖降低，但对非糖尿病患者无降糖作用。故糖尿病患者应定期检查血糖，并逐渐递减剂量。

10.服用本品期间应定期检查血常规、血压、心功能、肝肾功能等。

11.对诊断的干扰：服用本品时，血尿素氮、脂蛋白、肌酐、钾、三酰甘油、尿酸等都有可能升高，而血糖降低，但糖尿病患者血糖有时会升高。肾功能不全者本品的代谢产物可蓄积于血中，干扰测定血清胆红素的重氮反应，可出现假阳性。

12.下列情况慎用本品：过敏史、充血性心力衰竭、糖尿病、肺气肿或非过敏性支气管哮喘、甲状腺功能低下、雷诺综合征或其他周围血管疾病、肾衰竭等。

**阿替洛尔（Atenolol）**

阿替洛尔为选择性β受体阻滞剂。

**【适应证】**

1.高血压　口服。

新生儿：每次0.5～2mg/kg，每天1次，也可每天2次。

1个月～11岁：每次0.5～2mg/kg，每天1次，也可每天2次。剂量可根据症状增加，但不宜超过50mg。

12～17岁：每次25～50mg，每天1次，也可每天2次。

2.心律失常　口服。

新生儿：每次0.5～2mg/kg，每天1次，也可每天2次。

1个月～11岁：每次0.5～2mg/kg，每天1次，也可每天2次。日极量为100mg。

12 ～ 17岁：每天50 ～ 100mg，每天1次，也可每天2次。

**【禁忌证】**

1.二度或三度心脏传导阻滞。

2.心源性休克者。

3.病窦综合征及严重窦性心动过缓。

**【注意事项】**

肾功能不好时，剂量调整方案如下。①肾小球滤过率10 ～ 30ml/（min·1.73m$^2$）：初始剂量为2.5mg；②肾小球滤过率＜10ml/（min·1.73m$^2$）：初始剂量为5mg。

## 艾司洛尔（Esmolol）

艾司洛尔为选择性β受体阻滞剂。

**【适应证】**

1.心律失常或高血压危象　静脉注射。

儿童：负荷剂量为500μg/kg，给药时间不小于1min。维持剂量为50μg/（kg·min），连续给药4min。如果血压或心率降低可适当减量。若反应不理想，可重复给予负荷剂量，将维持剂量调整至100μg/（kg·min）。若反应不理想可重复给药，并逐步增加负荷剂量，极量为300μg/（kg·min）。

2.法洛四联症　静脉注射。

新生儿：负荷剂量为600μg/kg，给药时间为1 ～ 2min。维持剂量为300 ～ 900μg/（kg·min），根据症状进行调整。

**【禁忌证】**

1.支气管哮喘或有支气管哮喘病史。

2.严重慢性阻塞性肺疾病。

3.窦性心动过缓。

4.二度或三度房室传导阻滞。

5.难治性心功能不全。

6.心源性休克。

7.对本品过敏者。

**【注意事项】**　肾功能受损者慎用。

1.高浓度给药（＞10mg/ml）会造成严重的静脉反应，

包括血栓性静脉炎，20mg/ml的浓度在血管外可造成严重的局部反应，甚至坏死，故应尽量经大静脉给药。

2.本品酸性代谢产物经肾消除，半衰期（$t_{1/2}$）约为3.7h，肾病患者则约为正常的10倍，故肾衰竭患者使用本品需注意监测。

3.糖尿病患者应用时应小心，因本品可掩盖低血糖反应。

4.支气管哮喘患者应慎用。

5.用药期间需监测血压、心率、心功能变化。

**美托洛尔（Metoprolol）**

美托洛尔为选择性β受体阻滞剂。

【适应证】

1.高血压

（1）口服

1个月～11岁：初始剂量为每次1mg/kg，每天2次，必要时可增加到8mg/（kg·d），分2～4次服用。单次极量为400mg。

12～17岁：初始剂量50～100mg/d，每天2次，必要时可增加到200mg/d，分1～2次服用。日极量为400mg。

（2）口服缓释制剂

12～17岁：每次50mg/次，每天2～3次，如有必要可增加至300mg/d，分次服用。

2.心律失常 12～17岁：每次50mg，每天2～3次，如有必要可增加至300mg/d，分次服用。

【禁忌证】

1.心源性休克。

2.病态窦房结综合征。

3.二度或三度房室传导阻滞。

4.本品不可给予心率＜45次/分、PR间期＞0.24s或收缩压＜100mmHg，怀疑有急性心肌梗死的患者。

【注意事项】 严重肝功能损害时需要减少剂量。肾功能对本品清除率无明显影响，因此肾功能损害患者无须调整剂量。

### 三、α受体阻滞剂和β受体阻滞剂

拉贝洛尔（Labetalol）

【适应证】

1.高血压危象　静脉注射。

新生儿：初始剂量为0.5mg/（kg·h），极量为4mg/（kg·h），根据反应调整剂量，每次调整的间隔不少于15min。

1个月～11岁：初始剂量为0.5～1mg/（kg·h），极量为3mg/（kg·h），根据反应调整剂量，每次调整的间隔不少于15min。

12～17岁：初始剂量为30～120mg/h，根据反应调整剂量，每次调整的间隔不少于15min。

2.高血压

（1）口服

1个月～11岁：每次1～2mg/kg，每天3～4次。

12～17岁：初始剂量为50～100mg/次，每天2次，3～14天后可根据反应调整剂量。常用量为200～400mg/次，剂量高时可分为3～4次/天，日极量为2.4g。

（2）静脉注射

1个月～11岁：250～500μg/kg，给药1次。极量为每次20mg。

12～17岁：每次50mg，给药时间不小于1min。必要时可于5min后再给50mg，整个疗程不可以超过200mg。

【禁忌证】　①支气管哮喘者；②二度或三度房室传导阻滞未安装起搏器者；③重度或急性心力衰竭、心源性休克者；④过敏者禁用。

【注意事项】

1.有肝毒性，肝功能受损者不推荐使用。

2.肾功能受损者可适当减量。

3.静脉用药应于卧位，滴注时切勿过速，以防止降压过快。注射毕应静卧10～30min。

### 四、钙通道阻滞剂

钙通道阻滞剂的作用位点较分散，不同药物之间的疗效也不相同。心力衰竭者应避免使用维拉帕米和地尔硫䓬，因其可使心功能受抑制，使临床症状进一步加重。地尔硫䓬对外周血管有扩张作用，对心肌有轻度抑制。维拉帕米有治疗高血压和心律失常的作用，但不作为儿童治疗心律失常的一线药物，特别是1岁以下儿童。维拉帕米是负性肌力药物，它会减慢房室传导和心率，减弱心脏输出，高剂量时可引起低血压，最常见的不良反应为便秘。

硝苯地平松弛血管平滑肌，扩张冠状动脉和外周动脉。与维拉帕米相比，它对血管的影响较大，对于心肌的影响较小，也没有抗心律失常的作用。氨氯地平与硝苯地平的效果相似，同样不会引起心肌收缩或心力衰竭。两者均可用于治疗高血压，常见不良反应包括面部潮红、头痛、脚踝肿胀。尼莫地平同硝苯地平一样可以松弛血管平滑肌，它对中枢动脉的作用更强。

**氨氯地平（Amlodipine）**

【适应证】　高血压　口服。

1个月～11岁：初始剂量为每次100～200μg/kg，每天1次，必要时可每隔1～2周增加1次，最多可增加到400μg/kg，日极量为10mg。

12～17岁：初始剂量为每次5mg，必要时可每隔1～2周增加1次，最多可调整至每次10mg。

【禁忌证】　①心源性休克；②重度的主动脉瓣狭窄；③过敏者禁用。

【注意事项】　通过肝代谢，肝功能不全患者的血浆清除半衰期为56h，用于重度肝功能不全患者时应缓慢增量。可能会发生症状性低血压。

**硝苯地平（Nifedipine）**

【适应证】　高血压　口服。

1个月～11岁：每次200～300μg/kg，每天3次，日极量为90mg/d。

12～17岁：每次5～20mg，每天3次，日极量为90mg/d。

【禁忌证】　同"氨氯地平"。

【注意事项】　重度肝损伤时需减量使用。

**维拉帕米（Verapamil）**

【适应证】

1.室上性心律失常　缓慢静脉注射。

1～17岁：每次100～300μg/kg，极量为5mg，给药时间为2～3min（注意监测血压和心率）。如有必要，可30min后重复一次。

2.高血压　口服。

12～23个月：每次20mg，每天2～3次。

2～17岁：每次40～120mg，每天2～3次。

【禁忌证】

1.重度充血性心力衰竭（继发于室上性心动过速且可被维拉帕米纠正者除外）。

2.严重低血压（收缩压小于90mmHg）或心源性休克。

3.病窦综合征（已安装并行使功能的心脏起搏器患者除外）。

4.二度或三度房室传导阻滞（已安装并行使功能的心脏起搏器患者除外）。

5.心房扑动或心房颤动患者合并有房室旁路通道。

6.已用β受体阻滞剂或洋地黄中毒的患者。

7.室性心动过速。QRS增宽（≥0.12s）的室性心动过速患者静脉用维拉帕米，可能导致显著的血流动力学恶化和心室颤动。用药前需鉴别宽QRS心动过速为室上性或室性。

8.已知对盐酸维拉帕米过敏的患者。

【注意事项】　肝功能受损时，口服制剂应予以减量。

## 五、血管紧张素转化酶抑制药

**卡托普利（Captopril）**

【适应证】

1.高血压　口服。

新生儿：测试剂量为10～50μg/kg，监测血压1～2h，常用剂量为每次10～50μg/kg，每天2～3次。如有必要可增至2mg/（kg·d），分次服用。

1～11个月：测试剂量为100μg/kg（极量为6.25mg），监测血压1～2h，常用剂量为每次100～300μg/kg，每天2～3次。如有必要可增至4mg/（kg·d），分次服用。

1～11岁：测试剂量为100μg/kg（极量为6.25mg），监测血压1～2h，常用剂量为每次100～300μg/kg，每天2～3次。如有必要可增至6mg/（kg·d），分次服用。

12～17岁：测试剂量为100μg/kg或6.25mg，监测血压1～2h，常用剂量为每次12.5～25mg，每天2～3次。如有必要可增至150mg/d，分次服用。

2.肾炎性蛋白尿　口服。

新生儿：测试剂量为10～50μg/kg，监测血压1～2h，常用剂量为每次10～50μg/kg，每天2～3次。如有必要可增至2mg/（kg·d），分次服用。

1～11个月：测试剂量为100μg/kg（极量为6.25mg），监测血压1～2h，常用剂量为每次100～300μg/kg，每天2～3次。如有必要可增至4mg/（kg·d），分次服用。

1～11岁：测试剂量为100μg/kg（极量为6.25mg），监测血压1～2h，常用剂量为每次100～300μg/kg，每天2～3次。如有必要可增至6mg/（kg·d），分次服用。

12～17岁：测试剂量为100μg/kg或6.25mg，监测血压1～2h，常用剂量为每次12.5～25mg，每天2～3次。如有必要可增至150mg/d，分次服用。

3.糖尿病肾病　口服。

12～17岁：测试剂量为100μg/kg或6.25mg，监测血压1～2h，常用剂量为每次12.5～25mg，每天2～3次。如有必要可增至100mg/d，分次服用。

【禁忌证】　双侧肾动脉狭窄。

【注意事项】

1.胃中食物可使本品吸收减少30%～40%，故宜在餐前1h服药。

2.本品可使血尿素氮、肌酐浓度增高，常为暂时性，在有肾病或长期严重高血压而血压迅速下降后易出现，偶有血清肝酶增高；可能增高血钾，与保钾利尿剂合用时尤应注意监测血钾含量。

3.肾功能差者应采用小剂量或减少给药次数，缓慢递增；若须同时使用利尿药，建议用呋塞米而不用噻嗪类，血尿素氮和肌酐增高时，将本品减量或同时停用利尿剂。

4.用本品时出现血管神经水肿，应停用本品，迅速皮下注射 1∶1000 肾上腺素 0.3～0.5ml。

**依那普利（Enalapril）**

**【适应证】**

1.高血压　口服。

新生儿：初始剂量为每次 10μg/kg，监测血压 1～2h，如有必要可增至 500μg/（kg·d），分 1～3 次给药。

1 个月～11 岁：初始剂量为每次 100μg/kg，监测血压 1～2h，如有必要，剂量可增至 1mg/（kg·d），分 1～2 次给药。

12～17 岁（＜50kg）：初始剂量为每次 2.5mg，监测血压 1～2h，如有必要，剂量可增至 10～20mg/d，分 1～2 次给药。

12～17 岁（＞50kg）：初始剂量为每次 2.5mg，监测血压 1～2h，如有必要，剂量可增至 10～20mg/d，分 1～2 次给药。日极量为 40mg。

2.肾炎性蛋白尿　口服。

新生儿：初始剂量为每次 10μg/kg，监测血压 1～2h，如有必要，剂量可增至 500μg/（kg·d），分 1～3 次给药。

1 个月～11 岁：初始剂量为每次 100μg/kg，监测血压 1～2h，如有必要，剂量可增至 1mg/（kg·d），分 1～2 次给药。

12～17 岁（＜50kg）：初始剂量为每次 2.5mg，监测血压 1～2h，如有必要，剂量可增至 10～20mg/d，分 1～2 次给药。

12～17 岁（＞50kg）：初始剂量为每次 2.5mg，监

测血压1～2h，如有必要，剂量可增至10～20mg/d，分1～2次给药。日极量为40mg。

3.糖尿病肾病　口服。

12～17岁（＜50kg）：初始剂量为每次2.5mg，监测血压1～2h，如有必要，剂量可增至10～20mg/d，分1～2次给药。

12～17岁（＞50kg）：初始剂量为每次2.5mg，监测血压1～2h，如有必要，剂量可增至10～20mg/d，分1～2次给药。日极量为40mg。

【禁忌证】

1.对本品任何成分过敏的患者，或以前曾用ACEI治疗而有血管神经性水肿史的患者，以及有遗传性或特发性血管神经性水肿的患者，禁用本品。

2.本品禁止与脑啡肽酶抑制剂（如沙库巴曲）联合使用。

【注意事项】

1.发生症状性低血压患者应仰卧，必要时静脉输注生理盐水。

2.ACEI用于左心室流出道梗死的患者时，应该谨慎。

### 赖诺普利（Lisinopril）

【适应证】　高血压、肾炎蛋白尿　口服。

6～11岁：初始剂量为每次70μg/kg，每天1次，极量为每次5mg。每隔1～2周可根据病情增加剂量，最多可至每次600μg/kg或40mg，每天1次。

12～17岁：初始剂量为每次5mg，维持量为每次10～20mg，每天1次，日极量为80mg。

【禁忌证】

对ACEI过敏者，以及高钾血症患者禁用。

【注意事项】　肾功能不好时的剂量调整如下。①肾小球滤过率为10～30ml/（min·1.73m$^2$）：给予初始剂量的50%；②肾小球滤过率＜10ml/（min·1.73m$^2$）：给予初始剂量的30%～50%。

1.在无并发症的高血压患者罕见症状性低血压。如出现低血压，患者可平卧，必要时可静脉输入生理盐水。一过性低血压没有必要禁忌再次服用本品，经扩充血容量使血压增加后，再次服用没有问题。

2.对于充血性心力衰竭患者，继使用ACEI抑制剂起始治疗后产生的低血压可能会导致肾功能某种程度的进一步损伤，这种情况可能出现急性肾衰竭（通常是可逆的）。对一些两侧肾动脉狭窄或单肾动脉狭窄患者，使用ACEI抑制剂治疗，血尿和血浆肌酐增加，停止治疗后恢复正常。肾功能不全者尤其会出现这种现象。

3.用ACEI抑制剂（包括本品）治疗的患者，脸部、肢体、嘴唇、舌、声门和（或）咽喉、神经性水肿罕见。对于这些病例应迅速停止用药并应仔细观察患者直至肿胀消失。喉部血管性神经水肿可能是致命的，这种水肿（包括舌、声门和咽喉水肿）可能会引起气道阻塞，出现这种情况应立即皮下注射1∶1000（0.3～0.5ml）肾上腺素溶液，并着手其他治疗。

## 六、血管紧张素受体阻滞药

坎地沙坦（Candesartan）

【适应证】 高血压 口服。

6～17岁（＜50kg）：初始剂量为每次4mg，每天1次。根据症状调整剂量，日极量为8mg。若血管内容量减少，可适当减少药量。

6～17岁（＞50kg）：初始剂量为每次4mg，每天1次。根据症状调整剂量，日极量为16mg。若血管内容量减少，可适当减少药量。

【禁忌证】 ①有双侧或单侧肾动脉狭窄的患者；②胆汁淤积；③高血钾；④严重肾功能障碍。

【注意事项】 肝肾功能受损时可适当减少用量。

氯沙坦（Losartan）

【适应证】

1.高血压 口服。

6～17岁（20～49kg）：初始剂量为每次700μg/kg，

初始极量为25mg，每天1次。根据症状调整剂量，最多可调整至每次50mg。

6～17岁（＞50kg）：初始剂量为每次50mg，每天1次。根据症状调整剂量，最多可调整至每次1.4mg/kg，每天1次，极量为每次100mg。

2.伴有血容量降低的高血压

6～17岁（＞50kg）：初始剂量为每次25mg，每天1次。根据症状调整剂量，最多可调整至每次1.4mg/kg，每天1次，极量为每次100mg。

【禁忌证】 ① 过敏者；② 有双侧或单侧肾动脉狭窄的患者；③ 严重肾功能障碍禁用。

【注意事项】

1.有肝功能损害病史的患者应该考虑使用较低剂量。

2.由于抑制了肾素-血管紧张素系统，已有关于敏感个体出现包括肾衰竭在内的肾功能的变化的报道；停止治疗后，这些肾功能的变化可以恢复。

3.血管容量不足的患者可发生症状性低血压。

**缬沙坦（Valsartan）**

【适应证】 高血压 口服。

6～17岁（18～34kg）：初始剂量为每次40mg，每天1次，根据临床症状调整，最高可至80mg。

6～17岁（35～79kg）：初始剂量为每次80mg，每天1次，根据临床症状调整，最高可至160mg。

6～17岁（＞80kg）：初始剂量为每次80mg，每天1次，根据临床症状调整，最高可至320mg。

【禁忌证】 ① 有双侧或单侧肾动脉狭窄的患者；② 胆汁淤积；③ 胆汁性肝硬化。

【注意事项】

1.开始治疗前应纠正血容量不足和（或）低钠血症。

2.肾功能不全的患者要注意监测尿素氮、血肌酐和血钾的变化，轻中度肾功能不全者不需要调整剂量。重度肾功能不全者（肌酐消除率＜30ml/min）可能需减量。

3.肝功能不全患者不需要调整剂量，但胆道梗死患者的缬沙坦清除率降低，服用本品时，应特别慎重。

（李　中）

# 第二节　利尿脱水药物

## 一、利尿剂（Diuretics）

常用的利尿剂包括噻嗪类利尿剂如氢氯噻嗪，襻利尿剂如呋塞米，以及保钾利尿药螺内酯等。

**呋塞米（Furosemide）**

【适应证】 心力衰竭、肾病、肝病引起的水肿。

（1）口服

新生儿：每次0.5～2mg/kg，每12～24小时1次。

1个月～11岁：每次0.5～2mg/kg，每天2～3次。日极量为80mg。

12～17岁：20～40mg/d，可增加至80～120mg/d。

（2）缓慢静脉注射

新生儿：每次0.5～1mg/kg，每12～24小时1次。

1个月～11岁：每次0.5～1mg/kg，每8小时1次。单次极量为40mg，日极量为6mg/kg。

12～17岁：每次20～40mg，每8小时1次。

（3）持续静脉滴注

儿童：0.1～2mg/（kg·h）。

【注意事项】

1.对磺胺药和噻嗪类利尿药过敏者慎用。

2.注意监测：血电解质、血压、肾功能、肝功能、血糖、血尿酸、酸碱平衡及听力。

**氢氯噻嗪（Hydrochlorothiazide）**

【适应证】 高血压　口服。

＜6个月：1～3mg/（kg·d），每12小时1次。日极量为37.5mg。

6个月～2岁：1～2mg/（kg·d），每天1～2次。日极量为37.5mg。

2 ～ 12岁：1 ～ 3mg/（kg·d）。日极量为3mg/（kg·d）
（100mg/d）。

**【注意事项】**

1.交叉过敏：与磺胺类药物、呋塞米、布美他尼、碳酸酐酶抑制剂有交叉反应。

2.有低钾血症倾向的患者，应酌情补钾或与保钾利尿药合用。

3.注意监测血电解质、血糖、血尿酸、血压、尿素氮。

4.有黄疸的婴儿慎用。

**螺内酯（Spironolactone）**

**【适应证】** 肾病综合征　口服。

新生儿：初始剂量为1 ～ 2mg/（kg·d），分1 ～ 2次服用，如有必要可增加至7mg/（kg·d）。

1个月 ～ 11岁：初始剂量为1 ～ 2mg/（kg·d），分1 ～ 2次服用，如有必要可增加至7mg/（kg·d）。

**【禁忌证】** 高钾血症者禁用。

**【注意事项】** 肝、肾功能不全者慎用。低钠血症及酸中毒者慎用。用药前应了解患者的血钾情况，如出现高血钾的状况应迅速停药。本药起作用较慢，而维持时间较长，故首日剂量可增加至常规剂量的2 ～ 3倍，以后酌情调整剂量。与其他利尿药合用时，可先于其他利尿药2 ～ 3天服用。在已应用其他利尿药再加用本药时，其他利尿药剂量在最初2 ～ 3天可减量50%，以后酌情调整剂量。在停药时，本药应先于其他利尿药2 ～ 3天停药。

## 二、脱水剂（Diuretics）

**甘露醇（Mannitol）**

**【适应证】**

1.中枢性水肿　静脉注射。

1个月 ～ 11岁：每次0.25 ～ 1.5g/kg，给药时间为30 ～ 60min，必要时可每4 ～ 8小时重复1 ～ 2次。

12 ～ 17岁：每次0.25 ～ 2g/kg，给药时间为30 ～ 60min，必要时可每4 ～ 8小时重复1 ～ 2次。

2.外周水肿及腹水 静脉注射。

儿童：1～2g/kg，给药时间为2～6h。

【禁忌证】 无尿症、颅内出血、重度心力衰竭、重度脱水、重度肺水肿。

【注意事项】 甘露醇遇冷易结晶，故应用前应仔细检查，如有结晶，可置热水中或用力振荡，待结晶完全熔解后再使用。使用低浓度和含氯化钠溶液的甘露醇能降低过度脱水和电解质紊乱的发生率。给予大剂量甘露醇不会出现利尿反应，但可使血浆渗透浓度显著升高，故应警惕发生高渗血症。应一次性使用，用药不得与输血同时进行。

**右旋糖酐40氯化钠（Dextran 40）**

【适应证】 血管栓塞性疾病 静脉滴注。

婴儿：5ml/kg；儿童：10ml/kg。

【禁忌证】

1.充血性心力衰竭及其他血容量过多的患者禁用。

2.严重血小板减少，凝血功能障碍等出血患者禁用。

3.心、肝、肾功能不良者慎用；少尿或无尿者禁用。

4.活动性肺结核患者慎用。

【注意事项】

1.首次输用本品，开始应缓慢静脉滴注，并在开始后严密观察5～10min，出现任何不正常征象（寒战、皮疹）都应马上停药。

2.对严重的肾功能不全、尿量减少患者，因本品可从肾快速排泄，增加尿黏稠度，可导致少尿或肾衰竭，因此本品禁用于少尿患者。一旦使用中出现少尿或无尿应立即停用。

3.避免用量过大，尤其是老年人、动脉粥样硬化或补液不足者。

4.重度休克时，如大量输注右旋糖酐，应同时给予一定数量的全血，以维持血液携氧功能。如未同时输血，由于血液在短时间内过度稀释，则携氧功能降低，组织供氧不足，而且影响血液凝固，出现低蛋白血症。

（李 中）

## 第三节 免疫抑制剂

### 一、糖皮质激素类药物

激素治疗是抗炎及免疫抑制治疗的首选药物，可以通过抑制炎症反应、抑制免疫反应、抑制醛固酮分泌、影响肾小球基底膜通透性等综合作用，发挥其利尿、消除尿蛋白的疗效，是诱导尿蛋白消失最有效的药物。糖皮质激素的应用方式、剂量及时间和免疫抑制药的选择应根据患者的疾病进展、临床特点来进行。

**地塞米松（Dexamethasone）**

【适应证】 抑制炎症反应。

1.口服

儿童：10～100μg/（kg·d），分1～2次服用。根据临床症状调整剂量，极量为300μg/（kg·d）。

2.肌内注射、静脉注射

1个月～11岁：83～333μg/（kg·d），分1～2次服用。根据临床症状调整剂量，极量为20mg/d。

12～17岁：初始日剂量为0.4～20mg。

【禁忌证】 对肾上腺皮质激素类药物有过敏史患者禁用。高血压、血栓症、胃与十二指肠溃疡、精神病、电解质代谢异常、心肌梗死、内脏手术、青光眼等患者一般不宜使用。

【注意事项】

1.结核病、急性细菌性或病毒性感染患者慎用，必要应用时，必须给予适当的抗感染治疗。

2.长期服药后，停药前应逐渐减量。

3.糖尿病、骨质疏松症、肝硬化、肾功能不良、甲状腺功能低下患者慎用。

4.患儿如使用肾上腺皮质激素，需十分慎重，激素可抑制患儿的生长和发育，如确有必要长期使用时，应使用短效或中效制剂，避免使用长效地塞米松制剂，并观察患

儿颅内压的变化

**泼尼松龙（Prednisolone）**

【适应证】

1.自身免疫性疾病　口服。儿童：每次初始剂量1～2mg/kg，每天1次，极量为60mg/d。

2.特发性血小板减少性紫癜　口服。1～9岁：1～2mg/（kg·d），最大疗程为14天，或4mg/（kg·d），1个疗程为4天。

3.肾病综合征　口服。儿童：初始剂量为每次60mg/m²，每天1次，可持续4～6周，直至蛋白尿停止，之后减量至每次40mg/m²，每天1次或隔天1次，可持续4～6周，后逐步减量。日极量不超过80mg。

4.肾病综合征（预防复发）　儿童。初始剂量为每次0.5～1mg/kg，每天1次或隔天1次，持续3～6个月。

【禁忌证】　对甾体激素类药物过敏者禁用。以下患者一般不宜使用，注意病情恶化的可能：严重的精神病（过去或现在）和癫痫者，活动性消化性溃疡病者，新近胃肠吻合手术者，骨折者，创伤修复期者，角膜溃疡者，肾上腺皮质功能亢进症者，高血压者，糖尿病者，妊娠女性，抗菌药物不能控制的感染如水痘、麻疹、真菌感染、较重的骨质疏松症者等。

【注意事项】　下列情况应慎用：心脏病或急性心力衰竭、糖尿病、憩室炎、情绪不稳定、全身性真菌感染、青光眼、肝功能损害、眼单纯性疱疹、高脂蛋白血症、高血压、甲状腺功能减退（此时糖皮质激素作用增强）、重症肌无力、骨质疏松、胃溃疡、胃炎或食管炎、肾功能损害或结石、结核病等。

**甲泼尼龙（Methylprednisolone）**

【适应证】　狼疮性肾炎、幼年特发性关节炎全身发作静脉注射。

儿童：每次10～30mg/kg，每天1次或隔天1次，极量为1g。可给予3剂。

【禁忌证】　①全身性真菌感染；②已知对甲泼尼龙

或任何一种辅料有过敏史者；③ 禁止对在接受皮质类固醇免疫抑制剂量治疗的患者使用活疫苗或减毒活疫苗。

【注意事项】　长期、每天分次给予糖皮质激素会抑制儿童生长，这种治疗只可用于非常严重的病情。应密切观察长期接受皮质类固醇治疗的婴儿和儿童的生长发育。隔天疗法通常可避免或减少这一不良反应。进行长期皮质类固醇治疗的婴儿和儿童有颅内压增高的特殊风险。高剂量的皮质类固醇可能导致儿童出现胰腺炎。

## 二、抑制免疫功能的药物

### 环孢素（Cyclosporine）

【适应证】　肾病综合征　口服。

儿童：每次3mg/kg，每天2次，对激素耐药者可适当增加剂量。

【禁忌证】　①对环孢素及其任何赋形剂过敏者禁用；②肾功能异常、高血压未得到控制、患恶性肿瘤的类风湿关节炎患者禁用。

【注意事项】　除肾病综合征外，不建议患有其他非移植适应证的儿童患者使用本品。

### 他克莫司（Tacrolimus）

【适应证】　肾病综合征　口服。

儿童：0.1 ～ 0.15mg/（kg·d），每天2次。

【禁忌证】　对他克莫司或其他大环内酯类药物过敏者对本药中其他成分过敏者禁用。

【注意事项】　已观察到有给药错误，包括不慎、无意或不在监督的情况下，在他克莫司胶囊或缓释制剂之间转换用药。这会导致严重的不良反应，包括移植物排斥或其他可能导致体内他克莫司浓度过高或过低的不良反应。患者应当保持以他克莫司单剂型给药及相应的日剂量。如果要进行剂型或给药方案的任何改变，均应在移植专家的严密监督下进行。

### 吗替麦考酚酯（Mycophenolate Mofetil）

【适应证】　肾病综合征　口服。

儿童：$20 \sim 30mg/（kg \cdot d）$ 或 $800 \sim 1200mg/m^2$，分 2次口服，极量为每次1g，日极量为2g。

【禁忌证】 对吗替麦考酚酯和麦考酚酸有超敏反应的患者禁用。

【注意事项】 接受免疫抑制疗法的患者常采用联合用药方式，服用本品作为联合应用免疫抑制药物时，有增加淋巴瘤和其他恶性肿瘤（特别是皮肤癌）发生的危险。这一危险与免疫抑制的强度和持续时间有关，而不是与某一特定药物有关。免疫系统的过度抑制也可能对感染的易感性增加。

肾小球滤过率 $< 25ml/（min \cdot m^2）$ 时，服用单剂量本品后，血浆MPA和MPAG的曲线下面积比轻度肾功能损害患者及健康人大，应避免使用超过1g每天2次的剂量，并且应对这些患者密切观察。

**环磷酰胺（Cyclophosphamide）**

【适应证】 激素敏感的肾病综合征

1.口服　3个月～17岁：$2 \sim 3mg/（kg \cdot d）$。

2.静脉注射　3个月～17岁：每个月 $500mg/m^2$，1个疗程为6个月。

【禁忌证】 ①对环磷酰胺过敏者；②严重的骨髓功能损害者；③尿道阻塞者；④急性感染者。

【注意事项】

1.肝肾功能受损者应适当减量。

2.环磷酰胺针剂在运输和贮存期间，如果受到温度影响，将会导致活性成分环磷酰胺溶解。如果针剂瓶中成分的产品外观不同，不得使用（溶解的环磷酰胺是一种澄清的、黄色黏性液体）

3.患者接受环磷酰胺化疗期间，应禁忌饮酒及含乙醇的饮料。

4.由于葡萄柚内含有能与环磷酰胺相互作用的化合物而降低其效用，患者应避免进食葡萄柚或含有葡萄柚的饮料。

（李　中）

# 第四节 常用药物在肾功能受损者中的剂量调整

常用药物在肾功能受损者中的剂量调整见表11-1。

表11-1 常用药物在肾功能受损者中的剂量调整

| 药品名称 | 调整方案〔GFR: ml/（min·1.73m$^2$）〕 | | |
| --- | --- | --- | --- |
| | ＞50 | 10～50 | ＜10 |
| 抗高血压药物 | | | |
| ACEI | | | |
| 卡托普利 | 100% | 75% | 50% |
| 依那普利 | 100% | 75%～100% | 50% |
| 赖诺普利 | 100% | 50%～75% | 25%～50% |
| α受体阻滞剂 | | | |
| 哌唑嗪 | —— | | |
| 可乐定 | —— | —— | 考虑使用低剂量 |
| β受体阻滞剂 | | | |
| 阿替洛尔 | 100% | 50% | 25% |
| 普萘洛尔 | —— | | |
| 美托洛尔 | —— | | |
| 艾司洛尔 | —— | | |
| α受体和β受体阻滞剂 | | | |
| 拉贝洛尔 | —— | | |
| 钙通道阻滞剂 | | | |
| 氨氯地平 | —— | | |
| 硝苯地平 | —— | | |
| 维拉帕米 | —— | | |
| 血管紧张素转化酶抑制药 | | | |
| 坎地沙坦 | | | |
| 氯沙坦 | | | |
| 缬沙坦 | | | |

| 药品名称 | 调整方案［GFR: ml/（min·1.73m²）］ | | |
| --- | --- | --- | --- |
| | ＞50 | 10～50 | ＜10 |
| 利尿剂 | | | |
| 呋塞米 | —— | —— | —— |
| 螺内酯 | 每6～12小时1次 | 每12～24小时1次 | 避免使用 |
| 氢氯噻嗪 | —— | —— | 禁用 |
| 抗微生物药物 | | | |
| 抗真菌药物 | | | |
| 氟康唑 | 100% | 50% | 50% |
| 伊曲康唑 | 100% | 100% | 50%，禁用静脉制剂 |
| 酮康唑 | —— | —— | —— |
| 米卡芬净 | —— | —— | —— |
| 卡卡芬净 | —— | —— | —— |
| 两性霉素B | 每24小时1次 | 每24小时1次 | 每24～36小时1次 |
| 抗病毒药 | | | |
| 阿昔洛韦（IV） | —— | 每12～24小时1次 | 50%，每12～24小时1次 |
| 阿昔洛韦（Oral） | —— | —— | 最低剂量，每12小时1次 |
| 更昔洛韦 | 每24小时1次 | 25%～50%，每24小时1次；或12.5%～25%，每48小时1次 | 12.5%，每48小时1次 |
| 抗细菌物 | | | |
| 厄他培南 | 100% | 100% | 50% |
| 亚胺培南 | 100% | 50% | 25% |
| 美罗培南 | 100% | 50%，每12小时1次 | 50%，每24小时1次 |
| 头孢克洛 | 100% | 50%～100% | 50% |
| 头孢羟氨苄 | 100% | 每12～24小时1次 | 每36小时1次 |
| 头孢唑林 | 每8小时1次 | 每12小时1次 | 50%，每24～48小时1次 |

续表

| 药品名称 | 调整方案［GFR：ml/（min·1.73m²）］ | | |
| --- | --- | --- | --- |
| | ＞50 | 10～50 | ＜10 |
| 头孢吡肟 | 100% | 50%～100%，每24小时1次 | 20%～50%，每24小时1次 |
| 头孢克肟 | 100% | 75% | 50% |
| 头孢哌酮 | —— | | |
| 头孢噻肟 | 每6小时1次 | 每6～12小时1次 | 50%；或每24小时1次 |
| 头孢替坦 | 100% | 每24小时1次 | 每48小时1次 |
| 头孢泊肟 | 每12小时1次 | 每24小时1次 | 每24小时1次 |
| 头孢丙烯 | 100% | 50%，每12小时1次 | 50%，每12小时1次 |
| 头孢他啶 | 每8～12小时1次 | 每12～24小时1次 | 每24～48小时1次 |
| 头孢曲松 | —— | | |
| 头孢呋辛酯 | —— | | |
| 头孢呋辛钠 | 每8小时1次 | 每8～12小时1次 | 每12小时1次 |
| 头孢氨苄 | 每8小时1次 | 每8～12小时1次 | 每12～24小时1次 |
| 阿奇霉素 | —— | | |
| 红霉素 | —— | | |
| 克拉霉素 | 100% | 50%～100% | 50% |
| 阿莫西林 | 每8小时1次 | 每8～12小时1次 | 每24小时1次 |
| 氨苄西林 | 每6小时1次 | 每6～12小时1次 | 每12～24小时1次 |
| 青霉素 | 100% | 75% | 20%～50% |
| 哌拉西林 | 每6小时1次 | 每6～12小时1次 | 每12小时1次 |
| 克林霉素 | —— | | |
| 利奈唑胺 | —— | | |
| 甲硝唑 | —— | | |
| 万古霉素 | 每8～12小时1次 | 每12～24小时1次 | 每48小时1次 |
| 解热镇痛药 | | | |
| 对乙酰氨基酚 | —— | | |
| 布洛芬 | 每4～8小时1次 | 避免使用 | 禁用 |

（李　中）

# 参 考 文 献

江载芳，申昆玲，2015. 诸福棠实用儿科学［M］. 第8版. 北京：人民卫生出版社.

BMJ Group，2018. BNF for Children 2018-2019. London：Pharmaceutical Press.

Kidney Disease Program. https://kdpnet.kdp.louisville.edu/drugbook/pediatric/.

Munar MY，Singh H. 2007. Drug dosing adjustments in patients with chronic kidney disease. American Family Physician，75（10）：1487-1496.

National Kidney Disease Education Program. https://www.niddk.nih.gov/health-information/communicationprograms/nkdep?dkrd = lgdmn0031.

University of Wisconsin Hospitals and Clinics Authority，2017. Renal Function-Based Dose Adjustments-Adult Inpatient/Ambulatory Clinical Practice Guideline.